AF898900

Lina Bayer

Beweglich und schmerzfrei mit OSTEOPATHIE

Bibliografische Information der Deutschen Nationalbibliothek
Die Deutsche Nationalbibliothek verzeichnet diese Publikation in der Deutschen Nationalbibliografie. Detaillierte bibliografische Daten sind im Internet über https://dnb.de abrufbar.

Für Fragen und Anregungen
info@m-vg.de

Wichtige Hinweise
Dieses Buch ist für Lernzwecke gedacht. Es stellt keinen Ersatz für eine individuelle medizinische Beratung dar und sollte auch nicht als solcher benutzt werden. Wenn Sie medizinischen Rat einholen wollen, konsultieren Sie bitte einen qualifizierten Arzt. Der Verlag und die Autorin haften für keine nachteiligen Auswirkungen, die in einem direkten oder indirekten Zusammenhang mit den Informationen stehen, die in diesem Buch enthalten sind.
Ausschließlich zum Zweck der besseren Lesbarkeit wurde auf eine genderspezifische Schreibweise sowie eine Mehrfachbezeichnung verzichtet. Alle personenbezogenen Bezeichnungen sind somit geschlechtsneutral zu verstehen.

Originalausgabe
1. Auflage 2025

Türkenstraße 89
80799 München
Tel.: 089 651285-0

Redaktion: Ulrike Reinen
Umschlaggestaltung: Sabrina Pronold
Alle Abbildungen von Bettina Theisinger, www.fotodesign-theisinger.de, außer:
8: Shutterstock/Lordn; 10: Shutterstock/Mei Zendra; 15: Adobe Stock/Microgen;
22o: Adobe Stock/tonaquatic; 22u: Adobe Stock/sinhyu; 29, 30, 31: Shutterstock/Hank Grebe;
34: Adobe Stock/yavdat; 52: Shutterstock/Ground Picture; 56: Shutterstock/Dmytro Zinkevych;
59: Adobe Stock/Meheraj Hosen Mahid; 61: Shutterstock/Pixel-Shot, 67: Adobe Stock/Tetiana;
72: Adobe Stock/brizmaker; 82: Shutterstock/Pressmaster; 142: Shutterstock/Ground Picture;
230: Shutterstock/PeopleImages.com-Yuri A.
Model: Charlene Christian
Innenlayout und Satz: feschart print-und webdesign, Michaela Röhler, Leopoldshöhe
Florjancic Tisk d.o.o., Slowenien
Printed in the EU

ISBN Print 978-3-7423-2835-9
ISBN E-Book (EPUB, Mobi) 978-3-7453-2629-1

Lina Bayer

Beweglich und schmerzfrei mit OSTEOPATHIE

Die effektivsten Maßnahmen für geschmeidige Gelenke, eine gesunde Verdauung, ein starkes Immunsystem und mehr Energie im Alter

riva

Inhalt

VORWORT

Der Körper ist ein ganz besonders beeindruckendes Konstrukt. Zahllose Prozesse laufen gleichzeitig ab, von denen uns die meisten überhaupt nicht bewusst sind. Jeden Tag atmen, verdauen, verstoffwechseln und denken wir; wir gehen, greifen, heben, strecken oder bücken uns, ohne uns darüber Gedanken zu machen – bis man vielleicht irgendwann feststellt, dass es doch nicht mehr ganz reibungslos funktioniert. Dann kommt es zu Problemen bis hin zu Schmerzen. Und mit Schmerzen verändert sich einfach alles. Oft sage ich mir selbst: »Lina hör auf, dich mit Sachen zu beschäftigen, die du nicht ändern kannst« – aber es gelingt mir nicht immer.

Es gibt keinen Tag, an dem ich nicht an Schmerzen erinnert werde. Nach einer erholsamen Ruhepause, zum Beispiel nach dem Schlafen, erneut auf einem deformierten Fuß laufen zu müssen, ist furchtbar. Die ersten Schritte sind die Hölle. Dann gehen die Schmerzen in einen Dauerschmerz über. Ein Schmerz, an den man sich fast schon gewöhnt hat. Harry, wie ich meinen Schmerz liebevoll nenne, ist immer da, immer präsent, er macht nie Pause. Harry begleitet mich ja auch jetzt schon seit 2015. Harry und ich sind nicht immer Freunde, aber wir haben uns aneinander gewöhnt – mit Höhen und Tiefen.

Mein Name ist Lina Bayer und ich war schon immer Sportlerin aus purer Leidenschaft. Ich hatte das Glück, mein Hobby zum Beruf machen zu können. Während meiner eigenen Karriere als Kunstturnerin war ich an einer Sporthochschule und habe mein Examen als Klassenbeste mit einem Notendurchschnitt von 1,2 beendet. Für mich war es ganz klar: Ich will mit Jung und Alt im Bewegungsbereich arbeiten. Ich will Menschen helfen und motivieren, einen aktiven und gesunden Lebensstil zu führen. Neben zahlreichen Fortbildungen sind meine Erfahrungen in vielen Bereichen gewachsen. Ich befand mich wirklich genau da, wo ich sein wollte: Ich war selbstständige Personal Trainerin in Hamburg, stellte Personal ein und baute meine Selbstständigkeit auf.

Ich bin mir sicher: Viele kennen das Gefühl von »Plötzlich war alles anders«. Ein Sturz, ein Unfall, anatomische Fehlstellungen oder Degeneration und Verschleiß. Es endet aber meistens in der gleichen Situation: Schmerzen, welche die Lebensqualität einschränken. Auch mein Leben veränderte sich schlagartig, als ich am 10. September 2015 von einem Auto erfasst wurde.

Im Krankenhaus wurde ich förmlich auf den Kopf gestellt – von alldem weiß ich heute nichts mehr. Es folgte eine mehrstündige Notoperation. Ich glaube, es waren sechs oder sieben Stunden. Im Nachgang sagte eine Krankenschwester zu mir, man hätte mich allein neunmal während der Operation geröntgt, um zu schauen, wie die Platten und Drähte sitzen. Ich war mir nicht sicher, ob ich darüber erfreut oder erschrocken sein sollte. Ich habe mich für das Erste entschieden. Der Unfall hat gleich mehrere Gelenke zerstört und hinterließ eine bleibende Erinnerung: Einer meiner Operateure sagte einmal zu mir: »Sie müssen sich das vorstellen wie ein Puzzle, bei dem die Teile einfach nicht mehr zusammenpassen.« Seitdem nehme ich meinen Körper anders wahr – von den Zehen bis zum Kopf. Mal schmerzt es hier, mal zwickt es dort. Eine Veränderung, die sich durch den ganzen Alltag zieht.

Doch natürlich sind es nicht nur Unfälle oder Verletzungen, die unsere Beweglichkeit und Gesundheit beeinflussen können. Mit der Zeit verändert sich der Körper ganz von selbst: Muskelmasse und Knochendichte nehmen ab, wichtige Stoffwechselprozesse verlangsamen sich. Dies kann genauso zu Einschränkungen und Beschwerden führen und unseren Alltag beeinflussen. Es ist daher entscheidend, dem Körper besondere Aufmerksamkeit zu schenken und bewusst an Beweglichkeit, Kraft und Wohlbefinden zu arbeiten – unabhängig vom Alter. Denn auch wenn die Jahre weitergehen, bedeutet das keinesfalls, dass Lebensqualität und Bewegungsfreude nachlassen müssen.

Ich habe diesen ganzheitlichen Ratgeber geschrieben, weil ich zutiefst davon überzeugt bin, dass die komplexen Zusammenhänge in unserem Körper eine entscheidende Rolle für unser Wohlbefinden spielen. Aus eigener Erfahrung weiß ich, wie wichtig es ist, dass der Körper als eine Einheit funktioniert. Und ich weiß auch, wie schwer, schmerzhaft und herausfordernd es sein kann, den roten Faden in der Schmerzbewältigung zu finden.

Dieses Buch richtet sich an alle, die ein besseres Verständnis für ihren Körper entwickeln möchten, an Menschen, die unter chronischen Schmerzen leiden und neue Ansätze suchen, um diese zu lindern – und besonders auch an Seniorinnen und Senioren, die ihre Lebensqualität bis ins hohe Alter verbessern möchten. Es soll ein Leitfaden für alle sein, die bereit sind, aktiv an ihrer Gesundheit zu arbeiten – mit einfachen Übungen und praktischen Tipps für die Schmerzbewältigung und die Erhaltung der Vitalität.

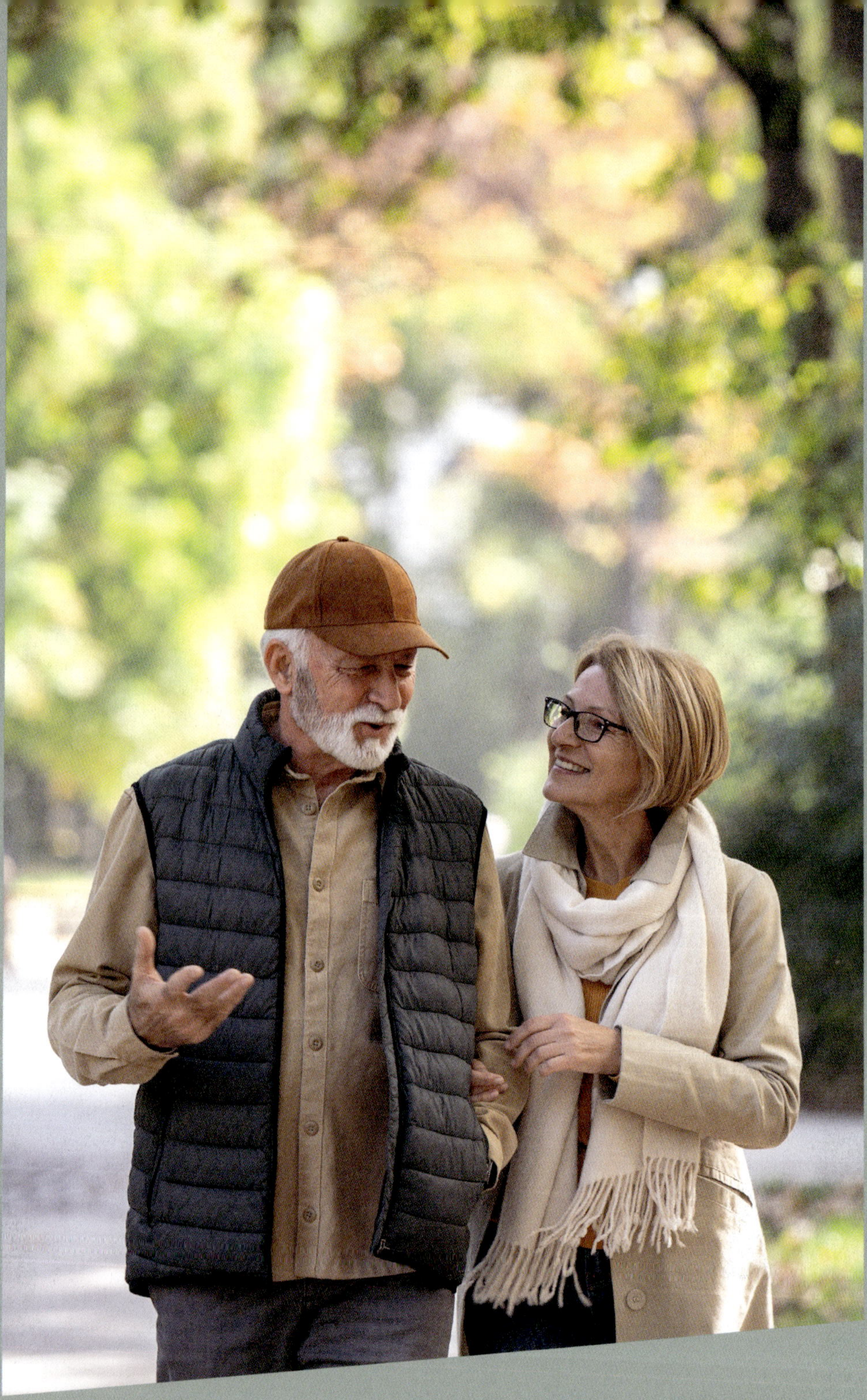

Kapitel 1

Osteopathie im Alter – beweglich und gesund bleiben

EINE SANFTE METHODE BESONDERS FÜR SENIOREN

In diesem Kapitel wird das Geheimnis gelüftet, warum die Osteopathie gerade für Senioren eine wahre Wunderwaffe ist. Sie lernen, wie Ihr Körper dank sanfter Impulse seine Selbstheilungskräfte aktiviert und warum Faszien, Bindegewebe und myofasziale Ketten mehr sind als nur schicke Fachbegriffe. Von der faszinierenden Anatomie bis hin zu wertvollen Tipps für ein schmerzfreies Leben – Sie werden staunen, wie Ihr Skelett Sie mit ein bisschen Hilfe wieder in Schwung bringt!

Philosophie der Osteopathie

Die Philosophie der Osteopathie basiert auf den Grundsätzen von Dr. Andrew Taylor Still (1828 bis 1917). Still, selbst Sohn eines methodistischen Predigers und Arztes, war zutiefst geprägt von den persönlichen Verlusten, die er erlebt hatte, als seine Frau und drei seiner Kinder innerhalb kurzer Zeit starben. Getrieben von dem Wunsch, ein neues Verständnis von Gesundheit und Heilung zu entwickeln, begründete er die Grundlagen für eine Heilmethode, die den Körper als Einheit betrachtet und die Fähigkeit des Körpers zur Selbstregulation betont. Wörtlich übersetzt heißt Osteopathie »krankhafte Veränderung des Knochens«. Aber es geht um so viel mehr als nur das knöcherne Skelett. Still erkannte, dass die Gesundheit des Menschen nicht nur von anatomischen Strukturen, sondern auch von der freien Zirkulation der Körperflüssigkeiten abhängt. Seiner Meinung nach war es notwendig, sowohl durch manuelle Techniken als auch durch eine bewusste Geisteshaltung die Selbstheilungskräfte des Körpers zu aktivieren. Er lehrte, dass Strukturen und Funktionen des Körpers in einem wechselseitigen Verhältnis stehen und sich gegenseitig beeinflussen.

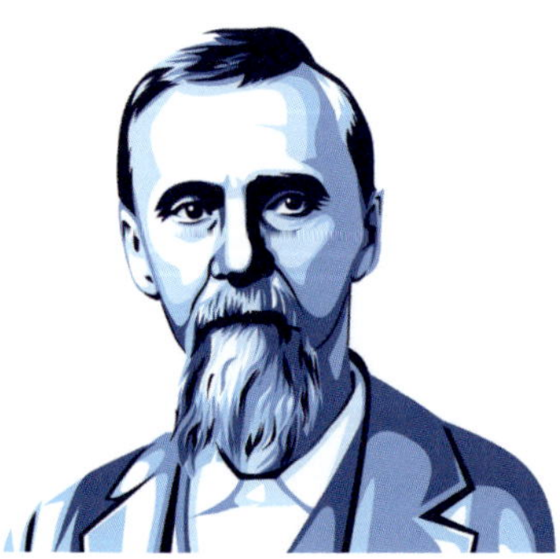

Dr. Andrew Taylor Still, Begründer der Osteopathie und Pionier der ganzheitlichen Medizin

Diese Sichtweise führte Dr. Andrew Still 1892 zur Gründung der American School of Osteopathy, in der er seine Methoden und Erkenntnisse weitergab. Sein Motto »Find it, fix it and leave it alone« beschreibt prägnant seine Herangehensweise: das Auffinden von Dysfunktionen, das behutsame Beheben von Blockaden und anschließend das Vertrauen in die Selbstheilungskräfte des Körpers.

Ein ganzheitlicher Ansatz

Schon früh haben Größen wie Leonardo da Vinci, Alexander von Humboldt oder eben auch Dr. Andrew Taylor Still erkannt, dass alles miteinander verbunden ist und zusammenhängt. So ist es nicht nur in der Natur, in der Geometrie, im Universum, sondern auch in Ihrem Körper. Alles steht in einer Wechselwirkung zueinander und ist ein großes Ganzes. Wenn sich ein Teil davon verändert oder verschwindet, dann verändern sich auch die anderen Teile. Ob dieses Ganze dann lebensfähig ist oder abstirbt, hängt davon ab, wie stark die einzelnen Teile zusammenwirken können, um wieder etwas Neues herzustellen. Und genauso ist es im menschlichen Körper auch. Hormone beeinflussen die Organe, Muskeln und Bänder arbeiten zusammen für Stabilität und Bewegung, und Ermüdung beeinflusst die Leistungsfähigkeit. Faktoren wie Schlaf, Ernährung und Verletzungen greifen ineinander und bestimmen das Wohlbefinden und die Regeneration. Wenn das natürliche Gleichgewicht gestört wird, wie bei deformierten »Puzzleteilen«, entstehen Funktionsstörungen und Schmerzen, die sich auf den gesamten Körper auswirken können. Unser Fahrzeug bleibt schließlich auch relativ schnell stehen, wenn wir den falschen Sprit tanken. Und wer nicht regelmäßig zur Werkstatt geht und sein Auto einer Wartung unterzieht, wird nicht lange Freude daran haben. Bei Gegenständen verstehen wir die Dinge schnell, aber stellen Sie sich vor, Ihr Körper ist, wie oben beschrieben, ein perfekt zusammengesetztes Puzzle, bei dem jedes Teil nahtlos ineinandergreift. Kleine Ungleichgewichte können große Auswirkungen haben. Die Osteopathie betrachtet den Menschen genau als dieses Ganze, bestehend aus Körper, Geist und Seele. Diese »Triune Nature« basiert auf dem Konzept, dass der Körper die physische Materie darstellt, der Geist die mentalen Aspekte und die Seele eine spirituelle Dimension verkörpert. Stills Modell setzt voraus, dass der Mensch in einem harmonischen Zusammenspiel all dieser Ebenen lebt. Gesundheit entsteht durch das Gleichgewicht von körperlichen, geistigen und seelischen Einflüssen sowie durch den Einklang mit Lebensfaktoren wie Ernährung, Bewegung, Wasser, Luft und Ruhe. Wenn diese Elemente gestört sind, entstehen Krankheiten. Bewegung ist ein zentrales Element des Lebens, da sie den Fluss von Blut und anderen Körperflüssigkeiten wie Lymphe fördert. Wenn diese Bewegung eingeschränkt ist, kommt es zu Stauungen, die den Stoffwechsel belasten, was die Vitalität des Gewebes schwächt und den Boden für Krankheiten bereitet. Auch die nervale Versorgung von Gewebe kann dadurch beeinträchtigt werden. Die Folge davon sind meist eine Einschränkung der Nährstoff- und Sauerstoffversorgung sowie ein verminderter Abtransport von Metaboliten im Gewebe. Es kommt zum Verlust von Vitalität auf allen Ebenen. Und all dies spielt

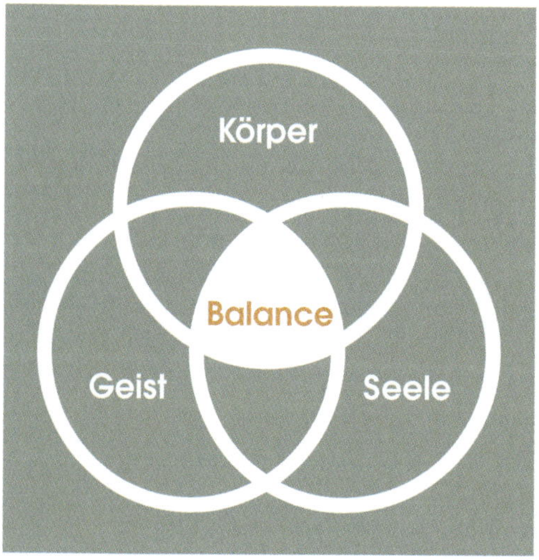

Für ein ganzheitliches Wohlbefinden müssen alle Lebensbereiche ausgeglichen sein.

insbesondere bei der Behandlung älterer Menschen eine entscheidende Rolle in Bezug auf Schmerzen und Wohlbefinden. In der Osteopathie betrachten wir deshalb nicht nur das akute Beschwerdebild, sondern versuchen, die zugrunde liegenden Ursachen zu erkennen und zu behandeln. Gerade im höheren Lebensalter ist es unerlässlich, diese Individualität zu respektieren und auf emotionale Anforderungen einzugehen. Die Osteopathie nutzt Hebelwirkungen an den Knochen, um Druck von Nerven, Arterien und Venen zu nehmen und so physiologische Prozesse zu verbessern. Die Aufgabe der Osteopathie ist es, dieses Gleichgewicht wiederherzustellen, indem sie die strukturellen und funktionellen Beziehungen im Körper erkennt und verbessert. So soll dieses Buch für Sie eine Anleitung bieten, Ihre Gesundheit und das Wohlbefinden zu fördern und ein selbstbestimmtes Leben zu ermöglichen.

Das Prinzip der Selbstheilungskräfte

Unser Körper ist von Natur aus darauf ausgelegt, sich selbst zu regulieren und im Gleichgewicht zu halten. In jedem Alter können die Selbstheilungskräfte beeinträchtigt sein, aber gerade im höheren Alter ist die Regeneration aufgrund der Zellalterung etwas verlangsamt. Die Hormonproduktion nimmt ab und damit auch wichtige Prozesse in den Wachstumshormonen. Auch Ihr Immunsystem braucht etwas mehr von allem, damit Sie nicht ständig krank im Bett liegen. Ihre Muskelmasse und Knochenstärke nehmen im Alter natürlicherweise ab, was Sie durchaus verletzungsanfälliger machen kann, und leider wird auch Ihre Flexibilität und Mobilität abnehmen. Gerade jetzt gilt es für ältere Menschen, sich mehr zu bewegen und die Durchblutung und den Stoffwechsel anzuregen. Bestimmt kennen Sie den Spruch »Wer rastet, der rostet«. Ich möchte Sie ermutigen, denn es ist nie zu spät, um etwas für sich und die Gesundheit zu tun. Und das Alter ist nur eine Zahl. Die Fähigkeit zur Selbstheilung steckt immer in uns und trägt entscheidend dazu bei, wie gut wir mit

Schmerzen umgehen können, körperlicher und psychischer Natur. Damit Sie ganzheitlich in Schwung kommen, lohnt es sich, etwas mehr auf Ihre Bewegung und körperliche Aktivitäten als auch auf Ihre Ernährung und Hydration – den Wasserhaushalt – zu achten. Auch den Stress in Ihrem Alltag und Ihr Schlafverhalten sollten Sie überprüfen. Das Ziel der osteopathischen Behandlung besteht darin, Ihre individuelle Lebensqualität zu steigern, indem die strukturellen und dynamischen Gleichgewichte wiederhergestellt werden. Ich helfe Ihnen dabei, die körpereigenen Ressourcen freizusetzen, um die Widerstandsfähigkeit gegenüber krankhaften Einflüssen zu stärken. Die Integration quantitativer und qualitativer, deskriptiver und induktiver Ansätze ist für die osteopathische Diagnostik und Behandlung wichtig. In der Regel sind die physikalischen, biologischen, emotionalen und mentalen Aspekte gleichermaßen zu berücksichtigen und in Beziehung zur interaktiven Einheit des Organismus wie auch zu den dynamischen Funktions- und Strukturwechselbeziehungen zu stellen. Um den Heilungsprozess optimal zu unterstützen, sind Sie als Patient aufgefordert, Ihren Alltag bestmöglich in den Bereichen Ernährung, Wach-Schlaf-Rhythmus, Bewegung, Stress und Sinnhaftigkeit zu optimieren.

DIE DREI HAUPTANWENDUNGEN

Die verschiedenen Techniken der Osteopathie sind tief in der Philosophie verankert. Hierbei werden drei Hauptbereiche unterschieden: die parietale, die viszerale und die kraniosakrale Osteopathie. Diese Techniken bieten verschiedene Ansätze zur Unterstützung des Körpers und ergänzen sich gegenseitig in ihrer Wirkung.

Parietale Osteopathie

Die parietale Osteopathie befasst sich gezielt mit dem Bewegungsapparat und zielt darauf ab, Störungen in Strukturen wie Muskeln, Gelenken, Bändern, Sehnen und Faszien zu behandeln. Diese Strukturen arbeiten in enger Verbindung miteinander und sorgen für die Beweglichkeit und Stabilität des Körpers. Durch Fehlhaltungen, Verletzungen oder Überbelastungen können in diesen Geweben Bewegungseinschränkungen und Spannungen entstehen, die sich auf den gesamten Körper auswirken. Die parietale Osteopathie setzt an dieser Stelle an, indem sie die betroffenen Bereiche aufspürt und am Ursprung der Problematik sanft mobilisiert und so die natürliche Beweglichkeit wiederherstellt.

Die Arbeit eines Osteopathen in diesem Bereich erfordert ein tiefes Verständnis der Anatomie sowie eine feinfühlige Palpationstechnik. Der Osteopath ertastet das Gewebe und identifiziert Spannungen, Verhärtungen oder Asymmetrien, welche die Funktionsweise des Bewegungsapparates stören könnten. Durch gezielte manuelle Techniken, die ohne plötzliche Manipulationen auskommen, werden die Spannungen sanft gelöst und die Bewegungsfreiheit verbessert.

Ein wichtiger Aspekt der parietalen Osteopathie ist die Behandlung der Faszien, ein feines Netz aus Bindegewebe, das alle Strukturen des Körpers umhüllt. Verklebte oder verhärtete Faszien können nicht nur lokale Schmerzen verursachen, sondern auch Bewegungseinschränkungen in entfernten Körperregionen hervorrufen. Durch die gezielte Behandlung der Faszien gelingt es, diese Verklebungen zu lösen, was die Funktion des gesamten Bewegungsapparates unterstützt.

Insgesamt bietet die parietale Osteopathie eine sanfte und ganzheitliche Möglichkeit, Bewegungseinschränkungen im Körper zu behandeln und so das körperliche Wohlbefinden nachhaltig zu verbessern. Sie hilft dabei, nicht nur die Symptome zu lindern, sondern auch die Ursachen der Beschwerden zu beheben.

Viszerale Osteopathie

Jedes Organ hat einen ganz eigenen Rhythmus und sowohl die Motilität (das Bewegungsvermögen) als auch die Mobilität (die Beweglichkeit) unterscheiden sich je nach Organsystem. Die viszerale Motilität ist eine eigenständige Bewegung der inneren Organe und abhängig von der Zwerchfellbewegung während der willkürlichen Atmung. Das bedeutet, dass jede Fixierung durch zum Beispiel Operationen und Narbengewebe, Verwachsungen oder andere Bewegungseinbußen ein Hinweis auf eine pathologische Veränderung sein kann. Auch viele endokrinologische, chemische und psychologische Phänomene können die viszerale Motilität beeinflussen. So ist zum Beispiel bei fast jeder Depression die Mobilität der Leber betroffen. Wir unterscheiden dabei funktionelle und positionelle Fixierungen. Bei funktioneller Fixierung sprechen wir nur von einer Funktionseinschränkung innerhalb der verbundenen Organe, während ihre Lagebeziehung untereinander unverändert bleibt. Bei positionellen Fixierungen verändern sich die anatomischen Beziehungen der Organe zueinander und ihre Artikulationen. Der Osteopath hat die Fähigkeit, diese Bewegungen in Relation zueinander zu setzen und ein Gefühl für die Norm zu bekommen. Die viszerale Osteopathie befasst sich demnach mit den inneren Rhythmen und der Beweglichkeit der Organe. Anders als die Schulmedizin, die organische Störungen oft isoliert betrachtet, zielt die viszerale Osteopathie darauf ab, das Zusammenspiel der Organe im Kontext der gesamten Körperstruktur zu verbessern. Diese Technik hilft, Bewegungseinschränkungen der Organe zu lösen und deren Funktionen zu unterstützen. Besonders bei Beschwerden wie Verdauungsproblemen oder chronischen Entzündungen bietet sie eine sanfte, aber tiefgreifende Alternative zu rein medikamentösen Ansätzen.

Kraniosakrale Osteopathie

William G. Sutherland entwickelte Anfang der Dreißigerjahre den kranialen (den Kopf betreffenden) Bereich der Osteopathie. Die Kraniosakrale Osteopathie – also die Schädel-Kreuzbein-Behandlung – konzentriert sich auf die feinen, rhythmischen Bewegungen des zentralen Nervensystems, die durch die Gehirn- und Rückenmarksflüssigkeit beeinflusst werden. Im Gegensatz zu anderen Ansätzen wie der Chiropraktik, die direkte Manipulationen der Wirbelsäule anwendet, arbeitet die Kraniosakrale Methode mit feinsten manuellen Impulsen, um das Nervensystem zu beruhigen und Blockaden im Fluss der cerebrospinalen Flüssigkeit zu lösen. Besonders bei stressbedingten Beschwerden und chronischen Schmerzen bietet diese sanfte Technik eine einzigartige therapeutische Wirkung. Ähnlich wie auch in der viszeralen Osteopathie beobachten wir hier einen weiteren Rhythmus, den sogenannten primär respiratorischen Mechanismus (PRM). Dieser spürbare Rhythmus, der von Herz- und Atmungsaktivität unabhängig ist, spielt eine grundlegende Rolle in der Motilität des Gehirns und des Rückenmarks, in der Mobilität der Membran innerhalb des Schädels, in der Beweglichkeit der Schädelknochen, aber auch in der Beweglichkeit des Steißbeins zu den Beckenknochen. Ein Impuls des Lebens, der sogar circa 15 Minuten über den Tod hinaus noch spürbar sein kann.

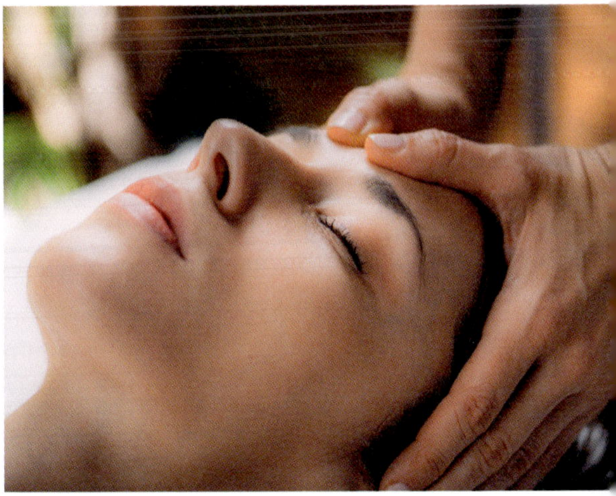

Kraniale Osteopathie – die sanfte Technik fördert Selbstheilungskräfte.

Individuelle Anpassung der Therapie

Die Kunst der Palpation, also des Abtastens und des Fühlens, ist eine der herausragenden Fähigkeiten eines Osteopathen. Es geht nicht nur darum, die verschiedenen Gewebearten wie Muskeln, Bänder, Faszien, Nerven, Gefäße, Gelenke und Knochen zu unterscheiden, sondern auch um das tiefere Verständnis der komplexen Wechselwirkungen, die diese Strukturen im gesamten Körper haben. Jedes Gewebe hat seine eigene Beschaffenheit und Funktion, aber es ist immer in ein größeres Ganzes eingebunden. So kann eine Veränderung an einer Stelle im Körper Auswirkungen auf andere, scheinbar entfernte Bereiche haben. Dies zu erkennen und richtig zu deuten ist ein wesentlicher Bestandteil der osteopathischen Behandlung.

Vergleichbar ist diese Fähigkeit mit zwei Menschen, die durch einen Wald spazieren: Der eine läuft gedankenlos hindurch, ohne die Feinheiten wahrzunehmen, die ihn umgeben. Der andere, wie ein erfahrener Pfadfinder, entdeckt an jeder Ecke Hinweise, die ihm Informationen über den Weg und seine Umgebung geben. So ähnlich ist es mit der Anatomie. Der Osteopath ist der »Pfadfinder« Ihres Körpers, der durch sein umfangreiches Wissen und seine Erfahrung in der Lage ist, kleinste Abweichungen zu erkennen und zu verstehen, welche Bedeutung sie für den gesamten Organismus haben.

Alle drei osteopathischen Techniken – parietal, viszeral und kraniosakral – wirken zusammen, um Ihre Beweglichkeit zu erhalten, Schmerzen zu lindern und das allgemeine Wohlbefinden zu steigern. Regelmäßige osteopathische Behandlungen können Ihnen helfen, aktiv und selbstbestimmt zu bleiben, Ihre Lebensqualität zu erhalten und Beschwerden im Alter vorzubeugen oder zu lindern. An dieser Stelle ist es wichtig, Ihnen die Strukturen unseres Körpers auch etwas näherzubringen, um zu verdeutlichen, wie alles miteinander verbunden ist. Im nächsten Kapitel werden deshalb ausführlich die Anatomie und die »Bausteine« des Körpers erklärt. Sie erfahren, wie die verschiedenen Systeme – vom Bewegungsapparat bis zu den inneren Organen – miteinander kommunizieren und wie osteopathische Techniken dazu beitragen können, das Gleichgewicht wiederherzustellen und Ihre Gesundheit zu fördern.

DIE ANATOMIE UND WIE SIE SICH IM ALTER VERÄNDERT

Unser Körper ist ein wahres Wunderwerk – ein fein abgestimmtes Zusammenspiel verschiedenster Bausteine, die gemeinsam dafür sorgen, dass wir uns bewegen, atmen, verdauen und fühlen können. Sie haben es vielleicht schon selbst erlebt: Im Laufe des Lebens verändert sich einiges, besonders im Hinblick auf Beweglichkeit und Stärke. Doch keine Sorge, auch wenn der Körper im Alter an Elastizität und Kraft verliert, gibt es Wege, ihn zu unterstützen und fit zu halten.

Anatomische Strukturen und Körpermechanismen

»Anatomie« klingt vielleicht erst mal nach einem trockenen Thema, aber sie ist der Schlüssel zum Verständnis unseres Körpers. Stellen Sie sich vor, Ihr Körper ist wie ein gut gebautes Haus: Knochen sind die tragenden Wände, Muskeln die Stahlträger, Sehnen und Bänder die Bolzen, die alles an Ort und Stelle halten. Faszien, das feine Bindegewebe, sind die Tapete, die alles hübsch zusammenhält. Und genau wie bei einem Haus gibt es auch im Körper Verschleißerscheinungen – besonders wenn das Gebäude schon einige Jahre auf dem Buckel hat.

Doch hier kommt die gute Nachricht: Selbst wenn die Fassade ein bisschen bröckelt, lässt sich viel tun, um das »Haus« instand zu halten. Ihre Knochen, Muskeln und Sehnen mögen mit den Jahren etwas an Substanz verlieren, doch sie reagieren immer noch erstaunlich gut auf Pflege und Zuwendung. Knochen, die sich durch den Alterungsprozess langsam abbauen, lassen sich durch gezieltes Training und Bewegung stärken – es ist nie zu spät, ihnen eine »Renovierung« zu gönnen!

Ähnlich ist es mit den Muskeln: Sie sind die Kraftwerke Ihres Körpers. Während sie im Alter dazu neigen, an Volumen zu verlieren, können sie durch gezielte Bewegungen wieder aktiviert und aufgebaut werden. Bewegung hilft nicht nur den Muskeln, sondern auch den Gelenken und Bändern. Stellen Sie sich Ihre Gelenke vor wie Scharniere an einer alten Tür. Wenn sie quietschen, ist das oft ein Zeichen dafür, dass sie nicht genug bewegt werden. Ein bisschen »Öl« in Form von regelmäßiger Aktivität wirkt Wunder. Und keine Sorge – auch wenn sich hier und da mal ein Knirschen bemerkbar macht, ist es meist einfach ein Zeichen dafür, dass der Körper in Bewegung kommt.

Auch die Faszien, diese feinen Bindegewebe, können sich im Laufe der Zeit verkleben oder verhärten, was zu Steifheit führt. Aber mit gezielten Dehnübungen und ein wenig Aufmerksamkeit können auch sie wieder flexibler werden. Stellen Sie sich das vor wie ein altes Gummiband, das sich mit ein bisschen Wärme und Zuwendung wieder dehnen lässt.

So mag die Anatomie Ihres Körpers im Alter vielleicht ein wenig andere Herausforderungen mit sich bringen, aber sie ist keineswegs ein starres Konstrukt. Sie können aktiv Einfluss darauf nehmen, wie gut Sie sich fühlen und wie beweglich Sie bleiben. Denn wie in jedem gut gebauten Haus liegt es oft an der Pflege, ob es weiterhin stabil und gemütlich bleibt – und genau das haben Sie selbst in der Hand.

Das Skelett: mehr als nur ein Gerüst

Unser Skelett ist wirklich beeindruckend, nicht wahr? Es besteht aus etwa 206 Knochen, die uns nicht nur Stabilität und Beweglichkeit verleihen, sondern auch einen schützenden Rahmen für die inneren Organe bieten. Vom ersten Schritt an wächst und verändert sich dieses Gerüst mit uns, passt sich an, wird stärker oder – und das kennen wir leider auch – mit den Jahren etwas fragiler. Doch selbst wenn die Knochen nicht mehr ganz so widerstandsfähig sind wie früher, können Sie trotzdem einiges tun, um Ihr Skelett fit und stabil zu halten.

Stellen Sie sich Ihre Knochen als solide Pfeiler vor, die den Körper stützen. Aber wie bei jedem guten Bauwerk gibt es im Laufe der Zeit Verschleißerscheinungen. Ab einem gewissen Alter beginnt der natürliche Abbauprozess, und die Knochen werden dünner und weniger dicht – ein Phänomen, das Sie vielleicht als »Knochenschwund« oder Osteoporose kennen. Klingt erst mal nicht so schön, aber keine Sorge: Sie müssen nicht tatenlos zusehen, wie sich Ihr Skelett in eine Ruine verwandelt. Bewegung, gezielte Ernährung und ausreichend Sonnenlicht (für die Vitamin-D-Zufuhr) sind wie ein Rundum-Wartungspaket für Ihre Knochen.

Ganz besonders im Alter spielt Ihr Skelett eine zentrale Rolle für Ihr Wohlbefinden. Schließlich wollen Sie beweglich bleiben und Stürze oder Brüche vermeiden. Da unsere Knochen im Alter anfälliger für Verletzungen werden, ist es umso wichtiger, sie gut zu unterstützen. Wussten Sie zum Beispiel, dass regelmäßige Bewegung nicht nur Ihre Muskeln stärkt, sondern auch Ihre Knochen? Selbst einfache Aktivitäten wie

Spazierengehen oder leichtes Krafttraining können die Knochenmasse aufrechterhalten und das Risiko für Knochenbrüche reduzieren.

Und vergessen Sie die Gelenke nicht! Diese »Scharniere« Ihres Körpers sorgen dafür, dass Sie geschmeidig in Bewegung bleiben. Mit den Jahren neigen Gelenke dazu, etwas steifer zu werden, besonders wenn man sie zu wenig benutzt. Denn es gilt: Wer rastet, der rostet. Ein bisschen Bewegung hält die Gelenke geschmeidig und das Skelett in Bestform – und das ohne die Gefahr, dass es quietscht wie bei einer alten Tür!

Zusammengefasst: Ihr Skelett verdient es, auch im Alter gepflegt zu werden. Es trägt Sie jeden Tag und schützt Ihre Organe – da ist es nur fair, ihm die nötige Zuwendung zukommen zu lassen. Und keine Sorge, im nächsten Abschnitt werde ich genauer darauf eingehen, was Sie konkret für Ihre Knochen, Gelenke und Co tun können, um auch im hohen Alter stabil und beweglich zu bleiben.

Knochenaufbau

Unser Knochenaufbau besteht aus verschiedenen Knochentypen, die alle eine ganz eigene Aufgabe erfüllen. Die »platten Knochen«, die so etwas wie unser Schutzschild sind, können Sie zum Beispiel in Form von Schädel, Brustbein oder Becken fühlen. Dann gibt es die »kurzen Knochen« in den Hand- und Fußgelenken. Diese kleinen Kraftpakete sind für schnelle, flexible Bewegungen zuständig, ohne dass Sie es im Alltag überhaupt bemerken. Und die »langen Knochen«, wie Oberschenkel- oder Oberarmknochen, geben Ihnen die nötige Hebelwirkung, um kräftig aufzutreten, zu greifen und aufrecht zu stehen – sie tragen Sie durchs Leben.

Aber der wahre Schatz liegt im Inneren des Knochens: Dort finden wir die Bälkchenstruktur, auch *Spongiosa* genannt, die den Knochen gleichzeitig stabil und leicht macht. Diese Struktur ist wie ein fein gewebtes Netz, das die Belastungen des Alltags aufnimmt, ohne dabei an Gewicht zuzulegen. Allerdings, und das wissen Sie vielleicht aus eigener Erfahrung, verändert sich diese Struktur im Laufe des Lebens. Mit den Jahren wird sie dünner und verliert etwas an Festigkeit. Das ist einer der Gründe, warum das Risiko für Knochenbrüche im Alter steigt und der Knochen viel leichter zu brechen droht. Und dann gibt es noch die Gelenkschmiere, die wie ein feines Öl in einem gut geölten Scharnier dafür sorgt, dass Ihre Gelenke reibungslos und schmerzfrei arbeiten. Diese Schmiere ist von unschätzbarem

Wert, denn sie hält die Gelenke geschmeidig und schützt sie darüber hinaus vor Abnutzung – ein echter Lebensretter für Ihre Mobilität! Obwohl unser Skelett so widerstandsfähig ist, macht es nur etwa 10 bis 15 Prozent unseres Körpergewichts aus.[1] Trotz seiner Leichtigkeit ist es robust genug, um uns ein Leben lang zu tragen. Einfach genial. Gerade deswegen ist unser Skelett darauf angewiesen, dass es stetig über winzige Blutgefäße mit Nährstoffen versorgt wird. Dies geschieht über die sogenannte Knochenhaut, das Periost. Besonders nach einem Bruch ist es von großer Bedeutung, dass der Knochen wieder zusammenwächst und sich erneuert. Ein beeindruckender Selbstheilungsprozess, den Sie jederzeit auch aktiv über eine gesunde Ernährung mit grünem, calciumreichem Gemüse und Vitamin D unterstützen können.

Gelenke

Unsere Gelenke lassen sich in zwei Hauptkategorien einteilen: echte und unechte Gelenke. Echte Gelenke, medizinisch als *Diarthrosen* bezeichnet, sind die beweglicheren Gelenke unseres Körpers. Sie ermöglichen uns komplexe Bewegungen wie das Beugen der Knie oder das Drehen der Schultern. Diese Gelenke sind von einer Gelenkkapsel umschlossen, die das Gelenk schützt und stabilisiert. Im Inneren dieser Kapsel befindet sich die Synovialflüssigkeit, eine Art »Schmiermittel«, die dafür sorgt, dass die Gelenke reibungslos funktionieren und nicht vorzeitig verschleißen.

Unechte Gelenke, oder *Synarthrosen*, sind dagegen deutlich weniger beweglich. Diese finden wir beispielsweise an den Verbindungen zwischen den Schädelknochen oder an den Rippen. Ihre Hauptaufgabe ist es, Stabilität zu gewährleisten – denn an diesen Stellen ist es wichtiger, dass alles fest und sicher miteinander verbunden ist, als große Bewegungen zuzulassen.

Die Gelenkkapsel ist ein unverzichtbarer Bestandteil eines jeden echten Gelenks. Sie umgibt das Gelenk wie eine schützende Hülle und sorgt dafür, dass das empfindliche Innere nicht beschädigt wird. Im Inneren der Gelenkkapsel befindet sich die Synovialflüssigkeit. Diese Flüssigkeit hat eine zentrale Funktion: Sie ernährt den Gelenkknorpel, schmiert die Gelenkflächen und reduziert so die Reibung. Ohne diese Flüssigkeit wäre eine schmerzfreie Bewegung kaum möglich und genau diese Flüssigkeit spielt auch eine sehr wichtige Rolle bei der Betrachtung von Arthrose. Ausführlicher werde ich Ihnen das in Kapitel 3 ab Seite 54 erklären.

Muskeln und Sehnen

Muskeln und Sehnen sind essenzielle Bestandteile unseres Bewegungsapparats. Ohne sie wären unsere Knochen nur eine starre Struktur, unfähig, sich zu bewegen. Sie sorgen gemeinsam dafür, dass Sie sich aufrecht halten und jede Bewegung des Körpers ausführen können – von der kleinen Fingerbewegung bis hin zu komplexen Bewegungen wie dem Gehen oder Heben von Gegenständen.

Muskeln bestehen aus Muskelfasern, die in Bündeln angeordnet sind. Diese Fasern haben die einzigartige Fähigkeit, sich zusammenzuziehen und wieder zu entspannen, ein Vorgang, der als Muskelkontraktion bezeichnet wird. Durch diese Kontraktion erzeugen die Muskeln die nötige Kraft, um den Körper zu bewegen. Es gibt verschiedene Arten von Muskeln: Skelettmuskulatur, die bewusst gesteuert wird und für die Bewegung von Gelenken und Gliedmaßen verantwortlich ist, und glatte Muskulatur, die unbewusst arbeitet, wie zum Beispiel in den Organen oder Blutgefäßen.

Sehnen hingegen haben eine andere Aufgabe. Sie bestehen aus festem, faserigem Bindegewebe und verbinden die Muskeln mit den Knochen. Während die Muskeln für die Bewegungskraft sorgen, leiten die Sehnen diese Kraft an die Knochen weiter und setzen damit die Bewegungen um. Sehnen müssen enormen Belastungen standhalten, da sie sowohl Stabilität als auch Beweglichkeit gewährleisten. Ohne Sehnen könnten die Muskeln keine Bewegungen auf die Knochen übertragen und unser Bewegungsapparat wäre funktionsunfähig.

Unsere Knochen allein wären wie ein Gerüst, das ohne die Zug- und Spannkräfte von Muskeln und Sehnen weder stabil noch beweglich wäre. Erst durch das harmonische Zusammenspiel dieser Elemente wird unser Körper zu einem dynamischen und flexiblen System.

Myofasziale Ketten und ihre Bedeutung

Das Bindegewebe gehört neben dem Epithel-, Muskel- und Nervengewebe zu den vier größten Gewebeklassen des Körpers. Der Name Bindegewebe ist von seiner Funktion abgeleitet: Es verbindet Gewebe und Zellen. Je nachdem, wie sich die Zellen im embryonalen Stadium gemäß dem menschlichen Bauplan weiterentwickelt haben, erfüllen sie unterschiedliche Aufgaben. Wir unterscheiden nachfolgend verschiedene wichtige Typen von Bindegewebe beziehungsweise Faszien.

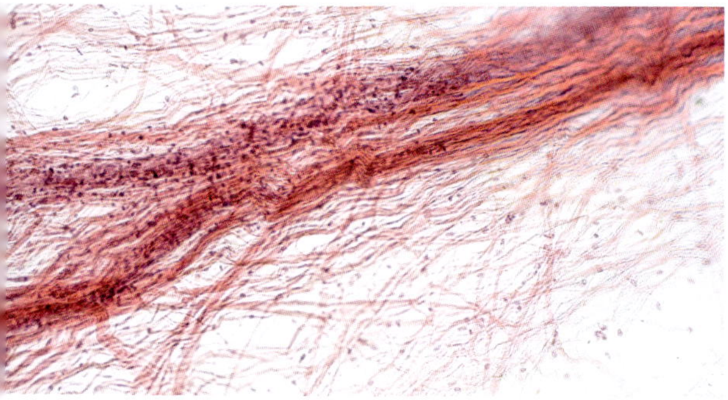

Das lockere, faserige Bindegewebe verbindet, polstert und versorgt Gewebe mit Nährstoffen und Flüssigkeit.

Lockeres, faseriges Bindegewebe

Es stellt den größten Bindegewebsanteil im Körper dar und enthält neben Flüssigkeit Fibrozyten sowie Fasern aus dem Strukturprotein Elastin und Kollagen. Dieses Bindegewebe zeichnet sich durch eine lockere Anordnung von Kollagenfasern aus, die in einem dichten Netzwerk angeordnet sind. Es findet sich in der Haut wieder, in Schleimhäuten, um Blutgefäße, Nerven und Muskeln herum sowie um viele innere Organe. Im lockeren, faserigen Bindegewebe verlaufen unter anderem Blutgefäße, Lymphe und auch andere freie Zellen. Auch Fettgewebe ist hier zu finden. Aufgrund seiner Struktur hat es die Fähigkeit zur Regeneration, was bedeutet, dass es sich nach Verletzungen relativ gut erholen kann.

Funktionen:

- **Unterstützung und Polsterung:** Organe und Gewebe werden durch das lockere Bindegewebe vor Reibung und Stößen geschützt; es schafft eine Pufferzone zwischen verschiedenen Strukturen.
- **Versorgung:** Es enthält Blutgefäße und Nerven, die das Gewebe mit Sauerstoff, Nährstoffen und Informationen versorgen.
- **Beweglichkeit:** Dank seiner Anordnung ermöglicht es Bewegungen zwischen verschiedenen Geweben und Organen.

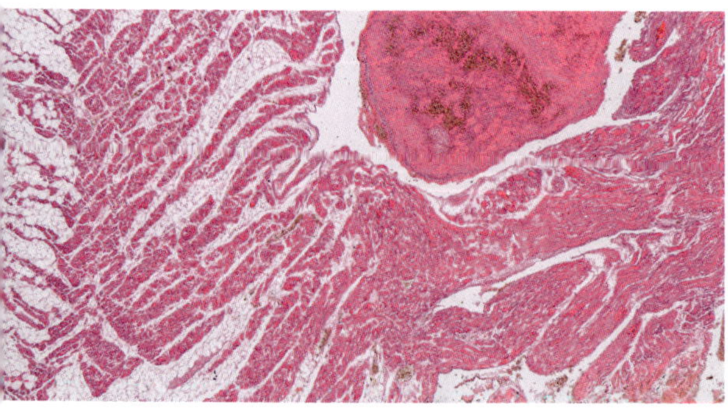

Elastisches Bindegewebe sorgt für Flexibilität, Stabilität und Anpassungsfähigkeit im gesamten Körper.

Elastisches Bindegewebe

Das charakteristische Merkmal von elastischem Bindegewebe sind die elastischen Fasern, auch *Elastin* genannt. Diese Fasern haben die einzigartige Eigenschaft, sich nach Dehnung wieder in ihre ursprüngliche Form zurückzuziehen, ähnlich wie ein Gummi. Elastische Fasern sind von dichten Bindegewebsfasern wie Kollagenfasern umgeben, um Stabilität und Unterstützung zu bieten. Sie sind in lockeren Netzen oder Bündeln angeordnet und finden sich in Organen wie der Lunge, der Haut, den Blutgefäßen (insbesondere in den Arterien) und den Stimmbändern. Mit zunehmendem Alter können elastische Fasern an Elastizität verlieren, was zu einer Abnahme der Flexibilität von Geweben führen kann. Elastische Fasern sind auch für medizinische Anwendungen wichtig, wie zum Beispiel in Prothesen, Implantaten und medizinischem Gewebeersatz.

Funktionen:

- **Dehnbarkeit:** Elastisches Bindegewebe verleiht Geweben und Organen ihre Elastizität und Dehnbarkeit.
- **Unterstützung:** Es bietet Unterstützung für Gewebe, die sich dehnen und zusammenziehen müssen, wie beispielsweise Lunge und Blutgefäße.
- **Dämpfung:** Elastisches Bindegewebe kann auch als Dämpfungselement wirken, das Stöße und Vibrationen abhält.

Straffes Bindegewebe

Die charakteristische Eigenschaft von straffem Bindegewebe ist die hohe Konzentration von Kollagenfasern. Diese Fasern verleihen ihm Festigkeit, Stabilität und Strapazierfähigkeit. Sie sind im Vergleich zu elastischem Bindegewebe oft weniger dehnbar. Die ursprüngliche Form kehrt weniger schnell wieder zurück. Straffes Bindegewebe kann in Form von Bündeln oder Lagen angeordnet sein. Es bildet oft dicke, dichte Schichten, die Gewebe oder Organe strukturiert zusammenhalten. Diese Gewebeart findet sich in Sehnen (die Muskeln mit Knochen verbinden), in Bändern (die Knochen miteinander verbinden), in der Lederhaut der Haut und in der Kapsel um Gelenke. Da straffes Bindegewebe weniger und damit schlechter durchblutet ist, kann es bei Verstauchungen, Zerrungen oder Rissen zu längeren Heilungsphasen kommen. Insgesamt scheint es verletzungsanfälliger zu sein.

Funktionen:

- **Strukturgebung und Festigkeit:** Das Bindegewebe bildet ein stabiles Gerüst für Haut, Organe und Muskeln und erhält die Körperform aufrecht.
- **Wasser- und Nährstoffspeicher:** Es speichert Wasser und Nährstoffe und sorgt so für Elastizität und Spannkraft der Haut.
- **Zellkommunikation:** Bindegewebe ermöglicht den Austausch von Signalen zwischen Zellen – wichtig für Reparaturprozesse und gesunde Hautregeneration.

- **Schutz vor mechanischer Belastung:** Es wirkt wie ein Stoßdämpfer und schützt Muskeln, Organe und Gelenke vor äußeren Einflüssen und Verletzungen.
- **Wundheilung:** Bindegewebe bildet die Basis für die Narbenbildung und schnelle Heilung bei Verletzungen.
- **Entgiftung:** Über das Bindegewebe werden Stoffwechselabfälle abtransportiert – wichtig für ein klares Hautbild und ein gesundes Gewebe.
- **Elastizität durch Kollagen- und Elastinfasern:** Eiweißstrukturen sorgen für Dehnbarkeit und Spannkraft – sie sind entscheidend für ein jugendliches Hautbild.
- **Hormonelle Funktionen:** Östrogene beeinflussen den Wassergehalt und die Kollagenstruktur im Bindegewebe – weswegen es zum Beispiel nach der Menopause an Straffheit verlieren kann.
- **Immunabwehr:** Bestimmte Zellen im Bindegewebe (zum Beispiel Mastzellen) tragen zur Immunabwehr bei und schützen das Gewebe vor Entzündungen und Infektionen.

Retikuläres Bindegewebe

Das retikuläre Bindegewebe ist eine besondere Form des Bindegewebes, das sich durch sein schwammiges, netzartiges Aussehen auszeichnet (aus dem Lateinischen *reticulum* für »kleines Netz«). Retikuläre Fasern sind dünner und zarter als Kollagen- oder Elastinfasern. Sie bilden ein dreidimensionales Netzwerk, das oft verflochten und miteinander verknüpft ist. Retikuläres Bindegewebe kommt vor allem in lymphatischen Organen wie Lymphknoten, Milz und Knochenmark vor. Es kann auch in der Leber und in einigen endokrinen Drüsen gefunden werden. Das Netzwerk dieser Fasern in lymphatischen Organen hilft bei der Filtration von Blut und Lymphflüssigkeit. Es ermöglicht den Austausch von Nährstoffen, Zellen und Abfallprodukten. Zudem spielt es eine Rolle im Immunsystem, da es die Ansiedlung und Interaktion von Immunzellen erleichtert. Im Laufe der Zeit kann sich retikuläres Bindegewebe verändern, was Auswirkungen auf die Funktion der betroffenen Organe haben kann.

Funktionen:

- **Stützfunktion:** Retikuläres Bindegewebe bildet das Gerüst oder das Stützgewebe für bestimmte Organe und Strukturen. Es unterstützt Gewebe wie Leber, Milz und Lymphknoten.
- **Zellunterstützung:** Dieses Bindegewebe bietet eine geeignete Umgebung für die Ansiedlung, Entwicklung und Funktion von Zellen, wie beispielsweise Blutzellen im Knochenmark.

Stützgewebe

Diese Gewebeform findet sich sowohl in Sehnen und Bändern als auch in Knorpel und Knochen. In Gelenken und strukturellen Bereichen sorgt Knorpel für Stoßdämpfung und reibungsarme Bewegung. Knochen sind ebenfalls eine Form von Stützgewebe, das dem Körper seine Form gibt und Schutz für Organe bietet. Stützgewebe kann mit dem Alter abnehmen oder seine Elastizität verlieren, was zu Beeinträchtigungen der Beweglichkeit und Stabilität führen kann.

Funktionen:

- **Strukturelle Unterstützung:** Stützgewebe gibt dem Körper Form und Stabilität. Es bildet das Grundgerüst, auf dem verschiedene Gewebe und Organe aufbauen und hilft diesen dabei, den Belastungen des Alltags standzuhalten.
- **Kontakt:** Es verbindet verschiedene Teile des Körpers miteinander, wie zum Beispiel Muskeln mit Knochen (Sehnen) oder Knochen untereinander (Bänder).

Fasziengewebe: Unterstützung, Stabilität und Beweglichkeit

Wie Sie gesehen haben, gibt es eine Vielzahl von verschiedenen Gewebetypen, aber was haben sie jetzt genau mit Faszien zu tun? Faszien sind das gesamte Bindegewebe im Körper, das Muskeln, Organe und andere Gewebestrukturen umgibt und verbindet. Diese Gewebsschichten geben dem Körper Unterstützung, verleihen ihm Stabilität und Beweglichkeit, in der inneren sowie der äußeren Form. Je nach Standort und Funktion kann der anatomische Aufbau einer Faszie variieren, aber in der Regel bestehen sie vor allem aus Wasser, Kollagen, Zucker-Eiweiß-Verbindungen und man findet sie bis in die kleinste Körpereinheit. Besonders das Eiweiß Kollagen ist verantwortlich für die ausgeprägte Anpassungsfähigkeit des Fasziengewebes in Bezug auf Länge, Stärke und Gleitfähigkeit.

Funktionen und Eigenschaften der Faszien:

- Biomechanische Prozesse
- Sechsmal so viele Nervenendigungen wie Muskeln
- Propriozeption und Einwirkung auf unser vegetatives Nervensystem
- Interzelluläre Kommunikation
- Auswirkung auf die koordinativen Fähigkeiten
- Steigerung von Kraft und Dynamik des Körpers
- Beweglichkeit und Gewebegeschmeidigkeit
- Regeneration und Beschleunigung von Heilungsprozessen

- Enorme Anpassungsfähigkeit an äußere Reize
- Strukturelle Integration
- Verletzungsprävention und elastische Stoßdämpfung

Faszien umhüllen, stützen und verbinden alles im Körper: feine Strukturen wie die Nerven, die Blutgefäße, das Gehirn, die Augen, jede Körperzelle und jeden derer Bestandteile. Schon beim Embryo legen Faszien einen wichtigen Grundstein zur Entstehung von Leben bis ins spätere hohe Alter. Diese Faszienverbindungen werden myofasziale Ketten genannt. Dabei besteht das myofasziale System aus ungefähr 430 Skelettmuskeln, die von den Faszien umhüllt und umgeben sind. Mit einem Anteil von circa 40 Prozent am Körpergewicht ist das myofasziale System das größte Organ des Körpers. Durch die starke Verbindung der Faszien bedeutet das, dass Schmerzen in Form von Disbalancen in einer Kette von Muskeln und Faszien zu Problemen in ganz anderen Bereichen unseres Körpers führen können. So sind die myofaszialen Ketten sowohl für die Sportmedizin als auch für therapeutische Ansätze wie Osteopathie von großer Bedeutung.

Anatomisch lassen sich die Faszien in fünf Gruppen einteilen:

- **Gruppe 1 – Oberflächliche Faszien:** Sie liegen unter der Haut und überziehen den gesamten Körper mit Ausnahme der Körperöffnungen. Diese näher an der Körperoberfläche liegenden Faszien bestehen aus locker angeordneten und einer größeren Menge an elastischen Fasern. Oberflächliche Faszien können dazu beitragen, die Bewegung der Haut über darunter liegenden Strukturen zu erleichtern. Auch können sie als Pufferzone zwischen der Haut und den tieferen Geweben dienen und so Reibung und Druck reduzieren.
- **Gruppe 2 – Axiale und appendikuläre Faszien:** Diese Faszienschicht besteht aus den Faszien des Muskel-Skelett-Systems, welche die myofaszialen Ketten bilden. (Darüber werden Sie noch mehr erfahren.)
- **Gruppe 3 – Viszerale Faszien:** Diese Gruppe der Faszien umhüllt die Organe. Dabei erstrecken sich diese von der Schädelbasis um das *Tuberculum pharyngeum* und an der gesamten Wirbelsäule bis hinunter zum Kreuzbein. Die Befestigungsstruktur im Thorax besteht aus dem Mediastinum und im Abdomen aus abdominalen mediastinalen Faszien. Die Organe werden durch diese Strukturen mit Nerven und Blutgefäßen versorgt.
- **Gruppe 4 – Meningeale Faszien:** Die drei Hirnhäute *(Dura mater, Arachnoidea, Pia mater)* sind direkt mit der Knochenhaut verbunden.

- **Gruppe 5 – Tiefe Faszien:** Diese liegen näher am Inneren des Körpers, umgeben und durchdringen Muskelgruppen, Organe und andere innere Strukturen. Sie sind in der Regel dichter und strukturierter und haben oft eine größere Anzahl von Kollagenfasern, die Festigkeit verleihen. Tiefe Faszien unterstützen die Strukturen im Körper, ermöglichen koordinierte Bewegungen von Muskeln und stabilisieren Gelenke. Sie können auch als Verbindungsgewebe dienen, um eine optimale Beweglichkeit zu ermöglichen.

Alle Arten von Faszien sind miteinander verbunden und beeinflussen sich gegenseitig. Sie tragen gemeinsam zur Funktionalität, Bewegung und Stabilität des Körpers bei. Während die tiefen Faszien mehr die inneren Strukturen unterstützen und schützen, spielen die oberflächlichen Faszien eine Rolle bei der Hautbewegung und der Verminderung von Reibung. Alle Faszienschichten stellen eine Einheit dar und sind bis auf die oberflächliche Faszie mit der Wirbelsäule verbunden. Etwa 80 Prozent der afferenten (zum Gehirn führenden) Fasern des peripheren Nervensystems kommen aus dem myofaszialen Gewebe. Das verdeutlicht, wie außerordentlich wichtig das myofasziale System für den Körper ist.

Auswirkungen faszialer Disbalancen

Erfährt der Körper eine permanente erhöhte Belastung, Fehlbelastung, Fehlernährung oder vielleicht Bewegungsmangel, kann es zum Austrocknen der Faszie kommen – es folgt eine Dehydration. Das Bindegewebe verliert dadurch seine Elastizität und Leistungsfähigkeit und die Faszie wird spröde und filzig. Fasziale Disbalancen können auf verschiedene Arten auftreten und zu Beschwerden, Schmerzen und eingeschränkter Bewegungsfreiheit führen. Ursachen dafür können sein:

- **Überlastung oder einseitige Belastung:** Wiederholte oder übermäßige Belastung bestimmter Muskeln oder Bewegungsmuster kann zu einem Ungleichgewicht in den faszialen Strukturen führen.
- **Verletzungen:** Traumata, Verletzungen oder Operationen können zu Verklebungen, Narbenbildung oder Ungleichgewichten führen.
- **Lebensweise:** Eine übermäßig sitzende Lebensweise kann verkürzte Muskeln und Faszien zur Folge haben, insbesondere in Hüfte, Oberschenkel und Rücken.
- **Mangelnde Bewegungsvielfalt:** Sie kann zu eingeschränkten faszialen Dehnungen und Spannungen führen, was wiederum zu Ungleichgewichten führen kann.

- **Stress:** Emotionaler oder körperlicher Stress kann sich auf das fasziale Gewebe auswirken und Spannungen verursachen.
- **Haltungsprobleme:** Fehlhaltungen, sei es am Arbeitsplatz, beim Stehen oder Sitzen, können fasziale Disbalancen begünstigen.
- **Alterung:** Mit zunehmendem Alter verlieren einige fasziale Gewebe an Elastizität und Flexibilität, was zu Ungleichgewichten führen kann.
- **Medizinische Bedingungen:** Bestimmte Krankheiten wie Entzündungen, Arthritis oder neurologische Erkrankungen können die faszialen Strukturen beeinflussen.

Fasziale Disbalancen können dazu führen, dass sich fasziale Gewebe verkleben, verhärten oder verändern. Diese Veränderungen können die Bewegungsfreiheit einschränken, Schmerzen verursachen und die Körperhaltung beeinflussen. Es ist wichtig, auf die Gesundheit der Faszien zu achten, um die optimale Funktion des Körpers aufrechtzuerhalten.

Die Muskelketten im Einzelnen

Myofasziale Ketten sind vernetzte Strukturen aus Muskeln, Faszien und anderen Geweben, die im Körper miteinander interagieren, um Bewegungen zu ermöglichen und Stabilität zu bieten. Diese Ketten sind in einem komplexen Netzwerk angeordnet und tragen dazu bei, dass der Körper als Ganzes funktioniert. So arbeiten sie in einer Einheit von Muskeln und Faszien, die über Gelenke und Gewebe hinweg miteinander verbunden sind. Dabei ist das Ziel, koordinierte Bewegungsmuster wie Gehen, Laufen, Heben und Bücken zu ermöglichen. Dabei betrachten wir den Körper immer als eine Einheit, in der verschiedene Muskelgruppen und Gewebe zusammenarbeiten. Anstelle isolierter Muskeln werden Gruppen von Muskeln in Verbindung betrachtet. Die Spannung oder Veränderung in einer myofaszialen Kette kann sich auf andere Teile der Kette auswirken. Zum Beispiel kann eine Verkürzung in einer Kette zu Ungleichgewichten führen und sich auf Haltung und Bewegung auswirken. So kommt es zu Überlastung, Verletzungen, Disbalancen, Schmerzen, Einschränkungen der Bewegungsfreiheit und anderen Beschwerden in myofaszialen Ketten.

Léopold Busquet beschreibt fünf Muskelketten: vier dynamische Ketten und eine statische myofasziale Kette im Körper, die Muskeln, Faszien und andere Gewebe verbinden, um Bewegungen zu ermöglichen und Stabilität zu bieten. Zwei davon sind vertikale, zwei diagonale dynamische Ketten.

Oberflächliche Vorderlinie (Superficial Front Line)

Diese Kette verläuft entlang der Vorderseite des Körpers von den Zehen über die Schienbeinmuskulatur, die Oberschenkelvorderseite, die Bauchmuskeln, die Brustmuskulatur und endet am Kinn. Sie unterstützt die aufrechte Haltung, Beugung von Kopf, Hals und Rumpf. Beugung und Innenrotation der Extremitäten beeinflussen auch die Atmung. Diese Muskeln gehören zur Oberflächliche Vorderlinie oder Flexionskette:

Rumpf:

- Kopfriemenmuskel, Halsriemenmuskel
- Kopfwender
- Treppenmuskel *(Mm. scaleni)*
- Zwischenrippenmuskeln
- Großer und kleiner Brustmuskel
- Absteigender Teil des Trapezmuskels
- Rautenmuskel und großer Rundmuskel
- Gerader Bauchmuskel

Obere Extremität:

- Schulter: Deltamuskel
- Ellbogen-, Hand- und Fingerbeuger

Untere Extremität:

- Hüftbeuger
- Kniebeuger
- Fußheber (Dorsalextensoren)
- Zehenbeuger

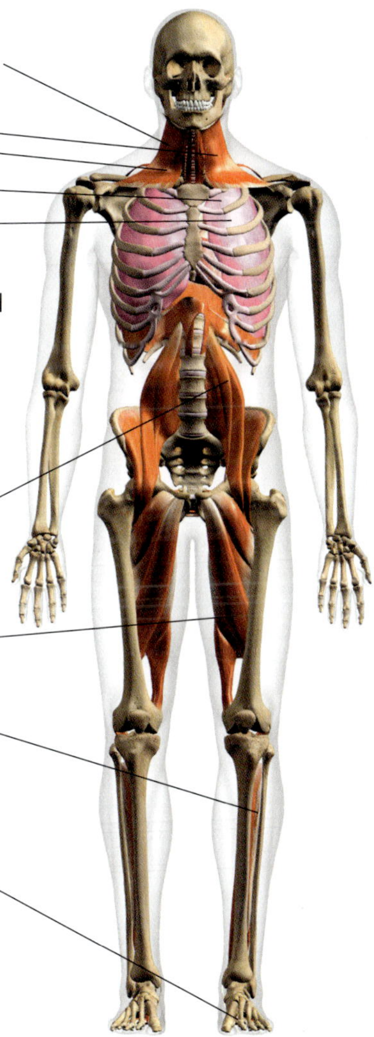

Die Oberflächliche Vorderlinie dient als zentrales Stabilitätsnetzwerk für Haltung, Bewegung und Kraftübertragung im Körper.

Gerade posteriore Kette (Extensionskette)

Diese Kette ist der Antagonist zur Flexionskette. Sie sorgt für Streckung von Kopf und Hals, Aufrichtung der Wirbelsäule, Streckung und Außenrotation der oberen Extremität. Auch ist sie für die Extension von Hüfte, Knie und Zehen zuständig.

Obere Extremität:

- Deltamuskel
- Ellbogen-, Hand- und Fingerstrecker
- Kopfhautfaszie *(Galea aponeurotica)*
- Occipitale Sehnenansätze (hinterer Schädelrand, Ansatz *M. trapezius* und *M. splenius capitis*)
- Faszienverbindungen zur *Dura mater spinalis*

Rumpf:

- Nackenfaszie *(Fascia nuchae)*
- Vorderer, hinterer oberer und hinterer unterer Sägezahnmuskel
- Großer und kleiner Brustmuskel
- Halsriemenmuskel, seitliche Halsmuskulatur
- Breiter Rückenmuskel
- Großer Rundmuskel
- Tiefe Rückenmuskeln
- Rückenstrecker *(Erector spinae)*
- Quadratischer Lendenmuskel
- Sakrotuberales Band
- Kreuzbein *(Sakrum)*
- Sitzbeinhöcker

Untere Extremität:

- Hüft- und Kniestrecker
- Hamstrings (ischiocrurale Muskulatur)
- Wadenmuskel, Zwillingsmuskel *(Gastrocnemius)*
- *Musculus soleus*
- Achillessehne
- Zehbeuger *(Flexor digitorum brevis)*
- Fußsenker, Zehenstrecker
- Fußsohle (Plantarfaszie)

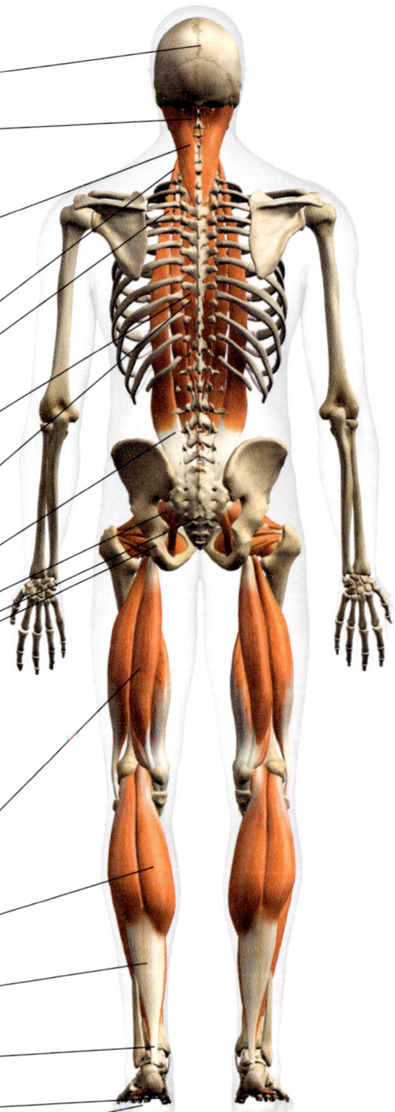

Die gerade posteriore Kette unterstützt Haltung und Kraftübertragung entlang der Körperrückseite.

Diagonale posteriore Kette (Distorsionskette)

Diese Kette verläuft lateral (seitlich) am Körper entlang, von Hüften und Oberschenkeln über die Taille, den seitlichen Bauchraum, die Schultern und endet am Kopf. Man könnte hier als Beispiel nennen: dorsal von der linken Schulter zum rechten Ilium (Darmbein). Sie unterstützt seitliche Bewegungen, Stabilität und Aufrechterhaltung der Wirbelsäule und das Gleichgewicht. Der linke Arm und das rechte Bein können mit ihrer Hilfe eine Streckung mit Abduktion und Außenrotation vollziehen.

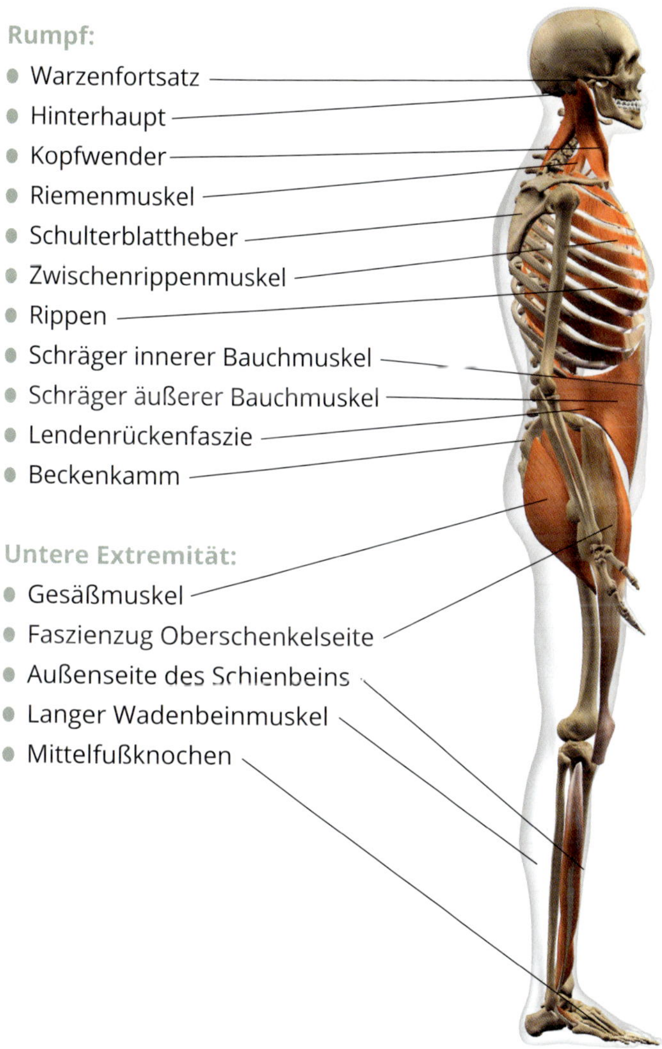

Die diagonale posteriore Kette verbindet Körperhälften und unterstützt die Bewegungskontrolle und Stabilität.

Diagonale anteriore Kette

Diese Kette erstreckt sich in spiralförmiger Anordnung durch den Körper, indem sie verschiedene Muskeln und Faszien in diagonale Bahnen bringt. Sie unterstützt komplexe Bewegungen, Drehungen und Rotationsbewegungen des Körpers und besteht aus den diagonalen Bauchmuskeln, die zum Beispiel zur linken Schulter und zum rechten Becken führen. Sie erzeugt dadurch eine Beugung, Innenrotation und Adduktion in der linken oberen und der rechten unteren Extremität.

Statische posteriore Kette

Diese Kette besteht aus den Hirnhäuten und den Bändern der Wirbelbogen. Sie verläuft entlang der Rückseite des Körpers von den Plantarfaszien der Füße über die Wadenmuskeln, die Oberschenkelrückseite, das Gesäß, den unteren Rücken, die Rückenmuskulatur und endet am Hinterkopf. Sie unterstützt die aufrechte Haltung und Stabilität der Wirbelsäule. Sie hat keine muskulären Elemente, ist daher rein passiv, aber der Bandapparat der Wirbelsäule und nachfolgende Faszien spielen eine Rolle:

- Gesäßmuskulatur und birnenförmiger Muskel am Gesäß (Glutäen und Piriformis)
- Sehnenplatte des Oberschenkels *(Tractus iliotibialis)*
- Wadenbein (die Fibula mit der *Membrana interossea*)
- Fußsohlensehne (Plantarsehne)

Dieses umfassende Konzept der myofaszialen Ketten betrachtet den Körper als integriertes Ganzes. Es wird deutlich, welche Auswirkungen sie auf den Körper haben, wenn sie nicht optimal funktionieren und sich in sich kompensieren können.[2, 3]

Fazit: Energieumwandlung durch Faszien

Faszien werden als »eine Weichgewebekomponente des Bindegewebssystems, die den ganzen menschlichen Körper durchdringt und im Grunde als ein großer Teil des körperweiten Spannungsübertragungssystems gilt«[4], definiert.

Unser Schlüsselwort heißt hier effiziente Energieumwandlung. Die Faszien spielen eine Schlüsselrolle in der Dynamik des Bewegungsapparats: Dank ihrer Fähigkeit, sich spontan an Belastung oder Dehnung anzupassen, tragen sie entscheidend zu Stabilität und Beweglichkeit bei. Der Anpassungsprozess beruht im Wesentlichen auf Stimulus und Antwort.

Faszien verbinden sich oft nahtlos mit anderen Formen des Bindegewebes, wie Sehnen, Bändern und Knorpeln. Diese strukturelle Integration ermöglicht reibungslose Bewegungen und Koordination zwischen verschiedenen Geweben und Organen.

Bei allen Bewegungen wird elastische Energie aufgebaut, gespeichert und im richtigen Moment als kinetische Energie wieder abgegeben. Hier kann man sich Faszien als Kraftüberträger vorstellen, welche die Effizienz gewährleisten. Dieser Vorgang der Umwandlung des Reizes einer mechanischen Belastung in eine Reaktion auf der Zellebene nennt man Mechanotransduktion. Die eigentliche strukturelle Veränderung erfolgt als Ergebnis dieses Umwandlungsvorgangs und findet in der Praxis durch Anwendung einer manuellen Kompressionslast, durch Bewegung oder Dehnung statt.

Dies wiederum sagt aus, dass ein fasziales System empfindlich auf Veränderungen reagiert und bei Disbalancen oder Verklebungen Beschwerden auch an anderen Stellen Schmerzen verursachen kann. Ein gut funktionierendes Stützgewebe und Fasziensystem sind daher entscheidend für eine gute Körperhaltung, Bewegungsfreiheit und das allgemeine Wohlbefinden. Der Körper stellt eine Einheit dar und kommuniziert unentwegt miteinander.

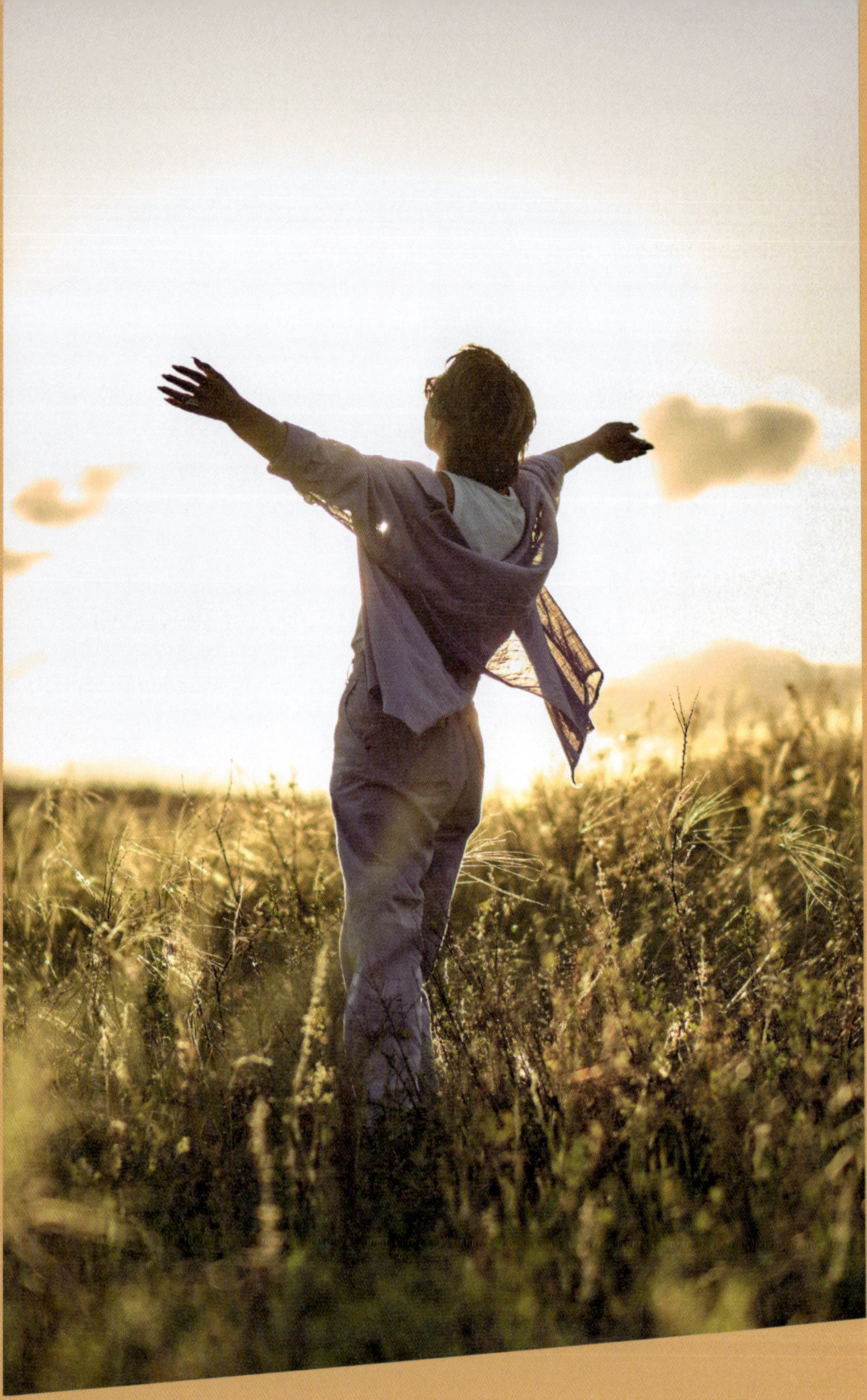

Kapitel 2

So hilft Osteopathie in den goldenen Jahren

DARUM IST OSTEOPATHIE IDEAL IM ALTER

Osteopathie kann im Alter ein echter Gamechanger sein! Dieses Kapitel zeigt, wie sanfte osteopathische Techniken Beweglichkeit fördern, Schmerzen lindern und die Selbstheilungskräfte aktivieren. Egal ob Gelenkbeschwerden, Verdauungsprobleme oder Verspannungen – Osteopathie betrachtet den Körper als Einheit und hilft Ihnen, bis ins hohe Alter aktiv und beschwerdefrei zu bleiben.

Sanft, zielgerichtet und leicht umsetzbar

Die Osteopathie arbeitet ganzheitlich, und das bedeutet, dass wir nicht nur an der Oberfläche behandeln. Sie wissen inzwischen, wie wichtig es ist, den Körper nicht isoliert, sondern als ganze Einheit zu betrachten. Gerade weil Osteopathie durchaus eine sanfte Form der Therapie sein kann, ist sie auch für ältere Menschen geeignet. Sie kann zudem gezielt und völlig individuell angepasst werden. Aber wie können Sie jetzt die Osteopathie für sich nutzen, um auch dauerhaft etwas Gutes für sich zu tun? Im Folgenden werde ich näher auf die einzelnen Inhalte und Vorteile eingehen: Wiederholen möchte ich deshalb einige wichtige Prinzipien, um Ihre Gesundheit und Ihr Wohlbefinden zu fördern.

Betrachten Sie Ihren Körper als eine Einheit: Er besteht aus verschiedenen Systemen, die dennoch alle miteinander in Verbindung stehen. Disbalancen jeglicher Art können Auswirkungen auf den gesamten Körper haben, deshalb ist es wichtig, sich nicht nur in einem Bereich wohlzufühlen, sondern in Körper, Geist und Seele.

Struktur und Funktion sind miteinander verbunden: Die Struktur des Körpers beeinflusst seine Funktion und umgekehrt. Disbalancen können sich auf die umliegende Struktur und Funktion von Muskeln, Gelenken und anderen Geweben auswirken. Sie sollten stetig daran arbeiten, Ihren Körper geschmeidig zu halten. Umso funktioneller Sie sich im Alltag bewegen und je länger Sie diese Beweglichkeit aufrechterhalten, desto größer ist die Chance, gesund und schmerzfrei alt zu werden. Probieren Sie es einfach einmal aus. Es wird nicht zu Ihrem Nachteil sein.

Unterstützen Sie die Selbstheilungskräfte des Körpers: Der Wille allein ist nicht die Heilung. Und an dieser Stelle will und darf ich auch keine Heilversprechen geben. Wenn der Körper unaufhaltsam gestört ist, muss die erste Adresse die Schulmedizin sein. Dennoch kann die Osteopathie oder die Naturheilkunde, ergänzend in Absprache mit dem behandelnden Arzt, an anderen Stellen eine zusätzliche Hilfe sein. Durch die Beseitigung von Hindernissen und das Schaffen eines optimalen Umfeldes kann der Körper dabei unterstützt werden, genügend Kraft, Durchblutung und Energie für seinen Lebensweg zu entfalten. Nicht immer reichen Kraft und Energie aus, aber sie sind eine große Unterstützung.

Das Schmerzgedächtnis berücksichtigen: Chronische Schmerzen, also Schmerzen, die immer und dauerhaft spürbar sind, können zur Verzweiflung führen. Ich weiß das aus eigener Erfahrung. Sie können sogar an den Rand des Wahnsinns treiben. Zusätzlich verursachen diese Schmerzen vermutlich zahlreiche Veränderungen im umliegenden Gewebe, in der tiefen Faszie, in der Haltung, im Gemüt, vielleicht sogar bis hin zu einer nervalen Ausstrahlung. Woher die Schmerzen kommen, ist also nicht grundsätzlich uninteressant. Eine vollständige Anamnese unter Berücksichtigung von Traumen und Operationen würde ich Ihnen deshalb immer raten. Auch frühere anomale Verwachsungen können ursächlich zu pathologischen Kraftlinien an entfernten Stellen geführt haben. Diese Hypothese kann zum Beispiel erklären, warum chronische Rückenbeschwerden nach der Behandlung einer alten Knie- oder Sprunggelenksverletzung, deren Sie sich womöglich nicht bewusst waren, verschwinden. Erfahrungen aus der Praxis zeigen, dass es zum Beispiel in Faszien kompensatorisch nach einer Verletzung zu einer persistierenden Verdichtung oder Fibrose kommen kann und der Körper über Jahre hinweg auch an anderen Stellen Schmerzen entwickeln kann.

Sie können jederzeit und unabhängig von Ihrem Alter anfangen, etwas für sich und Ihren Körper zu tun. Gesund und schmerzfrei älter zu werden ist kein Privileg, welches man sich mit Geld kaufen kann. Vielmehr ist es eine Aufgabe, die in jungen Jahren mit viel Achtsamkeit geübt werden muss. Es könnte so einfach sein, die Praxis sieht allerdings etwas anders aus, sonst wären wir alle schmerzfrei und unendlich alt. Selbstverständlich altern unsere Zellen – die Frage ist daher nicht ob, sondern wie: Wie möchten Sie alt werden?

Kräftigung und Schmerzlinderung

Die Kräftigung Ihrer Muskeln ist weit mehr als nur Training für einen definierten Körper; es ist eine nachhaltige Investition in Ihre Schmerzfreiheit, Beweglichkeit und langfristige Gesundheit. Während Sie Ihre Muskeln stärken, lassen Sie sie effizient arbeiten. Denken Sie dabei an isotonische und isometrische Kontraktion: Bei Ersterer bleibt die Muskelspannung konstant, während sich der Muskel verkürzt oder verlängert. Bei der zweiten bleibt die Länge des Muskels konstant und die Spannung steigt. Beide Arten der Kontraktion sind essenziell für eine umfassende Kräftigung und fördern eine verbesserte Bewegungskoordination.

Und hier noch eine ganz spannende Information für Sie: Stärkere Muskeln entlasten Gelenke und Bindegewebe, was wiederum auch ein Ansatz der Osteopathie ist. Ihr Körper liebt das. Denn durch die neu gewonnene Kraft übernimmt der Muskel eine Arbeit, die zuvor auf weniger belastbare Strukturen gefallen ist. Stellen Sie sich ihn als einen fleißigen Assistenten vor, der Ihnen immer mehr Aufgaben abnimmt. Sie haben Gelenkschmerzen oder Verspannungen? Beides können Sie mit einer verbesserten Durchblutung, ergo mit einer verbesserten Versorgung durch Sauerstoff und Nährstoffe positiv beeinflussen.

Doch das ist noch nicht alles! Ihre Muskeln reagieren auf die regelmäßige Belastung mit Anpassung – ein Prozess, der als Hypertrophie bekannt ist.

Durch dieses gezielte Training erhöhen Sie den Muskeltonus, was langfristig die Beweglichkeit und die Stabilität Ihrer Gelenke verbessert. Mit der Zeit lernen Ihre Muskeln, effizienter zu arbeiten, was bedeutet, dass alltägliche Bewegungen, die zuvor mühsam oder schmerzhaft erschienen, mit größerer Leichtigkeit und weniger Beschwerden ausgeführt werden können. Diese neu gewonnene Effizienz wirkt sich positiv auf Ihre gesamte Lebensqualität aus: Sie fühlen sich stärker, beweglicher und sind besser in der Lage, den Herausforderungen des Alltags zu begegnen – sei es beim Tragen schwerer Einkaufstaschen, beim Sport oder einfach beim schmerzfreien Aufstehen am Morgen.

Mehr Kraft, weniger Schmerzen – eine starke Kombi

Das Tolle an der Osteopathie ist, dass sie nicht nur an den Symptomen arbeitet, sondern die Ursache Ihrer Beschwerden angeht. Während Sie Ihre Muskeln kräftigen und Ihre Beweglichkeit verbessern, hilft die Osteopathie dabei, Ihren Körper ins Gleichgewicht zu bringen. Die Kombination aus Kräftigung und osteopathischen Techniken sorgt dafür, dass Sie langfristig weniger Schmerzen haben und sich besser bewegen können. Und das zahlt sich in Ihrem Alltag aus – ob beim Gehen, Bücken oder einfach beim Aufstehen aus dem Stuhl.

Bleiben Sie dran! Ihre Muskeln und Ihr Bewegungsapparat werden es Ihnen danken. Weniger Schmerzen, mehr Beweglichkeit, und vor allem: eine gesteigerte Lebensqualität. Denn wer sich gut bewegt, fühlt sich auch gut – und das jeden Tag aufs Neue!

Osteopathische Techniken

Nachdem Sie nun wissen, wie entscheidend die Kräftigung Ihrer Muskeln für Ihre Gesundheit und Schmerzfreiheit ist, lassen Sie uns einen Blick auf die osteopathischen Techniken werfen, die Sie dabei unterstützen können. Die Osteopathie geht hier mit sanften, aber wirkungsvollen Methoden ans Werk, um nicht nur Ihre Muskeln, sondern auch Ihre Gelenke, Faszien und den gesamten Bewegungsapparat in ein richtiges Verhältnis zueinander zu bringen. Sie tun Ihrem Körper etwas Gutes, ohne ihn zu überfordern!

Die parietale Osteopathie – gezielte Arbeit am Bewegungsapparat

Bei dieser Technik geht es hauptsächlich um Ihre Muskeln, Gelenke und Knochen. Das Ziel ist es, Spannungen auf die jeweiligen Bewegungsmuster zu lösen und die Beweglichkeit zu verbessern. Stellen Sie sich vor, Ihre Muskeln wären wie ein Seil, das über eine Rolle läuft. Wenn das Seil irgendwo verhakt ist, klemmt es und die Bewegung wird mühsam. Die parietale Osteopathie hilft dabei, diese »Knoten« zu lösen, damit alles wieder geschmeidig läuft. Ihre Muskeln können sich danach wieder frei bewegen und Ihre Gelenke fühlen sich entlastet an. Das macht nicht nur den Alltag angenehmer, sondern hilft auch langfristig, Schmerzen zu reduzieren und Ihre Beweglichkeit zu erhalten.

Die viszerale Osteopathie – Stärkung von innen heraus

Nun geht es tiefer ins Körperinnere. Bei der viszeralen Osteopathie werden die inneren Organe, das Bindegewebe und die zugehörigen Faszien behandelt. »Was haben meine Organe mit meinen Muskeln zu tun?«, fragen Sie sich vielleicht. Eine ganze Menge! Denn alles ist miteinander verbunden. Wenn zum Beispiel Ihre Verdauung stockt, kann das zu Verspannungen im Rücken oder Becken führen. Durch sanfte Handgriffe werden hier Blockaden gelöst, sodass Ihre Organe wieder optimal funktionieren können. Das sorgt nicht nur für ein gutes Bauchgefühl, sondern hat auch positive Effekte auf Ihr sympathisches und parasympathisches System. Das autonome Nervensystem (ANS) wird von zwei Hauptakteuren gesteuert: dem sympathischen und dem parasympathischen System. Der Sympathikus steht für den sogenannten »Kampf-oder-Flucht-Modus«. Wenn dieser aktiviert wird, weiten sich die Pupillen, die Herzfrequenz steigt an, und die Durchblutung der Muskulatur nimmt zu – alles, um den Körper auf eine Herausforderung vorzubereiten. Der Parasympathikus hingegen sorgt für die nötige Balance. Er steht für Ruhe und Erholung, senkt die Herzfrequenz und unterstützt die Verdauung. Damit unser Körper optimal funktioniert, müssen diese beiden Systeme im Einklang arbeiten. Nur dann können unsere Organe reibungslos und effizient ihrer Aufgabe nachgehen. Die viszerale Osteopathie leistet hier wertvolle Hilfe. Durch das Aufspüren und Lösen von Spannungen oder Bewegungseinschränkungen in den Organsystemen kann sie das Gleichgewicht im autonomen Nervensystem unterstützen und so das Wohlbefinden und die Verdauung positiv beeinflussen.

Die kraniosakrale Osteopathie – sanfte Berührung, große Wirkung

Manchmal ist es die feinste Berührung, welche die größte Wirkung hat. Bei der kraniosakralen Osteopathie geht es um die Behandlung des Kopfes, der Wirbelsäule und des Kreuzbeins. Hier kommen sehr leichte Berührungen zum Einsatz, die das Nervensystem beruhigen und ein Gleichgewicht zwischen Stress und Entspannung herstellen. Diese Technik ist besonders wohltuend, wenn Sie unter chronischen Schmerzen oder alltäglichen Herausforderungen leiden. Es ist, als würde man Ihrem Nervensystem eine kleine Pause gönnen, damit es sich regenerieren kann. Und wie Sie bestimmt wissen, fühlt sich ein entspannter Geist und Körper immer besser an.

Koordinations- und Reaktionsfähigkeit: Fit für den Alltag

Wenn es um Beweglichkeit und Schmerzfreiheit geht, sind starke Muskeln nur ein Teil des Puzzles. Ihre Koordination und Reaktionsfähigkeit spielen ebenfalls eine entscheidende Rolle. Warum? Weil eine gut abgestimmte Bewegung nicht nur effizienter ist, sondern auch das Risiko für Verletzungen und Fehlbelastungen minimiert.

Koordination bezieht sich auf die Fähigkeit, verschiedenen Muskelgruppen und Bewegungen so zu steuern, dass sie reibungslos und effizient zusammenarbeiten. Sie ist das Zusammenspiel von Gehirn, Nerven und Muskeln, bei dem das Gehirn Befehle sendet, wie und wann sich bestimmte Muskeln bewegen sollen. Je besser Ihre Koordination ist, desto fließender und präziser können Sie Bewegungen ausführen – sei es beim Greifen nach einem Glas oder bei komplexen Bewegungen wie beim Tanzen oder Sport. Jede Bewegung erfordert eine feine Abstimmung, und genau das trainieren Sie, wenn Sie an Ihrer Koordination arbeiten. Es geht nicht nur darum, die richtigen Muskeln im richtigen Moment anzuspannen, sondern auch darum, dass Ihr Gehirn und Ihr Nervensystem blitzschnell auf die Anforderungen des Alltags reagieren.

Ein Beispiel: Wenn Sie plötzlich ins Stolpern geraten, entscheidet Ihre Reaktionsfähigkeit, ob Sie einen sicheren Stand finden oder das Gleichgewicht verlieren. Je besser Ihre Koordination und Reaktionsfähigkeit, desto eher können Sie ausweichen, abfedern und sicher auf den Beinen bleiben.

Aber keine Sorge – auch wenn das zunächst komplex klingt, lässt sich das wunderbar trainieren. Durch Übungen, die sowohl Ihr Gleichgewicht als auch Ihre Bewegungsabläufe fordern, können Sie Ihre Koordination gezielt verbessern. Diese Verbesserung spüren Sie dann nicht nur in Ihrer sportlichen Leistungsfähigkeit, sondern auch in alltäglichen Bewegungen: ob beim Treppensteigen, beim Tragen von Einkaufstaschen oder beim schnellen Reagieren auf unerwartete Situationen.

Und das Beste daran: Wenn Ihre Koordination verbessert ist, fühlen sich Bewegungen leichter und flüssiger an und Sie setzen Ihren Körper automatisch harmonisch ein. Weniger Stolpern, mehr Standfestigkeit und eine verbesserte Lebensqualität warten auf Sie.

Faszientraining für eine bessere Körperkoordination

Das Prinzip ist denkbar einfach: Wenn alle Strukturen Ihres Körpers – Muskeln, Gelenke, Faszien, Nerven und Organe – harmonisch zusammenarbeiten, funktionieren auch Ihre Bewegungen fließender und präziser.

Wenn Sie sensibler Ihrem Körper gegenüber werden und mehr in sich hineinspüren, merken Sie womöglich schnell, in welchen verschiedenen Bereichen es zu Bewegungseinschränkungen kommt. Besonders wichtig für Ihre Koordination ist die Arbeit an den faszialen Strukturen. Die Faszien, ein feines Netzwerk aus Bindegewebe, umhüllen Muskeln, Knochen und Organe und sorgen dafür, dass Ihre Bewegungen gut abgestimmt ablaufen. Sie besitzen sechsmal mehr Nervenendigungen als in den Muskeln, haben einen großen Anteil an der Orientierung im Raum und wirken sich so auch auf die koordinativen Fähigkeiten aus.

Wenn diese Faszien jedoch verkleben oder verhärten, kann es zu Ungleichgewichten im Bewegungsablauf kommen. Die Folge: Ihre Koordination leidet und Sie bewegen sich nicht mehr so geschmeidig. Hier kommt die Osteopathie ins Spiel. Durch gezieltes Faszientraining kann die Beweglichkeit der Faszien innerhalb von einem halben Jahr wiederhergestellt werden. Das führt nicht nur zu einer besseren Bewegungsfreiheit, sondern optimiert auch die Kommunikation zwischen Ihren Muskeln und Nerven. So können Sie schneller und koordinierter auf äußere Reize reagieren.

Ein harmonisches Zusammenspiel von Körperstrukturen, das durch osteopathische Techniken gefördert wird, ermöglicht es Ihnen, Ihre Bewegungen wieder fließender und sicherer zu gestalten. Das Resultat? Mehr Standfestigkeit, eine geschmeidige Bewegung und eine deutlich verbesserte Reaktionsfähigkeit – und all das ohne großen Kraftaufwand.

Gerade deshalb ist die Osteopathie eine ganzheitliche Therapieform, die besonders für ältere Menschen geeignet ist, weil sie sanft, gezielt und individuell anpassbar ist. Im Folgenden wird näher auf die einzelnen Inhalte und Vorteile eingegangen.

KRÄFTIGUNG – MUSKELAUFBAU ALS PROPHYLAXE

Muskelaufbau ist weit mehr als nur etwas für fitnessbegeisterte Menschen oder Bodybuilder – es ist ein unverzichtbarer Baustein für Ihre Gesundheit, gerade im Alter. Jetzt werden Sie vielleicht denken: »Muss ich dafür etwa in ein Fitnessstudio?« Keine Sorge, das müssen Sie nicht. Es geht hier nicht darum, schwere Gewichte zu stemmen oder sich durch stundenlange Trainingseinheiten zu quälen. Es geht vielmehr darum, Ihre Muskulatur gezielt zu stärken, um langfristig fit und beweglich zu bleiben – und das ohne übermäßige Anstrengung.

Es gibt viele gute Gründe, warum Muskelaufbau und die Muskulatur zu trainieren so wichtig ist – und der wichtigste ist die Prophylaxe, also die Vorbeugung. Denn starke

Muskeln schützen Sie vor vielen typischen Beschwerden, die mit dem Älterwerden einhergehen. Nehmen Sie zum Beispiel Ihre Gelenke. Starke Muskeln entlasten die Gelenke und helfen, den Verschleiß zu verlangsamen. Je kräftiger Ihre Muskulatur ist, desto weniger Druck lastet auf Ihren Knien, Hüften und der Wirbelsäule. Und das kann Wunder wirken, wenn es darum geht, Gelenkschmerzen vorzubeugen.

Darüber hinaus spielen Muskeln eine Schlüsselrolle, wenn es darum geht, die Körperstabilität zu erhalten. Starke Muskeln geben Ihnen den nötigen Halt, sodass Sie sicherer stehen und gehen. Gerade im Hinblick auf Stürze – eines der größten Gesundheitsrisiken im Alter – können kräftige Muskeln wie ein unsichtbarer Schutzschild wirken. Ein stabiler Stand und ein sicheres Gleichgewicht sorgen dafür, dass Sie weniger Gefahr laufen, zu stolpern oder zu stürzen.

Auch Ihre Haltung profitiert davon. Mit kräftigen Muskeln im Rücken und Bauchbereich können Sie die Wirbelsäule besser unterstützen, was Ihre gesamte Haltung verbessert. Denken Sie an den aufrechten Gang – je stärker Ihre Muskulatur, desto weniger neigen Sie dazu, sich nach vorn zu beugen oder in sich zusammenzusinken. Und das hat nicht nur gesundheitliche Vorteile, sondern lässt Sie auch selbstbewusster und vitaler wirken!

Der Muskelaufbau hat noch einen weiteren entscheidenden Vorteil: Er hilft dabei, Schmerzen zu lindern. Viele chronische Beschwerden entstehen, weil bestimmte Muskeln zu schwach sind oder andere Bereiche des Körpers überlastet werden. Durch gezieltes Training bauen Sie nicht nur Kraft auf, sondern auch ein gesundes Gleichgewicht in Ihrem Körper. So übernehmen Ihre Muskeln die Arbeit, die sie sollten, und entlasten dadurch andere Strukturen, die sonst überfordert wären – beispielsweise Ihre Gelenke oder Ihr Bindegewebe. Mehr darüber werden Sie später im Buch noch erfahren.

Aber wie fangen Sie an? Ganz einfach: sanft und gezielt! Sie müssen nicht gleich mit einem intensiven Trainingsplan starten. Beginnen Sie mit Übungen, die Sie gut in Ihren Alltag integrieren können. Hierfür sind zum Beispiel sanftes Heben und Senken der Arme, Beugen der Knie oder das Halten einer Position für einige Sekunden geeignet. Auch kleine Widerstände – wie Bänder oder leichte Gewichte – können bereits einen großen Unterschied machen. Genauer werde ich auf die Übungen in Kapitel 4, 5 und 6 eingehen.

Das Beste daran ist, Sie müssen sich nicht auf nur eine Trainingsform beschränken. Kombinationen aus Krafttraining, Dehnungsübungen und sogar Ausdauertraining können dafür sorgen, dass Ihr Körper rundum gut versorgt ist.

Je länger und konsequenter Sie dranbleiben, desto mehr spüren Sie die positiven Effekte – nicht nur körperlich, sondern auch mental. Muskelaufbau schenkt Ihnen ein besseres Körpergefühl, stärkt das Selbstbewusstsein und sorgt dafür, dass Sie sich beweglicher, stabiler und letztendlich einfach wohler fühlen.

Lassen Sie sich nicht abschrecken, sondern sehen Sie es als Ihre persönliche Investition in Ihre Gesundheit und Lebensqualität. Denn wer sagt, dass Muskelaufbau nur etwas für Jüngere ist, liegt falsch. Sie sind nie zu alt, um stark zu werden und sich besser zu fühlen!

Unterstützung des Grundumsatzes

Stellen Sie sich Ihren Grundumsatz als das Kraftwerk Ihres Körpers vor – es ist die Energie, die Sie täglich brauchen, um grundlegende Funktionen wie Atmung, Kreislauf und die Arbeit Ihrer Organe am Laufen zu halten. Und genau wie ein Kraftwerk benötigt Ihr Körper genügend »Brennstoff«, um diese Funktionen zuverlässig zu erfüllen. Doch wussten Sie, dass ein aktiver Lebensstil und die Kräftigung Ihrer Muskulatur dieses Kraftwerk noch effizienter machen können?

Wenn Sie Ihre Muskeln stärken, arbeiten diese nicht nur effizienter, sondern Sie erhöhen auch Ihren Grundumsatz – das heißt, Sie verbrauchen mehr Energie, selbst wenn Sie sich gerade nicht bewegen. Je mehr Muskelmasse Sie aufbauen, desto mehr Energie benötigt Ihr Körper im Ruhezustand. Stellen Sie sich das Ganze vor wie den Motor eines Autos: Je mehr PS und Hubraum, desto größer der Spritverbrauch. Genauso verhält es sich mit Ihren Muskeln und dem Grundumsatz. Je mehr »PS« Ihre Muskulatur hat, desto mehr Energie benötigt sie – auch im Standgas. Das bedeutet, Ihr Körper verbrennt im Hintergrund Kalorien, während Sie sich ausruhen oder schlafen. Mehr Muskelmasse führt also nicht nur zu mehr Kraft, sondern auch zu einer effektiveren Energieverwertung.

Besonders im Alter ist dies ein entscheidender Vorteil, denn mit der Zeit sinkt der Grundumsatz, was oft zu einer schleichenden Gewichtszunahme führt, selbst wenn Sie sich nicht anders ernähren als früher. Hier kommt die Kräftigung ins Spiel: Sie hilft dabei, den Grundumsatz zu unterstützen, indem Sie aktiv Muskelmasse aufbauen und erhalten. Das ist wie eine Art Anti-Aging-Programm für Ihren Stoffwechsel!

Und denken Sie immer daran: Je aktiver Ihr Muskelstoffwechsel ist, desto besser funktioniert Ihr gesamtes System. Ihre Gelenke werden entlastet, Ihr Kreislauf kommt in Schwung und Sie fühlen sich insgesamt fitter und vitaler. Durch regelmäßige Kräftigungsübungen helfen Sie nicht nur Ihren Muskeln, sondern auch Ihrem Stoffwechsel auf die Sprünge – ein echtes Rundum-Programm für mehr Energie und Lebensqualität.

BEWEGLICHKEIT UND FLEXIBILITÄT

Beweglichkeit, das klingt zunächst einmal nach einem einfachen Konzept. Doch es umfasst weitaus mehr als nur die Fähigkeit, sich zu dehnen oder die Zehen zu berühren. Ihre Beweglichkeit setzt sich aus verschiedenen Faktoren zusammen: der Elastizität Ihrer Muskeln, der Flexibilität der Sehnen und Bänder und – das haben Sie sicher bereits geahnt – Ihren Faszien. Diese Netzwerke aus Bindegewebe spielen eine entscheidende Rolle. Faszien sind quasi die »Verpackung« Ihrer Muskeln und Organe und sorgen dafür, dass alles geschmeidig bleibt. Wie Sie bereits wissen, übernehmen Ihre Faszien viele Aufgaben, und ja, sie haben ebenfalls einen großen Anteil daran, wie beweglich Sie sind.

Mit zunehmendem Alter verändern sich diese Fasern und Bindegewebe, was ein wenig wie das Altern eines Gummibands ist – es wird spröder, verliert an Elastizität und wird weniger geschmeidig. Das bedeutet, dass unser Bewegungsumfang eingeschränkt wird, wenn wir nicht bewusst daran arbeiten, unsere Flexibilität zu erhalten. Regelmäßiges Dehnen und gezielte Bewegung können diese Veränderungen jedoch positiv beeinflussen und die Beweglichkeit bis ins hohe Alter fördern.

Nun fragen Sie sich vielleicht, warum einige Menschen beweglicher sind als andere. Ein Teil der Antwort liegt in der genetischen Veranlagung. Manche Menschen haben von Natur aus elastischere Muskeln und Faszien, andere wiederum müssen etwas mehr Aufwand betreiben, um beweglich zu bleiben. Aber es gibt noch einen weiteren Faktor: Sportler, wie beispielsweise Fußballer, die viel trainieren, sind paradoxerweise oft weniger beweglich. Woran liegt das?

Hier spielt das Thema Muskelkraft und die Balance zwischen Beweglichkeit und Stabilität eine Rolle. Fußballer bauen durch das viele Laufen und die kraftvollen Bewegungen besonders viel Muskelmasse in den Beinen auf, was die Faszien straffer macht. In Kombination mit der enormen Belastung auf bestimmte Muskelgruppen – die oft sehr einseitig trainiert werden – kann dies die Beweglichkeit einschränken. Diese starken Muskeln wirken dann wie »festgezogene« Seile, was dazu führt, dass der Bewegungsradius abnimmt. Beweglichkeitstraining wird im Profisport oft vernachlässigt, obwohl es eigentlich essenziell wäre, um Verletzungen vorzubeugen.

Für Sie bedeutet das: Wenn Sie regelmäßig an Ihrer Beweglichkeit arbeiten, stärken Sie nicht nur Ihre Muskeln, sondern auch Ihre Faszien und Gelenke. Es geht darum, ein gesundes Gleichgewicht zu finden, denn mit zunehmendem Alter nehmen die steifen Strukturen und Verspannungen zu. Beweglichkeit hält Sie geschmeidig, bewahrt Sie vor Verletzungen und fördert die Durchblutung und den Stoffwechsel. So bleiben Sie fit und flexibel – zwei wichtige Säulen für ein gesundes Altwerden.

Fazit: Auch wenn Ihre Faszien und Muskeln im Laufe der Jahre ihre Elastizität verlieren, können Sie diesen Prozess mit Bewegung und gezieltem Training verlangsamen. Bleiben Sie dran – Ihre Gelenke, Muskeln und Faszien werden es Ihnen danken!

SCHMERZLINDERUNG DURCH BESSERE GELENKSTABILITÄT

Es gibt viele gute Gründe, warum Muskelaufbau und -training so wichtig ist – und einer der wichtigsten Gründe ist die Gelenkstabilität, die eng mit der Vorbeugung von Schmerzen verbunden ist. Wenn es um Ihre Gelenke geht, sind starke Muskeln nicht nur ein schöner Nebeneffekt, sondern essenziell, um das Risiko von Schmerzen und Verschleiß zu minimieren.

Stellen Sie sich Ihre Muskeln wie eine gut eingestellte Sicherheitsvorrichtung vor: Je kräftiger sie sind, desto besser entlasten sie Ihre Gelenke. Das bedeutet, dass weniger Druck auf Ihre Knie, Hüften und die Wirbelsäule ausgeübt wird. Ihre Muskeln wirken dabei wie eine Art Stoßdämpfer, der jeden Schritt und jede Bewegung abfedert. So wird vermieden, dass die Gelenke überlastet werden, was zu schmerzhaften Abnutzungen wie Arthrose führen kann.

Aber das ist noch nicht alles! Starke Muskeln sorgen nicht nur für weniger Verschleiß, sie stabilisieren auch Ihre Gelenke auf eine sehr effektive Weise. Die Gelenke selbst sind nämlich auf die umgebende Muskulatur, Sehnen und Bänder angewiesen, um korrekt zu funktionieren. Wenn diese Strukturen gut trainiert sind, wird Ihr Körper wie ein perfekt eingespieltes Orchester geführt: Alle Komponenten arbeiten zusammen, um reibungslose und schmerzfreie Bewegungen zu ermöglichen. Und das Beste daran? Sie können selbst Einfluss darauf nehmen, indem Sie gezielt Ihre Muskulatur kräftigen.

Jetzt denken Sie vielleicht: »Aber was hat das alles mit Schmerzreduktion zu tun?« Die Antwort ist ganz einfach: Ein stabiles Gelenk bedeutet weniger Fehlbelastungen. Weniger Fehlbelastungen bedeuten weniger Abnutzung der Gelenkstrukturen, und das führt direkt zu weniger Schmerzen. Gerade wenn Sie bereits unter schmerzenden Gelenken leiden, können stärkere Muskeln wahre Wunder bewirken. Sie stützen die Gelenke, entlasten sie und sorgen dafür, dass sie in der richtigen Position bleiben. Dadurch können Sie viele alltägliche Bewegungen schmerzfreier und müheloser ausführen.

Ein weiterer großer Vorteil der Gelenkstabilität ist der Schutz vor Verletzungen. Instabile Gelenke neigen dazu, schneller »umzuknicken« oder verdreht zu werden. Hier sind starke Muskeln wie eine unsichtbare Schutzweste: Sie halten alles an Ort und Stelle, damit keine übermäßige Belastung oder plötzliche Bewegungen die Gelenke strapazieren. Und das ist besonders im Alter von unschätzbarem Wert, wenn Verletzungen häufig länger zur Heilung brauchen.

Sollten Sie das nächste Mal über das Training Ihrer Muskeln nachdenken, führen Sie sich immer vor Augen: Es geht nicht nur um Kraft, es geht um Stabilität, Sicherheit und vor allem – weniger Schmerzen. Ihre Muskeln sind Ihr bester Verbündeter, wenn es darum geht, Ihre Gelenke zu schützen und langfristig schmerzfrei und beweglich zu bleiben. Also los, stärken Sie Ihren unsichtbaren Schutzschild und machen Sie Ihre Gelenke fit für viele schmerzfreie Jahre!

Wer rastet, der rostet

Wenn es um Bewegung geht, könnte dieser Spruch nicht treffender sein. Die Bewegung ist nämlich nicht nur mit einem angenehmen Gefühl verbunden, sondern ein entscheidender Faktor für Ihre Lebensqualität. Beweglichkeit sorgt dafür, dass Sie mühelos und schmerzfrei durch den Alltag gelangen, und trägt entscheidend dazu bei, dass Sie sich fit und vital fühlen – egal in welchem Alter.

Wie Sie schon erfahren haben, setzt sich ihre Beweglichkeit aus verschiedenen Komponenten zusammen: den Muskeln, den Gelenken und vor allem den Faszien – diesen geheimnisvollen, elastischen Bindegewebsstrukturen, die wie ein Netz Ihren gesamten Körper durchziehen und einen großen Einfluss auf Ihre Beweglichkeit haben. Sie erinnern sich sicher noch, welch vielfältige positive Eigenschaften sie haben. Wenn sie geschmeidig und gut durchblutet sind, können Sie sich leicht und fließend bewegen. Werden sie jedoch steif und verhärtet, schränkt das Ihre Lebensqualität massiv ein und verursacht nicht zuletzt auch oft Verletzungen, Entzündungen oder andere Schmerzen. Man könnte auch sagen: Im Laufe der Jahre verändert sich Ihr Körper.

Sinngemäß bedeutet der Spruch »Wer rastet, der rostet«, dass man durch Untätigkeit und Stillstand an Fähigkeiten oder Energie verliert. Das Bild des Rostens, das sich normalerweise auf Metall bezieht, trifft auch im übertragenen Sinn auf den Menschen zu. Wenn man sich also nicht bewegt, geistig wie auch körperlich, dann »rostet« man im übertragenen Sinne, wird träge, verliert an Fitness und Flexibilität. Das bedeutet: Abwechslung ist der Schlüssel! Halten Sie Ihre Beweglichkeit mit vielfältigen Übungen aufrecht, die sowohl die Muskeln als auch die Faszien, Gelenke sowie den Geist ansprechen. Dehnübungen, sanfte Yoga-Übungen oder einfaches Stretching können wahre Wunder wirken, um das Gefühl der Leichtigkeit und Flexibilität im Körper zu bewahren. Und keine Sorge, es ist nie zu spät, damit anzufangen. Schon wenige Minuten am Tag können einen spürbaren Unterschied machen.

Beweglichkeit bedeutet mehr als nur die Fähigkeit, sich zu bücken oder die Schuhe selbst zuzubinden. Sie ist der Schlüssel zu einem unabhängigen, aktiven und schmerzfreien Leben – bis ins hohe Alter. Und denken Sie immer daran: Wer rastet, der rostet. Deshalb gilt: Machen Sie sich locker und bleiben Sie in Bewegung – Ihr Körper wird es Ihnen danken!

GLEICHGEWICHT DURCH KÖRPERWAHRNEHMUNG

Ein weiterer Vorteil der osteopathischen Behandlung liegt in der Verbesserung des Gleichgewichts. Gerade im fortgeschrittenen Alter spielt das Gleichgewicht eine entscheidende Rolle, um Stürze und damit verbundene Verletzungen zu vermeiden. Wer sicher steht und geht, reduziert das Risiko erheblich, sich durch Stolpern, Unsicherheiten beim Gehen oder andere Missgeschicke zu verletzen – und genau hier kann die Osteopathie Sie unterstützen.

Die Behandlung osteopathischer Blockaden im Beckenbereich, an der Wirbelsäule oder in den Beinen wirkt sich oft direkt auf Ihre Stand- und Gangsicherheit aus. Durch gezielte osteopathische Techniken können muskuläre Spannungen und Bewegungseinschränkungen gelöst werden, sodass Sie nicht nur aufrechter und stabiler gehen, sondern auch schneller auf unerwartete Situationen reagieren können. Es ist ein wenig so, als würde man Ihrem Körper mehr Kontrolle und eine verbesserte Wahrnehmung schenken – eine unsichtbare, aber wirksame Unterstützung für Ihren Alltag!

Doch das ist noch nicht alles. Ein oft unterschätzter Aspekt des Gleichgewichts liegt im Innenohr, wo sich unser Gleichgewichtsorgan befindet. Dieses Organ sorgt dafür, dass wir die richtige Körperhaltung und Balance halten können. Interessanterweise können auch die Augen dabei helfen, das Gleichgewicht zu verbessern. Durch gezielte Augenübungen, bei denen Sie bewusst Ihre Augenmuskeln trainieren, schärfen Sie Ihre Wahrnehmung und stärken so indirekt Ihren Stütz- und Halteapparat. Sie fragen sich vielleicht, wie die Augen mit Ihrem Gleichgewicht zusammenhängen. Ganz einfach: Wenn Ihre Augen das Gleichgewicht und die Bewegungen besser wahrnehmen, können Sie schneller und präziser reagieren – und das wiederum verbessert Ihre Körperstabilität.

Dieses Training der Augen und des Gleichgewichtsorgans ist nicht nur entscheidend für Ihre Reaktionsfähigkeit, sondern auch eine hervorragende Vorbereitung für das folgende Kapitel: Ihre Körperwahrnehmung. Je bewusster Sie Ihren eigenen Körper wahrnehmen, desto besser können Sie sich selbst einschätzen und steuern. Das gibt Ihnen mehr Sicherheit und Vertrauen in Ihre eigenen Fähigkeiten – und das jeden Tag aufs Neue!

Förderung der Wahrnehmung

Stellen Sie sich vor, Sie könnten Ihre Umgebung und sich selbst darin völlig bewusst wahrnehmen – wie Sie sich bewegen, wo Sie stehen, wie sich Ihr Körper anfühlt. Dies ist das Geheimnis einer guten Körperwahrnehmung, und sie ist entscheidend für Ihre Bewegungsfähigkeit, Ihr Gleichgewicht und Ihre Gesundheit im Allgemeinen. Aber keine Sorge, wir sprechen hier nicht von einem mystischen sechsten Sinn, sondern von etwas, das Sie bewusst trainieren können: Ihrer Körperwahrnehmung und räumlichen Orientierung. Eine gute Körperwahrnehmung bedeutet, dass Sie wissen, wo sich Ihr Körper im Raum befindet und wie er sich im Verhältnis zu Ihrer Umgebung bewegt. Dieser Sinn, den wir als »Propriozeption« bezeichnen, wird von verschiedenen Systemen in Ihrem Körper gesteuert – darunter das Gleichgewichtssystem, die Augen und die Muskeln. Wie schon erklärt, besteht eine Verbindung zwischen Ihren Augen und Ihrem Gleichgewicht. Genau hier knüpfen wir an, denn Ihre Augen spielen eine zentrale Rolle bei der Orientierung im Raum.

Die Augen liefern Ihrem Gehirn wichtige Informationen über Ihre Position und Bewegung. Diese visuelle Orientierung hilft Ihnen, sich sicher und zielgerichtet durch den Raum zu bewegen. Das Gleichgewichtssystem, besonders das sogenannte vestibuläre System im Innenohr, arbeitet mit den Augen zusammen, um Ihnen eine präzise Kontrolle über Ihre Bewegungen zu verleihen. Wenn dieses Zusammenspiel nicht optimal funktioniert, kann es zu Problemen mit dem Gleichgewicht und der Koordination kommen. Deshalb kann die Integration von visuellem Training in die osteopathische Behandlung ein Schlüssel zur Förderung Ihrer Körperwahrnehmung sein. Eine gezielte Behandlung der Augenmuskulatur und des Nackens kann in der Osteopathie helfen, die Verbindung zwischen Ihrem visuellen und Ihrem vestibulären System zu verbessern. Dies kann beispielsweise durch sanfte Manipulationen und Übungen geschehen, die Verspannungen in den Augenmuskeln und im Nackenbereich lösen. Diese Bereiche sind oft überlastet – gerade wenn Sie viel Zeit sitzend oder mit dem Blick auf Bildschirme verbringen. Mit diesen Techniken wird Ihre visuelle Orientierung geschärft und das Gleichgewichtssystem optimal unterstützt. Es ist ein bisschen so, als würde man das Lenkrad eines Autos justieren – plötzlich läuft alles wieder rund und geschmeidig.

Was bedeutet das für Ihr Gleichgewichtstraining? Ein starker Fokus liegt darauf, Ihre räumliche Wahrnehmung zu verbessern. Wenn Sie zum Beispiel Ihre Augenbewegungen bewusst trainieren, können Sie Ihrem Gehirn dabei helfen, Bewegungen und Positionen noch besser zu koordinieren. Augenübungen werden nicht nur gemacht, um die Sehkraft zu stärken, sondern auch, um Ihre Wahrnehmung und Kontrolle im Raum zu verbessern. Eine klassische Übung ist es, den Blick in verschiedene Richtungen zu lenken, ohne den Kopf zu bewegen. Das schult sowohl die Augenmuskulatur als auch das Zusammenspiel mit dem Gleichgewichtssystem.

Denken Sie daran: Ihr vestibuläres System im Innenohr liefert ebenfalls ständig Signale über Ihre Lage im Raum. In Kombination mit den Augen hilft es Ihnen, die Balance zu halten. Wenn Sie Ihre Augen trainieren, trainieren Sie gleichzeitig das Gleichgewicht und damit Ihre gesamte Körperwahrnehmung.

Die Osteopathie hat immer eine ganzheitliche Sichtweise auf den Körper. Das bedeutet, dass wir nicht nur ein Symptom isoliert behandeln, sondern den gesamten Körper in seiner Funktion und seinem Zusammenspiel betrachten. So spielt die Förderung der Körperwahrnehmung eine zentrale Rolle. Wenn wir die verschiedenen Systeme wie Augen, Gleichgewicht und Muskulatur in Einklang bringen, stärken wir nicht nur das Gleichgewicht, sondern auch die Sicherheit im Alltag. Was können Sie also tun, um Ihre Körperwahrnehmung zu verbessern? Eine einfache, aber effektive Methode sind Augenentspannungsübungen. Diese helfen nicht nur, müde Augen zu erfrischen, sondern auch, die Verbindung zwischen Augen und Körper zu stärken. Versuchen Sie es zum Beispiel mit der sogenannten Palming-Übung: Reiben Sie Ihre Handflächen aneinander, bis sie warm sind, und legen Sie sie dann sanft über Ihre geschlossenen Augen. Lassen Sie Ihre Augen in dieser dunklen, warmen Umgebung für einige Minuten zur Ruhe kommen. Diese kleine Entspannungspause hilft, Stress abzubauen und die visuelle Wahrnehmung zu schärfen.

Indem Sie Ihre Körperwahrnehmung trainieren und in Ihren Alltag integrieren, schaffen Sie eine solide Grundlage für Ihre Bewegungsfähigkeit und Gesundheit im Alter. Denn wer sich seiner selbst im Raum bewusst ist, geht nicht nur sicherer und standfester durchs Leben, sondern kann auch besser auf die Herausforderungen des Alltags reagieren. So stärken Sie nicht nur Ihren Körper, sondern auch Ihre Verbindung zu sich selbst – und das spüren Sie mit jedem Schritt!

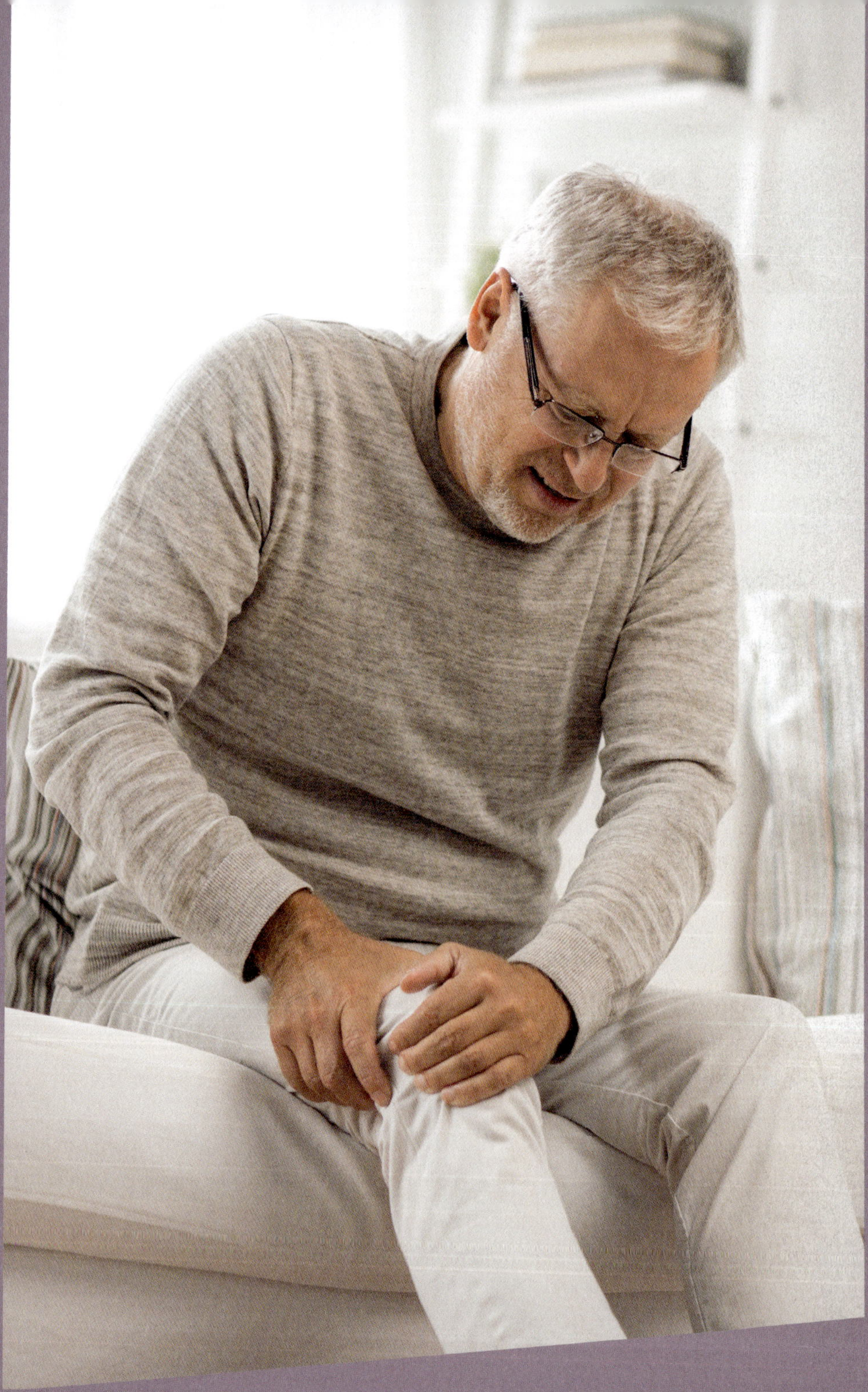

Kapitel 3

Die häufigsten Beschwerden im Alter

WENN DER KÖRPER GESCHICHTEN ERZÄHLT

Mit den Jahren zwickt und zwackt es an immer mehr Stellen – doch müssen Sie das einfach hinnehmen? In diesem Kapitel geht es um die häufigsten Beschwerden im Alter: von Gelenkschmerzen und Arthrose über Rheuma bis hin zu Gleichgewichts- und Atemwegsproblemen. Ich erkläre Ihnen, was im Körper passiert, warum bestimmte Beschwerden auftreten und – das Wichtigste – wie Sie aktiv gegensteuern können. Denn viele davon sind kein unausweichliches Schicksal, sondern das Ergebnis mangelnder Bewegung, falscher Gewohnheiten oder einfach fehlenden Wissens. Es liegt in Ihrer Hand, dies zu ändern!

Typische Beschwerdebilder

Hier geht es nicht um eine düstere Aufzählung von Krankheiten, sondern um eine spannende Reise durch Ihren Körper. Ich werde beleuchten, warum bestimmte Erkrankungen entstehen, und – noch wichtiger – in Kapitel 4 und 5 zeige ich Ihnen anschließend von einzelnen Übungen bis zu ganzen Übungsprogrammen für unterschiedliche Körperbereiche, wie Sie Ihre Beschwerden lindern oder ihnen sogar vorbeugen können. Hier bekommen Sie Einblicke in Krankheitsbilder, die vielen Menschen zu schaffen machen, wie Arthritis, Rückenschmerzen, Nackenverspannungen, Hüftprobleme oder Kniebeschwerden. Jeder dieser Begriffe ist Ihnen vielleicht schon einmal begegnet, aber wissen Sie, was eigentlich dahintersteckt?

Im Folgenden werde ich Ihnen die typischsten Beschwerdebilder genau erklären, zum Beispiel, warum sich Ihre Gelenke manchmal so steif anfühlen, wieso Rücken- oder Nackenschmerzen oft mit Verspannungen zusammenhängen und wie man sie gezielt lösen kann. Tauchen Sie ein in die Welt der Muskeln, Gelenke und Sehnen und erfahren Sie, wie Osteopathie dazu beitragen kann, Blockaden zu lösen, Ihre Beweglichkeit zu verbessern und vor allem Schmerzen zu lindern.

Die weitverbreitete Arthrose beispielsweise ist eine der häufigsten Gelenkerkrankungen im Alter. Sie werden verstehen, was hinter der schmerzhaften Abnutzung des Gelenkknorpels steckt und wie gezielte Bewegung, richtige Ernährung und osteopathische Behandlungen Linderung verschaffen können. Auch die Wirbelsäule spielt eine Hauptrolle, denn Rückenschmerzen sind wohl der Klassiker, den viele Menschen im Alter spüren. Sie erfahren, wie wichtig eine stabile Rückenmuskulatur für Ihre Haltung und Ihr allgemeines Wohlbefinden ist und wie Sie durch kleine Veränderungen in Ihrem Alltag große Fortschritte erzielen können. Nackenverspannungen? Auch das kennen viele von Ihnen. In diesem Kapitel geht es um die häufigsten Ursachen – zum Beispiel Fehlhaltungen, Stress oder zu wenig Bewegung – und wie die Osteopathie helfen kann, Verspannungen zu lösen, den Nacken zu entlasten und Ihren Bewegungsradius wieder zu vergrößern. Dann wären da noch die Knie- und Hüftgelenke, die oft schwer zu tragen haben. Auch hier wird beleuchtet, warum diese Gelenke im Alter häufig Probleme machen und was Sie dagegen tun können. Starke Muskeln, die Ihre Gelenke stützen, sind dabei ein Schlüssel, aber auch osteopathische Techniken, die Ihre Beweglichkeit fördern und Schmerzen lindern.

Kurz gesagt: Hier erfahren Sie auf verständliche und unterhaltsame Weise alles über die häufigsten Beschwerden – von Kopf bis Fuß –, was genau dahintersteckt und wie Sie sie in den Griff bekommen können. Und natürlich, wie Sie dabei die Osteopathie als sanfte, aber effektive Unterstützung nutzen, um Ihre Lebensqualität zu steigern. Seien Sie also gespannt auf eine Reise durch Ihren Körper – mit vielen praktischen Tipps und fundierten Erklärungen, die Sie dabei unterstützen, sich beweglich, stabil und vor allem schmerzfrei zu fühlen. Denn das Ziel ist klar: Sie sollen Ihr Leben in vollen Zügen genießen können – mit weniger Beschwerden und mehr Wohlgefühl!

RÜCKEN- UND NACKENSCHMERZEN

Rücken- und Nackenschmerzen sind ein weitverbreitetes Phänomen und doch bleibt oft unklar, was genau dahintersteckt. Die Begriffe umfassen ein breites Spektrum an Beschwerden, die sich in verschiedenen Bereichen der Wirbelsäule und des umliegenden Gewebes zeigen können. Ob es ein dumpfer Schmerz im Nacken ist, der bis in die Schultern strahlt, oder ein stechender Schmerz im unteren Rücken, der jede Bewegung erschwert – die Ursachen sind oft vielfältig und reichen von muskulären Verspannungen über Fehlhaltungen bis hin zu strukturellen Problemen.

Vielen Menschen ist gar nicht bewusst, dass Rücken- und Nackenschmerzen ein Überbegriff für eine ganze Reihe von Beschwerden sind, die sich je nach betroffenem Bereich unterschiedlich äußern können. Die Wirbelsäule gliedert sich in drei Hauptabschnitte und das Steißbein *(Sacrum)*: die Halswirbelsäule (HWS), die Brustwirbelsäule (BWS) und die Lendenwirbelsäule (LWS) mit dem verknöcherten Kreuzbein. Schmerzen in diesen Bereichen können verschiedene Ursachen haben und sind in ihrer Auswirkung oft sehr unterschiedlich.

In der Halswirbelsäule treten Beschwerden häufig in Form von Nackenschmerzen auf, die mit Kopfschmerzen, Schwindel oder sogar Taubheitsgefühlen in den Armen einhergehen können. Die empfindlichen Strukturen in diesem Bereich sind besonders anfällig für Fehlhaltungen oder Verspannungen, die durch langes Sitzen, Stress oder auch nächtliche Fehlhaltungen entstehen können. Auch plötzliche Bewegungen oder ein steifer Nacken nach dem Aufwachen sind hier keine Seltenheit.

Die Brustwirbelsäule, die sich im mittleren Rücken befindet, ist weniger beweglich und daher seltener Ausgangspunkt akuter Schmerzen. Doch auch hier können muskuläre Verspannungen oder Blockaden auftreten, oft in Verbindung mit Fehlhaltungen oder einseitigen Belastungen. Schmerzen in diesem Bereich können sogar bis in die Rippen und den Brustkorb ausstrahlen, was oft als beunruhigend empfunden wird, da es mit Herz- oder Lungenschmerzen verwechselt werden kann.

Die Lendenwirbelsäule ist besonders anfällig für Schmerzen, da sie den Großteil des Körpergewichts trägt und bei vielen Alltagsbewegungen stark beansprucht wird. Schmerzen im unteren Rücken, oft als Hexenschuss bekannt, entstehen häufig durch Überlastung der Muskeln oder Abnutzungserscheinungen an den Bandscheiben. Diese Beschwerden können bis in die Beine ausstrahlen und gehen oft mit einem Gefühl der Steifheit oder eingeschränkten Beweglichkeit einher.

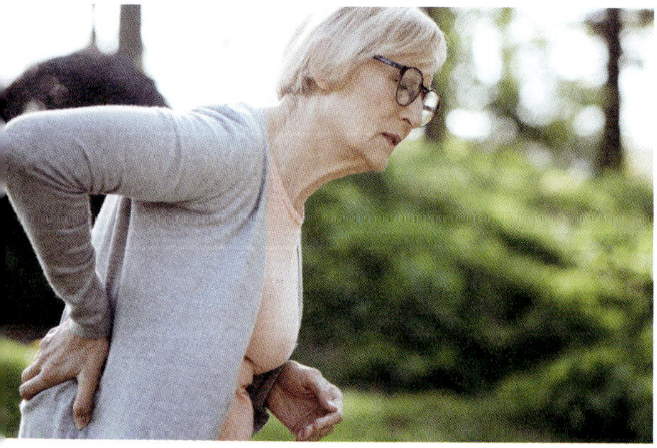

Rücken- und Nackenschmerzen beeinflussen Haltung, Faszien und Muskelbalance.

Im Folgenden werden diese drei Abschnitte der Wirbelsäule genauer betrachtet und dabei beleuchtet, welche Ursachen und Mechanismen hinter den jeweiligen Schmerzmustern stecken. Sie erfahren, wie muskuläre und strukturelle Probleme zu den typischen Beschwerden führen und welche Zusammenhänge zwischen den einzelnen Bereichen der Wirbelsäule bestehen. Denn auch wenn die Symptome oft sehr unterschiedlich sind, können sie einander beeinflussen. Beispielsweise können Schmerzen im Nacken den gesamten Bewegungsablauf verändern und so langfristig zu Beschwerden im unteren Rücken führen.

Rücken- und Nackenschmerzen sind zwar weit verbreitet, doch sie müssen nicht als unvermeidlicher Begleiter des Älterwerdens hingenommen werden. Mit dem Wissen, das Sie in den folgenden Kapiteln erlangen, werden Sie verstehen, was genau in Ihrem Körper vor sich geht, und wie Sie gezielt Maßnahmen gegen die Beschwerden ergeifen können.

Die drei Abschnitte der Wirbelsäule – Rückgrat unserer Gesundheit

Die Halswirbelsäule (HWS) ist eine faszinierende, aber auch empfindliche Struktur. Sie besteht aus sieben Wirbeln, die sich direkt unter dem Schädel befinden und den Kopf stützen – eine nicht zu unterschätzende Aufgabe, wenn man bedenkt, dass dieser bis zu fünf Kilogramm wiegt! Diese Wirbel sind klein und leicht beweglich, was für die Flexibilität des Nackens sorgt. Doch gerade diese Beweglichkeit macht die HWS auch anfällig für Probleme. Fehlhaltungen, zum Beispiel durch langes Sitzen am Schreibtisch oder nächtliches Schlafen in ungünstigen Positionen, können schnell zu Verspannungen führen. Die Folge: Nackenschmerzen, die oft mit Kopfschmerzen, Schwindel oder sogar Taubheitsgefühlen in den Armen einhergehen. Vielleicht kennen Sie auch das unangenehme Gefühl eines steifen Halses, wenn man nach dem Aufwachen kaum den Kopf drehen kann? Genau das passiert, wenn die Muskulatur durch eine Fehlhaltung überlastet wird.

Doch die HWS ist auch Teil eines großen Ganzen: der Wirbelsäule, die sich in drei Abschnitte gliedert – Hals-, Brust- und Lendenwirbelsäule (LWS). Und jeder dieser Abschnitte erfüllt spezielle Aufgaben. Die Brustwirbelsäule (BWS), die sich im mittleren Rücken befindet, besteht aus zwölf Wirbeln und ist weniger beweglich als die HWS. Ihre Hauptaufgabe ist es, den Brustkorb zu stützen und den Rippen als Verankerung zu dienen. Aufgrund ihrer stabileren Bauweise ist die BWS weniger häufig der Ausgangspunkt für akute Schmerzen, neigt aber eher zur Unbeweglichkeit. Was vor allem problematisch in den Übergängen zur HWS oder LWS sein kann. Hier können sich muskuläre Verspannungen und Blockaden zeigen, die oft auch ganze Druckverhältnisse im gesamten Rücken verändern können. Die Brustwirbelsäule neigt zu einer natürlichen Krümmung nach außen, die sogenannte Kyphose. Diese Krümmung sorgt dafür, dass die Last, die wir tragen – unser eigenes Körpergewicht oder externe Lasten – gleichmäßig auf den gesamten Rücken verteilt wird. Wird diese Krümmung jedoch durch falsche Haltung überbetont, kommt es zu muskulären Problemen und Blockaden. Zusätzlich strahlen diese Schmerzen nicht selten bis in die Rippen oder den Brustkorb aus, was bei vielen Menschen für Unruhe sorgt, da sie Herz- oder Lungenschmerzen vermuten.

Die Lendenwirbelsäule ist der unterste Abschnitt der Wirbelsäule und trägt den Großteil unseres Körpergewichts. Hier befinden sich fünf kräftige Wirbel, die dafür verantwortlich sind, Stabilität und Beweglichkeit beim Stehen, Gehen und Bücken zu gewährleisten. Doch gerade diese Belastung macht die LWS besonders anfällig für Probleme. Schmerzen im unteren Rücken, auch Hexenschuss genannt, sind in der Praxis keine Seltenheit. Sie entstehen durch Überlastung der Muskulatur, Abnutzung der Bandscheiben, eine schlechte Haltung, zu viel oder zu wenig Spannung oder aber einfach »nur« durch Blockaden der Wirbel. Diese Beschwerden können bis in die Beine ausstrahlen und gehen oft mit einem unangenehmen Gefühl von Steifheit oder eingeschränkter Beweglichkeit einher. Durch eine degenerative Veränderung, eine Veränderung der Bandscheiben, Verdickung der Ligamente, Wirbelgleiten oder dergleichen kann es dann auch zu einer Verengung des Spinalkanals kommen – oft einhergehend mit einer Reizung des Ischiasnervs. Die LWS ist für ihre natürliche Krümmung nach innen, die sogenannte Lordose, bekannt. Diese Krümmung hilft dabei, das Gewicht optimal zu verteilen, und sorgt dafür, dass wir aufrecht stehen können. Wenn jedoch die Muskulatur geschwächt, zu straff oder die Belastung zu hoch ist, können diese Strukturen schnell überfordert werden.

Interessanterweise gibt es in der Praxis oft Verbindungen zwischen Problemen in der Halswirbelsäule und der Lendenwirbelsäule. Beide Bereiche weisen nämlich eine Lordose auf, eine Krümmung nach innen. Wenn es in einem dieser Bereiche zu einer Funktionsstörung kommt, kann sich dies oft auch auf den anderen Bereich auswirken. Das bedeutet, dass ein schmerzhafter Wirbelbereich in der HWS manchmal auch zu Problemen im entsprechenden Wirbelbereich der LWS führt – und umgekehrt. Diese Verbindung zwischen den verschiedenen Abschnitten der Wirbelsäule zeigt, wie wichtig es ist, den gesamten Körper zu betrachten und nicht nur den schmerzenden Bereich isoliert zu behandeln.

Die Wirbelsäule insgesamt ist ein ausgeklügeltes System von 24 freien Wirbeln (plus Kreuz- und Steißbein), die uns aufrecht halten und gleichzeitig genügend Flexibilität bieten. Jede Krümmung, sei es die Kyphose in der Brustwirbelsäule oder die Lordose in der Hals- und Lendenwirbelsäule, hat ihre spezifische Aufgabe: Sie sorgt dafür, dass der Körper Belastungen aus allen Richtungen abfedern kann. Wenn dieses Gleichgewicht jedoch gestört ist, sei es durch Fehlhaltungen, mangelnde Muskulatur oder Abnutzungserscheinungen, entstehen Beschwerden, die oft weit über den direkt betroffenen Bereich hinausgehen.

KOPFSCHMERZEN UND MIGRÄNE

Kopfschmerzen und Migräne sind zwei Begriffe, die oft synonym verwendet werden, doch hinter diesen Zuständen verbergen sich sehr unterschiedliche Mechanismen. Während Kopfschmerzen in der Regel als Druck- oder Spannungsschmerz beschrieben werden, der sich über den ganzen Kopf oder in bestimmten Bereichen ausbreitet, geht die Migräne weit darüber hinaus. Migräne ist eine neurologische Erkrankung, die mit einer Kaskade von Symptomen einhergeht: pulsierendem Schmerz, Lichtempfindlichkeit, Übelkeit, Sehstörungen – und das nicht selten über mehrere Stunden oder sogar Tage. Beide Zustände können im Alltag stark einschränken, doch besonders spannend wird es, wenn wir uns die Verbindung zu Rücken- und Nackenproblemen anschauen.

Die Halswirbelsäule spielt eine große Rolle, wenn es um Kopfschmerzen geht. Durch Fehlhaltungen, Verspannungen oder Einschränkungen, die auch die faszialen Strukturen betreffen, sowie Blockaden in der Nackenmuskulatur werden Nerven gereizt, die Schmerzen in den Kopf ausstrahlen können. Ein steifer Nacken nach dem Aufwachen oder das ständige Sitzen am Computer können solche Beschwerden begünstigen. Diese Form der Kopfschmerzen, auch als zervikogene Kopfschmerzen bekannt, fühlt

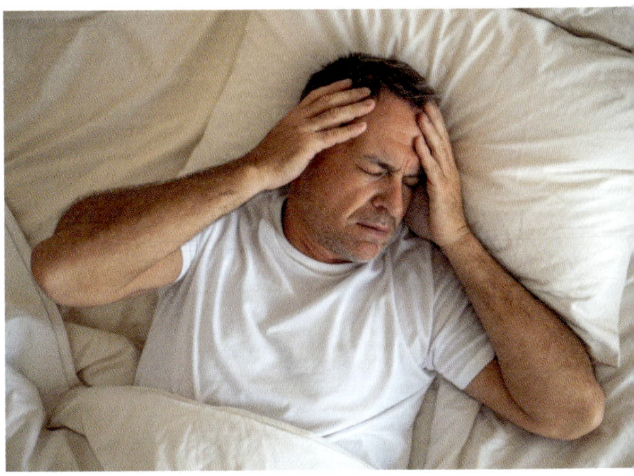

Wenn der Kopf pocht und schmerzt, kann der Alltag zur Herausforderung werden.

sich an, als würde ein Band um den Kopf gespannt, das zunehmend Druck ausübt. Betroffene empfinden die Verspannung im Nacken dabei häufig als Ausgangspunkt des Schmerzes.

Migräne hingegen ist eine weitaus komplexere Erkrankung. Während Kopfschmerzen oft muskuläre Ursachen haben, liegt bei der Migräne eine neuronale Übererregung vor. Studien haben gezeigt, dass Blockaden oder Fehlstellungen in der Halswirbelsäule durchaus einen Migräneanfall auslösen oder verschlimmern können. Doch Migräne bleibt eine eigenständige Erkrankung, die nicht direkt durch Verspannungen entsteht, sondern durch eine Vielzahl von Faktoren, die unter anderem genetischer Natur sind. Der Schmerz ist in der Regel einseitig und pochend, kann aber genauso gut den gesamten Kopf einnehmen.

Dennoch kann beides starke Auswirkungen auf Ihre Lebensqualität haben – doch mit der richtigen Behandlung, Vorsorge und Prävention lässt sich viel erreichen. Regelmäßige Behandlungen der Kopffaszien, die Fehlhaltungen in der Wirbelsäule korrigieren und Verspannungen lösen, können nicht nur die Häufigkeit von Kopfschmerzen reduzieren, sondern auch die Schwere von Migräneanfällen mildern. Ein besonders wichtiger Hinweis: Schwere chronische Kopfschmerzen sollten immer medizinisch abgeklärt werden, da sie unter Umständen auf ernstere Probleme hinweisen können.

GELENKSCHMERZEN

Womöglich hatte jeder von Ihnen schon einmal Gelenkbeschwerden. Die Ursachen können dabei ganz viele verschiedene Ursachen haben. Sie betreffen dabei nicht nur ältere Menschen, sondern ziehen sich quer durch alle Altersgruppen. Grundsätzlich sind die Gelenke die Verbindungsstellen zwischen zwei Knochen, die durch Knorpel, Bänder und Gelenkschmiere *(Synovia)* stabilisiert und beweglich gehalten werden. Wenn diese Strukturen nicht optimal funktionieren, kann es zu Schmerzen, Steifheit oder einer eingeschränkten Beweglichkeit kommen. Das Tückische dabei: Gelenkbeschwerden entwickeln sich oft schleichend. Anfangs spüren Sie vielleicht nur ein leichtes Ziehen oder eine gewisse Steifheit, die nach Ruhephasen auftritt. Mit der Zeit können diese Beschwerden jedoch intensiver und dauerhafter werden.

Die Ursachen für Gelenkbeschwerden sind vielfältig. Mechanische Überlastung, wie sie beispielsweise durch sportliche Aktivitäten oder langes Stehen und Gehen entstehen kann, ist ein häufiger Auslöser. Auch Fehlhaltungen oder eine ungleichmäßige Belastung der Gelenke spielen eine große Rolle. Wenn bestimmte Muskeln und Sehnen nicht richtig arbeiten, müssen die Gelenke mehr kompensieren, was zu einer Überbeanspruchung führt. Das merkt man dann vielleicht erst abends nach einem langen Tag – oder nach dem Sport, wenn die Gelenke plötzlich schmerzen.

Auch Verletzungen wie Prellungen, Zerrungen oder Verstauchungen können Gelenkschmerzen nach sich ziehen. Solche akuten Beschwerden treten häufig bei Unfällen oder plötzlichen, ungünstigen Bewegungen auf. Ein typisches Beispiel ist das klassische Umknicken des Fußes oder ein harter Sturz auf das Knie. Solche Vorfälle können das Gelenk beschädigen und Schmerzen verursachen, selbst wenn keine ernsthaften Verletzungen wie Bänderrisse oder Knochenbrüche vorliegen.

Interessanterweise gibt es in der Bevölkerung kaum jemanden, der noch nie in irgendeiner Form Gelenkbeschwerden hatte. Fragen Sie gern mal in Ihrem Freundeskreis oder in der Nachbarschaft. Vermutlich leidet jeder dritte bis vierte Erwachsene an gelegentlichen oder dauerhaften Gelenkschmerzen. Bei den über 65-Jährigen sind es vermutlich sogar mehr. Gelenkbeschwerden gehören zu den häufigsten gesundheitlichen Problemen überhaupt und können das alltägliche Leben massiv beeinträchtigen, indem sie Bewegungsabläufe erschweren oder gar einschränken.

Wichtig ist jedoch, Gelenkbeschwerden sind nicht gleichbedeutend mit chronischen Erkrankungen wie Arthrose. Oft sind die Beschwerden vorübergehend und lassen sich durch gezielte Maßnahmen wie Bewegung, Physiotherapie oder osteopathische Behandlungen gut in den Griff bekommen. Der Körper hat erstaunliche Selbstheilungskräfte, und gerade in der Osteopathie wird darauf gezielt eingewirkt, um die natürliche Balance der Gelenke wiederherzustellen und Schmerzen zu lindern.

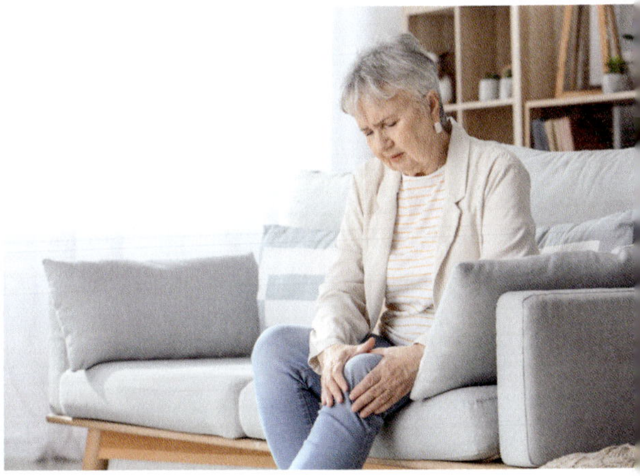

Osteopathie hilft, Bewegungseinschränkungen zu lösen und die Gelenkfunktion zu verbessern

Von Kopf bis Fuß in Bewegung bleiben

Wenn Sie das Wort »Plattfuß« hören, woran denken Sie dann? Die Generation, die in den 60ern und 70ern aufgewachsen ist, verbindet das Wort wahrscheinlich mit Bud Spencer, dem italienischen Actionstar, der mit Filmen wie *Vier Fäuste für ein Halleluja* oder *Sie nannten ihn Plattfuß* Fernsehgeschichte schrieb. Doch diejenigen unter Ihnen, die unter Fußproblemen leiden, denken dabei vermutlich eher an Besuche beim Orthopäden, an Einlagen, schmerzende Füße und Schwierigkeiten beim Gehen als an launige TV-Unterhaltung.

Orthopäden verschreiben bei vielen Fußbeschwerden gern Einlagen, die den Fuß stützen und bei verschiedenen Diagnosen helfen sollen. Doch das Problem ist, dass durch diese Stützhilfen die Muskeln und Faszien, die für einen gesunden und schmerzfreien Fuß entscheidend sind, entlastet und dadurch nicht ausreichend trainiert werden. Das führt dazu, dass zwar die Symptome gelindert, die Ursachen jedoch nicht behandelt werden. Die Schmerzen bleiben oft bestehen oder kehren nach kurzer Zeit zurück.

Fuß-, Hüft- und Rückenprobleme treten häufig im Zusammenhang auf. Schwache oder verklebte Muskeln und Faszien spielen hier eine zentrale Rolle. Oft entstehen diese Beschwerden, weil wir uns im Alltag zu wenig bewegen und viel zu oft in sitzender Position verharren. Vielleicht kennen Sie das auch: diese wiederkehrenden Schmerzen, die sich abends bemerkbar machen und einem schon mal die Laune verderben. Dabei sind es nicht nur die Füße, die leiden. Wenn der Fuß, als Basis des Körpers, nicht richtig funktioniert, können daraus Beschwerden in anderen Körperbereichen entstehen – insbesondere in der Hüfte und im Rücken. Wird die Fußmuskulatur also vernachlässigt, gerät die gesamte Körperstatik aus dem Gleichgewicht.

Wenn das Fundament des Körpers, die Füße, nicht effizient arbeiten können, ist leicht zu verstehen, wie sich dies auf die weiterführende Kette übertragen kann. Auch auf Ihre Knie, die Stoßdämpfer Ihres Körpers. Das Kniegelenk ist besonders anfällig für Beschwerden, da es beim Gehen, Laufen und Springen eine zentrale Rolle spielt. Besonders häufig treten hier Schmerzen auf, wenn der Meniskus oder die Bänder, wie das Kreuzband, in Mitleidenschaft gezogen werden. Ein großes Thema sind hier auch ältere Verletzungen, die bereits Jahre zurückliegen können und zur Abnutzung des Knorpels beigetragen haben. Gerade Alltagsbewegungen, wie beim Treppensteigen, während der Gartenarbeit oder der Aktivität mit Freunden und Familie, können hier sehr beeinträchtigt sein, wenn unser Scharniergelenk in seiner Bewegung eingeschränkt ist und schmerzt.

Ähnlich steht es leider um die Hüfte, das größte Gelenk im Körper. Egal, ob Sie stehen, gehen oder sitzen – Ihre Hüfte ist ständig aktiv. Typische Beschwerden in der Hüfte gehen oft mit einer Einschränkung der Beweglichkeit einher. Die Ursache? Häufig eine verkürzte Muskulatur in den umliegenden Bereichen wie dem Oberschenkel oder dem unteren Rücken. Der »Anpressdruck« des Oberschenkels in die Pfanne ist meistens so stark, dass es mitunter zu einer Unterversorgung des Hüftknorpels und auf lange Sicht zu einer Degeneration im Hüftgelenk kommt. Auch hier spielen die vom Fuß über das Knie zur Hüfte aufsteigende Kette oder die von der Hüfte zum Fuß absteigende Kette eine zentrale Rolle.

Und schließlich kann es auch zu einer Beeinträchtigung der Schulter kommen, dem vielleicht beweglichsten, aber auch empfindlichsten Gelenk unseres Körpers. Anders als Hüfte, Knie oder Fuß trägt die Schulter nicht das Körpergewicht – dafür wird sie durch ihre enorme Beweglichkeit besonders gefordert. Schulterbeschwerden entstehen häufig durch muskuläre Ungleichgewichte, etwa bei einseitigen Belastungen oder durch falsche Haltungen. Wer den ganzen Tag am Schreibtisch sitzt, kennt das schmerzende Ziehen im Nacken- und Schulterbereich nur zu gut. Und auch hier gilt: Ein »Problem« in der myofaszialen Kette – etwa im Brustbereich oder im Rücken – kann sich auf die Schulter auswirken.

Sie sehen, Ihre Gelenke sind komplexe Strukturen, die aus Knochen, Knorpeln, Bändern und Muskeln bestehen und alle perfekt zusammenarbeiten müssen, damit wir uns geschmeidig bewegen können. Wenn diese Zusammenarbeit gestört ist, entstehen Schmerzen und Einschränkungen. Auch hier wird deutlich, wie wichtig eine ganzheitliche Herangehensweise ist, um nicht nur die Symptome, sondern auch die Ursachen zu behandeln – und genau das ist eine der Stärken der Osteopathie.

Arthrose: wenn die Gelenke ins Stocken geraten

Arthrose – das klingt für viele nach einem endgültigen Urteil, doch was steckt wirklich hinter dieser Erkrankung und was bedeutet sie im Alltag? Arthrose ist, wissenschaftlich betrachtet, eine chronische, degenerative Gelenkerkrankung, die durch den schleichenden Verlust von Gelenkknorpel verursacht wird. Der Knorpel, der die

Gelenkflächen schützt und als eine Art Puffer fungiert, wird im Laufe der Zeit abgenutzt. Das kann durch verschiedene Faktoren wie Übergewicht, Verletzungen, Fehlstellungen oder schlichtweg durch das Altern passieren.

Wenn der Knorpel nach und nach abgebaut wird, verliert das Gelenk seine Fähigkeit, Bewegungen reibungslos und schmerzfrei auszuführen. Anfangs spüren Sie vielleicht nur ein leichtes Ziehen oder Stechen, besonders bei ungewohnten Bewegungen oder nach längerer Belastung. Diese Schmerzen können sich am Anfang wie eine Steifheit oder ein leichtes Unbehagen anfühlen, das bei Ruhe wieder verschwindet. Doch mit der Zeit nimmt die Intensität der Schmerzen zu, und Sie merken vielleicht, dass Ihr Gelenk nicht mehr so geschmeidig funktioniert wie früher. Die Schmerzen bei Arthrose sind oft stechend oder dumpf, besonders nach Belastung. Morgens oder nach längerem Sitzen ist das Gelenk häufig steif, und es dauert eine Weile, bis es sich wieder »einläuft«. In den fortgeschritteneren Stadien können die Schmerzen dauerhaft sein, sogar in Ruhe. Viele Betroffene berichten auch von einem »Knirschen« oder »Knacken« im Gelenk – ein unangenehmes Gefühl, als würde etwas im Gelenk reiben oder blockieren. Beschrieben wird die Arthrose oft in verschiedenen Stadien, die ich Ihnen im Folgenden kurz vorstellen will.

1. **Frühes Stadium:** Der Knorpel wird dünner, verliert seine Elastizität, und die ersten kleinen Schäden treten auf. In diesem Stadium sind die Schmerzen oft noch mild und treten vor allem bei Belastung auf. Manchmal bleibt die Arthrose in diesem Stadium lange unentdeckt, weil der Körper versucht, die Schäden auszugleichen.
2. **Mittleres Stadium:** Der Knorpelabbau schreitet fort. Es bilden sich Risse und Unebenheiten auf der Gelenkoberfläche. Die Schmerzen werden intensiver und treten häufiger auf, oft auch in Ruhephasen. In diesem Stadium beginnt der Körper oft mit der Bildung von Knochenauswüchsen (Osteophyten), die den Raum im Gelenk weiter einengen und die Beweglichkeit einschränken.
3. **Fortgeschrittenes Stadium:** Der Knorpel ist nahezu vollständig abgebaut, und die Gelenkflächen reiben direkt aufeinander. Das führt zu ständigen Schmerzen und einer deutlich eingeschränkten Beweglichkeit. Betroffene berichten oft von einem Gefühl, als ob das Gelenk »eingerostet« ist. Auch die Gelenkkapsel kann sich entzünden, was zusätzlich zu Schwellungen und Druckempfindlichkeit führt.

Arthrose und Arthritis werden oft verwechselt, doch sie sind grundlegend verschieden. Während Arthrose durch mechanischen Verschleiß des Knorpels verursacht wird, ist Arthritis eine entzündliche Erkrankung, bei der das Immunsystem fälschlicherweise die Gelenke angreift. Arthritis verursacht oft Schwellungen, Rötungen und eine starke Wärme im betroffenen Bereich. Die Schmerzen bei Arthritis sind in der Regel eher entzündungsbedingt, während bei Arthrose die mechanische Belastung des Gelenks im Vordergrund steht.

Eine Heilung der Arthrose – im Sinne einer vollständigen Regeneration des Knorpels – ist wissenschaftlich gesehen derzeit nicht möglich. Dennoch gibt es viele Ansätze, um die Symptome zu lindern und das Fortschreiten der Krankheit zu verlangsamen. Wichtig ist eine Kombination aus regelmäßiger Bewegung, um die Gelenke mobil zu halten und den »Anpressdruck« zu minimieren, und zusätzlich dann gezielt Muskeln aufzubauen, um die Gelenke zu stabilisieren. Denn gut trainierte Muskeln entlasten die Gelenke und reduzieren den Druck auf die knöchernen Strukturen. Je nach Ursache der Problematik sind dies die Gesäßmuskulatur, der Iliopsoas, die Ab- und Adduktoren und die vordere und hintere Oberschenkelmuskulatur.

Vielleicht stellen Sie fest, dass Ihre Gelenke nach einem langen Spaziergang oder einer intensiven Aktivität stärker schmerzen. Das bedeutet nicht, dass Sie weniger aktiv sein sollten – im Gegenteil! Bewegung ist der Schlüssel, um den Gelenkverschleiß zu verlangsamen. Mit den richtigen Übungen können Sie nicht nur die Beweglichkeit Ihrer Gelenke verbessern, sondern auch den Schmerz reduzieren und Ihre Lebensqualität steigern.

Im nächsten Kapitel erfahren Sie, wie gezielte Übungen helfen können, den Gelenkschmerz zu lindern und die Beweglichkeit zu erhalten. Bleiben Sie dran – es gibt viele Möglichkeiten, aktiv gegen Arthrose vorzugehen und Ihre Gelenke fit zu halten!

Rheuma: Entzündliche Gelenkerkrankungen verstehen

Rheuma – allein das Wort ruft oft Bilder von schmerzenden Gelenken, steifen Fingern oder entzündeten Handgelenken hervor. Rheuma ist ein Sammelbegriff für über 100 verschiedene entzündliche Erkrankungen, die vor allem die Gelenke, aber auch Sehnen, Bänder und sogar innere Organe betreffen können. Die bekannteste Form ist die rheumatoide Arthritis, eine chronisch-entzündliche Autoimmunerkrankung, bei der das Immunsystem den eigenen Körper angreift, insbesondere die Gelenke. Diese Fehlfunktion des Immunsystems führt zu einer Entzündung der Gelenkinnenhaut, was Schmerzen, Schwellungen und letztlich eine Zerstörung des Gelenks zur Folge haben kann. Die genauen Ursachen sind bis heute nicht vollständig geklärt, aber es wird angenommen, dass es sich um eine Kombination aus genetischer Veranlagung und äußeren Faktoren handelt. Ein wichtiger genetischer Marker ist der HLA-B27-Wert, der bei vielen Rheumapatienten nachgewiesen werden kann. Er steht in Zusammenhang mit bestimmten Autoimmunerkrankungen und zeigt eine genetische Prädisposition an, also eine Neigung zu rheumatischen Erkrankungen. Aber keine Sorge, nur weil Sie diesen Wert haben, bedeutet das nicht zwangsläufig, dass Sie Rheuma entwickeln. Es gibt eine Vielzahl von Faktoren, die eine Rolle spielen – und der Lebensstil kann durchaus Einfluss nehmen. Zwar ist die Krankheit in erster Linie genetisch bedingt, aber Entzündungen im Körper können durch eine ungesunde Ernährung, Rauchen oder Stress verstärkt werden. Bestimmte Nahrungsmittel, wie zum Beispiel stark verarbeitete Lebensmittel, Zucker oder gesättigte Fette, können entzündungsfördernd wirken und die Symptome verschlimmern. Umgekehrt können entzündungshemmende Lebensmittel, wie Omega-3-Fettsäuren aus Fisch, Gemüse und Nüssen, eine lindernde Wirkung auf die Entzündungen haben.

Bei Rheuma richtet sich das Immunsystem gegen die Gelenke. Die Immunzellen greifen die Gelenkinnenhaut (*Synovialis*) an, was zu einer chronischen Entzündung führt. Die Gelenkinnenhaut verdickt sich und produziert vermehrt Gelenkflüssigkeit, was zu Schwellungen und Schmerzen führt. Mit der Zeit kann die Entzündung das umliegende Gewebe, Knorpel und sogar Knochen schädigen. Die Folge sind steife, schmerzhafte Gelenke, die oft nur eingeschränkt beweglich sind. Besonders morgens haben Rheumapatienten häufig mit einer ausgeprägten Morgensteifigkeit zu kämpfen, die mehrere Stunden andauern kann. Betroffene haben oft Schwierigkeiten, alltägliche Aufgaben zu bewältigen. Etwas so Einfaches wie das Öffnen eines Marmeladenglases oder das Binden von Schuhen kann zur Herausforderung werden. Die Schmerzen und die Steifheit schränken nicht nur die Beweglichkeit ein, sondern verringern auch die Lebensqualität. Viele Patienten berichten von einem Gefühl der Erschopfung und dem ständigen Kampf gegen die eigenen Gelenke.

Die Osteopathie wird zwar das Voranschreiten der Erkrankung nicht vollständig verhindern können, dennoch kann sie Begleiterscheinungen wie Schonhaltung und Fehlbelastung vorbeugen, Ihr Lymphsystem unterstützen und versuchen, ihr Immunsystem ins Gleichgewicht zu bringen.

VERDAUUNGSPROBLEME

Verdauungsprobleme sind weit verbreitet und äußern sich oft in den verschiedensten Symptomen, von Bauchschmerzen bis hin zu unregelmäßigen Stuhlgängen. Die Ursachen können vielfältig sein, und genau hier beginnt es spannend zu werden. Ob Völlegefühl, Blähungen, Magendrücken oder unregelmäßige Stuhlgänge – die Bandbreite der Beschwerden ist groß. Aber eines ist sicher: Ein unruhiger Darm kann den gesamten Körper in Mitleidenschaft ziehen.

Die Verdauung ist ein äußerst komplexer Prozess, der bereits im Mund beginnt. Durch das Kauen und die Enzyme im Speichel wird die Nahrung zerkleinert und vorverdaut. Sobald die Nahrung den Magen erreicht, beginnt dort die chemische Verdauung. Der Magen produziert eine Mischung aus Salzsäure und Enzymen, die dafür sorgen, dass die Nahrung in ihre kleinsten Bestandteile zerlegt wird. Diese Säure hat einen sehr niedrigen pH-Wert, der es ermöglicht, Bakterien abzutöten und das Eiweiß in der Nahrung aufzuspalten. Gleichzeitig kontrahieren die Muskeln der Magenwand, um die Nahrung kräftig zu durchmischen und einen Brei zu bilden, der dann weiter in den Dünndarm transportiert wird. Ein Problem, das hier oft unterschätzt wird, ist die Gastritis – eine Entzündung der Magenschleimhaut. Sie kann durch Stress, ungesunde Ernährung, zu viel Alkohol oder den übermäßigen Einsatz von Schmerzmitteln entstehen. Diese Entzündung kann nicht nur Sodbrennen und Magenschmerzen verursachen, sondern auch die Verdauung insgesamt verlangsamen und beeinträchtigen. Der Magen ist gereizt und kann die Nahrung nicht mehr richtig verarbeiten, was zu einem Völlegefühl und Druck im Oberbauch führen kann.

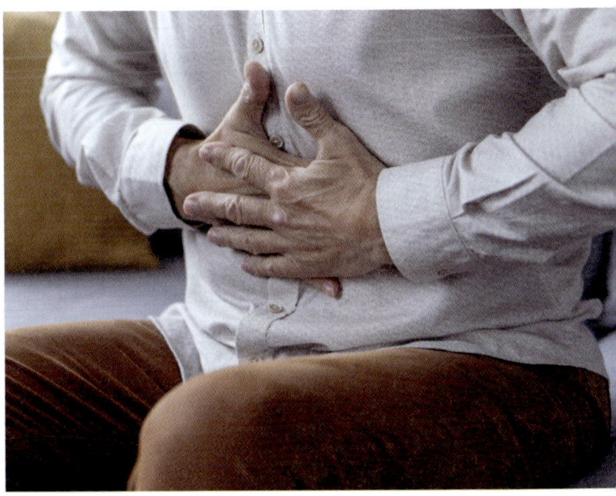

Bei Verdauungsproblemen kann die Osteopathie Bewegung und Funktion der Organe unterstützen und das Wohlbefinden fördern.

Im Dünndarm wird der stark saure Magenbrei neutralisiert, damit die Schleimhaut des Darms nicht beschädigt wird. Hier kommen die Enzyme der Bauchspeicheldrüse ins Spiel, die Kohlenhydrate, Fette und Eiweiße weiter zerlegen. Die Gallenflüssigkeit, die von der Leber produziert wird, hilft dabei, Fette in kleine Tröpfchen zu verwandeln, sodass sie besser verarbeitet werden können. Der Dünndarm ist außerdem mit winzigen Falten und Zotten ausgestattet, die dafür sorgen, dass die Nährstoffe, die jetzt in ihre kleinsten Bestandteile zerlegt sind, effizient in den Körper aufgenommen werden. Hier werden beispielsweise Glukose aus Kohlenhydraten, Aminosäuren aus Eiweißen und Fettsäuren aus Fetten gewonnen. Erkrankungen wie Zöliakie – eine Autoimmunerkrankung, bei der Gluten (ein Eiweiß in Getreideprodukten) Entzündungen des Dünndarms hervorruft – können hier zu Herausforderungen führen. Bei Zöliakie wird die Schleimhaut angegriffen, und die sogenannten Kerckring-Falten, die dafür sorgen, dass der Nahrungsbrei langsam durch den Darm wandert und die Nährstoffe über den Darmsaum optimal aufgenommen werden, können nicht mehr richtig arbeiten. Das führt häufig zu einem Nährstoffmangel, da die Nahrung einfach »durchrutscht« und der Körper wichtige Vitamine, Mineralstoffe und Spurenelemente nicht aufnimmt.

Nach der Arbeit des Dünndarms bleibt nur noch der unverdauliche Rest, der in den Dickdarm weitergeleitet wird. Hier wird dem Nahrungsbrei das Wasser entzogen, wodurch sich der Stuhl verdichtet. Zusätzlich spielen im Dickdarm Bakterien eine wichtige Rolle, die Ballaststoffe fermentieren und Vitamine wie Vitamin K produzieren. Am Ende wird der Stuhl im Enddarm gespeichert und dann ausgeschieden.

Dieser gesamte Prozess läuft in Ihrem Körper ab, ohne dass Sie es bewusst wahrnehmen. Doch er ist essenziell für Ihre Gesundheit und Ihr Wohlbefinden. Wenn das empfindliche System der Verdauung gestört wird – sei es durch falsche Ernährung, Stress oder Krankheiten – zeigt sich schnell, wie stark es den gesamten Organismus beeinflusst. Denn gerade auch Aufregung und Stress in Ihrem Alltag hat oft mehr Einfluss auf Ihre Verdauung als Ihnen bewusst ist. Ein hektischer Tag im Büro, dazu eine schnelle Mahlzeit im Stehen – und schon meldet sich der Bauch. Der Magen-Darm-Trakt reagiert äußerst sensibel auf psychische Belastungen. Wenn der Körper unter Stress steht, wird weniger Energie in die Verdauung gesteckt. Die Folge: Der Magen grummelt, die Nahrung wird nicht richtig verarbeitet und die Verdauung gerät aus dem Gleichgewicht.

Verdauungsprobleme sind in den meisten Fällen harmlos und können gut behandelt werden, dennoch gibt es immer auch Hinweise, die eine medizinische Abklärung notwendig machen. Es lohnt sich, genauer hinzuschauen, was der eigene Körper Ihnen sagt. Vielleicht hilft es schon, bestimmte Nahrungsmittel zu meiden, den Stress zu reduzieren oder auf eine bewusste Ernährung zu achten. Denn wie so oft gilt: Ihr Körper hat Ihnen viel zu sagen – hören Sie ihm genau zu, und Sie werden bald wieder entspannt und beschwerdefrei durch den Tag gehen!

Auch wenn Verdauungsprobleme nicht so häufig wie muskuloskelettale Beschwerden sind, suchen doch viele Menschen osteopathische Hilfe. Ziel dabei ist immer die Verbesserung der viszeralen Mobilität, also die Geschmeidigkeit des Gewebes. Im Folgenden werden zwei unterschiedliche Verdauungsprobleme erklärt: die Verstopfung und den Durchfall.

Durchfall

Durchfall – ein unangenehmes Thema, worüber keiner gern spricht. Dabei sollte es kein Tabuthema sein, denn der Stuhl gibt uns wichtige Informationen über unseren Gesundheitszustand. Im Grunde genommen spricht man von Durchfall, wenn der Stuhlgang häufiger auftritt und dabei dünner und flüssiger ist als üblich. Doch Durchfall ist nicht gleich Durchfall. Es gibt verschiedene Formen, und die Ursache kann von harmlos bis ernsthaft reichen.

Bei einfachem Durchfall, etwa nach dem Verzehr von ungewohntem oder verdorbenem Essen, spricht man oft von akutem Durchfall. Dieser klingt meist nach ein paar Tagen von selbst ab. Doch was, wenn sich Durchfall und Verstopfung abwechseln? Dieses Phänomen weist auf eine Störung im Darm hin, bei welcher der Körper erst Schwierigkeiten hat, den Stuhlgang voranzutreiben, und dann in einer Art »Notfallmodus« überreagiert und alles beschleunigt. Ein solcher Wechsel kann auf funktionelle Störungen wie das Reizdarmsyndrom hinweisen, aber auch auf ernstere, zum Beispiel chronisch-entzündliche Darmerkrankungen.

Die Ursachen für Durchfall sind ebenso vielfältig wie die Arten. Einer der häufigsten Gründe ist allerdings ganz einfach eine Infektion, sei es durch Bakterien wie *Salmonellen* oder *Escherichia coli (E. coli)*, Viren wie das Norovirus oder Parasiten wie *Giardia*. Diese Erreger können durch verunreinigtes Wasser, verdorbene Lebensmittel oder auch den Kontakt mit infizierten Personen übertragen werden. In solchen Fällen spricht man von infektiösem Durchfall, der oft von Fieber, Bauchkrämpfen und Erbrechen begleitet wird.

Eine weitere Form ist der sogenannte osmotische Durchfall, der auftritt, wenn der Darm bestimmte Substanzen – wie Zucker oder Salze – nicht richtig aufnimmt und diese im Darm Wasser anziehen. Das passiert beispielsweise bei Nahrungsmittelunverträglichkeiten wie Laktoseintoleranz. Man isst ein Stück Käsekuchen und der Darm kann den Milchzucker nicht verdauen – das Ergebnis ist ein schmerzhafter, wässriger Durchfall. Bei Durchfall verliert der Körper nicht nur Wasser, sondern auch Elektrolyte, also Salze wie Natrium und Kalium, die für den Körper essenziell sind. Eine langfristige Störung im Elektrolythaushalt kann zu Kreislaufproblemen, Muskelkrämpfen oder sogar Nierenversagen führen. Besonders bei älteren Menschen und Kindern ist Durchfall deshalb kein harmloses Problem, sondern kann schnell gefährlich werden.

Und dann gibt es die Fälle, bei denen chronischer Durchfall über Wochen oder Monate andauert. Hier sollten Sie unbedingt differentialdiagnostisch abklären lassen, ob nicht eine ernsthafte Erkrankung zugrunde liegt, wie eine chronisch-entzündliche Darmerkrankung (Morbus Crohn, Colitis ulcerosa), Zöliakie oder sogar Darmkrebs. Sollte Ihr Durchfall vermehrt an einen »Bleistiftstuhl« erinnern, sollten Sie einen Arzt aufsuchen. Auch Schilddrüsenerkrankungen oder Bauchspeicheldrüsenprobleme können sich durch anhaltenden Durchfall bemerkbar machen.

Kurz gesagt: Durchfall ist nicht nur unangenehm, sondern kann auch ein wichtiges Alarmsignal Ihres Körpers sein. Wenn er länger anhält oder sich mit anderen Symptomen wie Fieber, Blut im Stuhl oder starken Bauchschmerzen zeigt, sollten Sie den Ursachen unbedingt auf den Grund gehen lassen.

Verstopfung

Verstopfung, medizinisch als Obstipation bezeichnet, ist ein weiteres Verdauungsproblem, auf das ich näher eingehen möchte. Die Verstopfung zeichnet sich durch seltenen, harten oder erschwerten Stuhlgang aus. Normalerweise bewegt sich der Stuhl durch den Dickdarm, wo Wasser absorbiert wird. Wenn der Stuhl jedoch zu lange im Darm verweilt, wird zu viel Wasser entzogen, was ihn hart und trocken macht. Dies führt zu Schwierigkeiten beim Stuhlgang. Verstopfung kann durch eine Vielzahl von Faktoren ausgelöst werden, wie eine ballaststoffarme Ernährung, Flüssigkeitsmangel, Bewegungsmangel, bestimmte Medikamente (beispielsweise Opioide, Antidepressiva) oder hormonelle Veränderungen, wie sie während der Schwangerschaft oder bei einer Schilddrüsenunterfunktion vorkommen.

Medizinisch gesehen verlangsamt sich bei Verstopfung die Darmperistaltik, die Bewegung des Darms, was dazu führt, dass der Stuhl länger im Darm bleibt; dies kann zu einem erhöhten Druck im Darm führen und das Absetzen des Stuhls erschweren. In einigen Fällen kann es auch zu Komplikationen wie Hämorrhoiden oder Analfissuren führen, die durch starkes Pressen und den Durchtritt harten Stuhls verursacht werden.

Obwohl Verstopfung im Vergleich zu Durchfall als weniger akut gefährlich gilt, kann chronische Verstopfung ebenfalls auf ernsthafte Grunderkrankungen wie Darmerkrankungen oder Tumore hindeuten. Daher sollte sie nicht vernachlässigt werden, insbesondere wenn sie über einen längeren Zeitraum anhält. Eine frühzeitige medizinische Abklärung und Therapie, die oft aus Ernährungsumstellungen, erhöhter Flüssigkeitsaufnahme und körperlicher Aktivität besteht, kann helfen, die normale Darmfunktion wiederherzustellen und Komplikationen zu vermeiden.

Sie können sich aber selbst etwas Gutes tun und Ihr vegetatives Nervensystem und Ihre Lymph- und Blutversorgung beeinflussen. Wie Sie dies genau machen, erfahren Sie in Kapitel 4 auf den Seiten 125 bis 129.

ATEMWEGSERKRANKUNGEN

Atemwegserkrankungen sind ein Thema, das bei vielen Menschen Sorgen auslöst, und das zu Recht. Schließlich atmen wir ständig, und wenn dieser grundlegende Mechanismus gestört ist, merken wir es sofort. Aber was passiert eigentlich im Körper bei Atemwegserkrankungen?

Atemwegserkrankungen können die oberen oder unteren Atemwege betreffen, wobei die Unterschiede oft im Schweregrad der Symptome und in der betroffenen Region liegen. Zu den oberen Atemwegen zählen die Nase, der Rachen und der Kehlkopf. Zu den unteren Atemwegen gehören die Luftröhre, die Bronchien und die Lunge. Eine einfache Erkältung oder Schnupfen betrifft meist die oberen Atemwege, während Erkrankungen wie Bronchitis oder sogar eine Lungenentzündung die unteren Atemwege betreffen und ernster sein können.

Ein häufiger Begleiter bei Atemwegserkrankungen sind Entzündungen, die oft durch Viren, Bakterien oder sogar Umweltfaktoren wie Allergene oder Schadstoffe ausgelöst werden. Diese Entzündungen führen dazu, dass die Schleimhäute anschwellen und vermehrt Schleim produzieren, was die Atmung erschwert. Vielleicht kennen Sie das Gefühl, dass sich der Brustkorb eng anfühlt, die Luft schwerer durch die Lunge strömt und das Atmen sich anstrengender anfühlt als gewohnt.

Die Symptome können je nach Schwere der Erkrankung variieren. Eine einfache Erkältung verursacht oft nur Husten, Schnupfen und leichtes Unwohlsein. Bei einer Bronchitis oder einer Lungenentzündung können die Beschwerden viel intensiver sein. Patienten erleben Husten, oft mit zähem Auswurf, Atemnot, Brustschmerzen und Fieber. Es ist wichtig zu wissen, dass bei solchen Erkrankungen auch die Lunge in Mitleidenschaft gezogen werden kann, was in schweren Fällen zu einer gefährlichen Einschränkung der Lungenfunktion führen kann.

Die Diagnose und Behandlung von Atemwegserkrankungen erfordert in vielen Fällen den Blick auf die genauen Symptome. Werden die Atemwege durch Viren oder Bakterien infiziert, spricht man von akuten Atemwegsinfektionen. Allergien können ebenfalls die Atemwege betreffen und ähnliche Symptome hervorrufen. In schweren Fällen, wie bei einer chronischen obstruktiven Lungenerkrankung (COPD für Chronic Obstructive Pulmonary Disease) oder Asthma, gibt es eine dauerhafte Einschränkung der Atmung. Ein solcher Zustand kann zu wiederholten Atemnotanfällen führen und die Lebensqualität erheblich beeinträchtigen. Wenn Sie feststellen, dass das Atmen zunehmend schwerer wird, dass Sie immer häufiger nach Luft schnappen oder sich ein beklemmendes Gefühl in der Brust einstellt, sollten Sie schnell handeln, denn dies gehört definitiv in ärztliche Hände. Auch bei hohem Fieber, blau verfärbten Lippen oder extremem Husten mit Auswurf sollten Sie medizinische Hilfe in Anspruch nehmen. Atemwegserkrankungen, die mit plötzlicher Atemnot und Brustschmerzen einhergehen, können auf ernsthafte, potenziell lebensbedrohliche Zustände wie eine Lungenembolie oder einen Herzinfarkt hinweisen, was sofort behandelt werden muss.

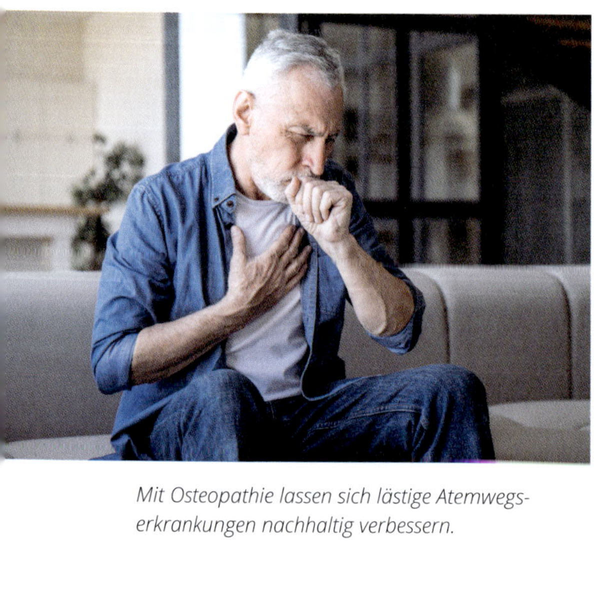

Mit Osteopathie lassen sich lästige Atemwegserkrankungen nachhaltig verbessern.

Und dennoch gibt es in einfachen und leichten Fällen eine Menge, was Sie selbst tun können. Genauer werde ich darauf noch eingehen, aber grundsätzlich können Sie sich merken: Viel trinken, um den Schleim zu verflüssigen, Inhalationen mit Kamille oder Salzwasser, das Vermeiden von Rauch und Schadstoffen und regelmäßige Bewegung in frischer Luft ist immer gut.

Chronische Bronchitis

Chronische Bronchitis – das klingt so, als würde es einen hartnäckigen, unwillkommenen Gast beschreiben, der einfach nicht gehen will, oder? Und tatsächlich, genau das ist sie auch. Während eine akute Bronchitis kommt und nach einer Weile wieder verschwindet, bleibt die chronische Variante gern langfristig bestehen – und das oft über Jahre hinweg.

Medizinisch betrachtet spricht man von einer chronischen Bronchitis, wenn der Patient über mindestens drei Monate hinweg Husten und Auswurf hat – und das in mindestens zwei aufeinanderfolgenden Jahren. Es handelt sich um einen langwierigen entzündlichen Prozess, der die Bronchien betrifft. Die Bronchien sind jene Luftwege, die die Luft von der Luftröhre in die Lunge transportieren. Bei einer chronischen Bronchitis sind die Schleimhäute in den Bronchien dauerhaft gereizt und produzieren vermehrt Schleim. Das führt dazu, dass man immer wieder husten muss, um den Schleim loszuwerden – eine Symphonie des Hustens, die nicht nur für die Betroffenen selbst, sondern auch für deren Umfeld anstrengend sein kann.

Es gibt unterschiedliche Stufen dieser Krankheit. In den frühen Stadien spüren die Patienten oft nur morgendlichen Husten, der von zähem Schleim begleitet wird. Die Luftwege sind verengt, aber noch relativ frei. Mit der Zeit jedoch, wenn sich die Krankheit unbehandelt weiterentwickelt, wird die Lunge immer mehr in Mitleidenschaft gezogen. Irgendwann spricht man von einer chronisch-obstruktiven Bronchitis oder auch von COPD. Das bedeutet, dass die Bronchien so stark verengt sind, dass es zu Atemnot kommt – selbst bei so geringen Anstrengungen wie dem Treppensteigen. Gleichzeitig verliert die Lunge an Elastizität, wodurch das Ausatmen zunehmend schwieriger wird.

Die Unterscheidung zur akuten Bronchitis ist relativ einfach: Während die akute Form meist durch Viren ausgelöst wird und mit typischen Erkältungssymptomen wie

Husten, Schnupfen und leichtem Fieber einhergeht, entwickelt sich die chronische Bronchitis langsam und bleibt langfristig bestehen. Akute Bronchitis kommt, geht und lässt Sie nach ein paar Wochen wieder in Ruhe. Die chronische Bronchitis hingegen hat sich in Ihrem Leben häuslich eingerichtet.

In den frühen Phasen ist es meist der typische Raucherhusten am Morgen, oft begleitet von einem rasselnden Geräusch beim Atmen. Das Ausatmen kann etwas mühsamer sein, und man hat oft das Gefühl, nicht richtig durchatmen zu können. Später, wenn die Krankheit fortschreitet, kommen Atemnot bei Belastung, ständiges Husten und Auswurf dazu. Manche Patienten beschreiben es so, als hätten sie ständig einen Schleimklumpen im Hals, den sie nicht loswerden können. Bei fortgeschrittener COPD sind auch einfache Tätigkeiten wie das Anziehen oder Gehen zur Belastung geworden, und es kommt immer häufiger zu Atemnotanfällen. Ein sehr prägnantes Symptom ist der »Husten mit Auswurf«, der, wie gesagt, gern morgens besonders intensiv ist. Aber es gibt auch andere Zeichen: Müdigkeit, ständige Erschöpfung und ein pfeifendes Geräusch beim Atmen (auch Giemen genannt) sind oft ständige Begleiter.

Die häufigste Ursache ist – Sie ahnen es wahrscheinlich schon – das Rauchen. Tabakrauch ist Gift für die Bronchien und führt langfristig zu einer chronischen Entzündung. Aber auch andere Schadstoffe, wie Staub oder Chemikalien, können die Bronchien reizen. Und hier liegt der entscheidende Unterschied zur akuten Bronchitis: Während diese meist auf eine Infektion zurückzuführen ist, hat die chronische Bronchitis ihre Wurzeln in schädlichen Umwelteinflüssen oder eben im Rauchen.

Eine Sache ist sicher: Auch wenn die chronische Bronchitis ein lästiger Begleiter ist, sie kann in den frühen Stadien aufgehalten werden – vor allem, wenn man frühzeitig mit dem Rauchen aufhört oder andere Schadstoffe vermeidet. Und auch später, bei fortgeschrittener Krankheit, gibt es Möglichkeiten, die Symptome zu lindern und die Lebensqualität zu verbessern.

Gerade bei Atemwegserkrankungen wie der chronischen Bronchitis ist der Brustkorb oft durch die ständige Überlastung der Atemmuskulatur verspannt und eingeschränkt. Ziel ist es hier, die Beweglichkeit der Rippen und der Wirbelsäule zu verbessern, was wiederum zu einer freieren Atmung führt. Stellen Sie sich vor, Ihre Lunge bekommt mehr Raum, um sich auszudehnen – das allein kann schon spürbar Erleichterung bringen. Außerdem ist das Zwerchfell unser Hauptatemmuskel, und wenn es durch chronischen Husten oder Atemnot überlastet ist, kann dies zu einer Einschränkung der Atmung führen. Osteopathen können das Zwerchfell lockern und die Atemmuskulatur insgesamt entlasten. So fällt Ihnen das Atmen – vor allem das Ausatmen – leichter. Auch der Einfluss auf das vegetative Nervensystem ist nicht zu unterschätzen. Bei chronischen Atemwegserkrankungen ist der Körper oft im Alarmmodus. Osteopathische Behandlungen können das Nervensystem beruhigen und helfen, Stress zu reduzieren – und Stress spielt bei der Verschlimmerung von Atemproblemen oft eine erhebliche Rolle.

Nicht zu vergessen ist die Lymphdrainage. Gerade bei chronischen Entzündungen kann das Lymphsystem überlastet sein. Osteopathen können die Drainagewege des Körpers anregen und so den Abtransport von Schleim und entzündlichen Abfallprodukten unterstützen.

Kurzum, die Osteopathie hilft Ihrem Körper, besser mit der Krankheit umzugehen und die eigenen Ressourcen effektiver zu nutzen. Sie bietet eine ganzheitliche Unterstützung, indem sie Blockaden löst, die Atmung erleichtert und das Nervensystem ins Gleichgewicht bringt – alles ohne Medikamente oder invasive Eingriffe. Sie können aufatmen – im wahrsten Sinne des Wortes.

Asthma – wenn die Bronchien auf der Bremse stehen

Asthma ist eine chronische Erkrankung der Atemwege, die zwar nicht heilbar, aber gut kontrollierbar ist. Die Lunge kann dabei als eine Art empfindliches Frühwarnsystem betrachtet werden. Sobald sie auf etwas Unangenehmes stößt, schaltet sie in den Verteidigungsmodus. In diesem Modus verengen sich die Bronchien, die feinen Röhren, die Luft zu und von den Lungenbläschen transportieren, und es wird schwer, Luft zu holen. Es ist, als ob jemand plötzlich den Hahn am Gartenschlauch zudreht, durch den Luft statt Wasser fließt. Alles verengt sich, der Durchfluss wird geringer und jeder Atemzug wird ein Kampf.

Asthma tritt oft in Schüben auf. Zwischen den Anfällen fühlt man sich vielleicht vollkommen gesund, doch dann reicht manchmal ein kleiner Auslöser – wie Pollen, kalte Luft oder eine körperliche Anstrengung – und schon geraten die Atemwege in Aufruhr. Die Bronchien schwellen an, produzieren mehr Schleim als sonst, und die

Muskeln rund um die Atemwege verkrampfen sich. Das Ergebnis? Husten, pfeifende Atemgeräusche und Atemnot. So kann sich eine harmlose Joggingrunde plötzlich in ein Rennen gegen die Luftnot verwandeln.

Die Wurzel des Übels liegt in einer Überreaktion des Immunsystems. Normalerweise schützt uns das Immunsystem vor schädlichen Eindringlingen, doch bei Asthmatikern spielt es leider auch bei harmlosen Reizen verrückt. Die Atemwege reagieren überempfindlich auf Dinge wie Pollen, Hausstaub oder Tierhaare. Diese Überempfindlichkeit führt zu einer chronischen Entzündung in den Bronchien. Mastzellen, ein Teil des Immunsystems, setzen entzündungsfördernde Stoffe frei, die wiederum eine Kettenreaktion auslösen: Die Atemwege verengen sich und die Schleimproduktion wird angekurbelt. Für Betroffene fühlt sich das so an, als ob die Luft durch einen immer enger werdenden Tunnel strömt.

Die Ursachen für Asthma sind vielseitig. Bei vielen Menschen spielt die Genetik eine Rolle – wenn ein Elternteil Asthma hat, stehen die Chancen nicht schlecht, dass auch Sie anfällig dafür sind. Umweltfaktoren wie Luftverschmutzung, Zigarettenrauch oder chemische Dämpfe können ebenfalls Asthma auslösen oder verschlimmern. Und dann gibt es natürlich noch die klassischen Allergieauslöser: Pollen, Tierhaare, Schimmelpilze und Hausstaubmilben sind die üblichen Verdächtigen. Infektionen der Atemwege, insbesondere in der Kindheit, können ebenfalls ein Risikofaktor für die Entwicklung von Asthma sein.

Was Asthma so tückisch macht, ist die Vielfalt der Symptome. Manche Menschen haben nur gelegentliche Beschwerden, andere kämpfen täglich mit Atemproblemen. Zu den häufigsten Symptomen gehören Atemnot, Husten, besonders in der Nacht oder am frühen Morgen, und das charakteristische Pfeifen beim Atmen. Dieses Pfeifen entsteht, wenn die Luft durch die verengten Atemwege gezwängt wird. Ein weiteres typisches Symptom ist das Gefühl von Enge in der Brust, als ob ein unsichtbares Band sie einschnurt.

Die Atemnot kann besonders in bestimmten Situationen auftreten – beispielsweise bei körperlicher Anstrengung oder in Kontakt mit den individuellen Asthmaauslösern, wie Tierhaaren oder Rauch. Die Symptome können leicht bis schwer sein und bei einem akuten Asthmaanfall sogar lebensbedrohlich werden, wenn die Luftzufuhr so stark eingeschränkt ist, dass ein Sauerstoffmangel droht.

Asthma ist allerdings keine ständige Bedrohung, sondern lässt sich in der Regel mit dem Ausschalten der Noxen, also der schädlichen Einflüsse, und der richtigen Therapie sehr gut kontrollieren. Die Schulmedizin behandelt meist mit Inhalatoren, welche die verengten Atemwege weiten und die Atmung erleichtern, oder mit Medikamenten, die langfristig entzündungshemmende Wirkungen haben, um die Empfindlichkeit der Atemwege zu verringern und Asthmaanfällen vorzubeugen. Wichtig ist dabei, die Behandlung konsequent einzuhalten und Auslöser möglichst zu vermeiden. Ein Leben mit Asthma bedeutet nicht, dass Sie auf ein aktives und erfülltes Leben verzichten müssen. Sie müssen lediglich lernen, auf die Signale Ihres Körpers zu hören und entsprechend zu handeln. Letztendlich ist es wie bei einem empfindlichen Oldtimer – mit der richtigen Pflege und Wartung können Sie weiterhin gut durch den Alltag fahren. Nur eben ab und zu mit einem extra Blick auf die »Motorenleistung« Ihrer Atemwege.

Die Osteopathie bietet auch bei chronischen Erkrankungen wie Asthma Unterstützung. Die Atemwege oder die Lunge werden hier nicht isoliert betrachtet, sondern es ist sinnvoll, den gesamten Körper als funktionelles System mit all seinen Aufgaben zu betrachten. Ziel ist es dabei immer, die Atmungsmechanik zu verbessern, indem man (durch die viszerale Osteopathie, siehe auch Seite 39) Spannungen der Interkostalmuskulatur löst und die Atemhilfsmuskulatur unterstützt. Bei Asthma steht natürlich die Lunge im Zentrum, aber auch die Verbindung zu anderen Organen wie Zwerchfell, Herz, Faszien oder sogar Verdauungssystem. Einschränkungen in der Mobilität der Lungenflügel oder des Zwerchfells können die Atemfunktion beeinträchtigen. Sie können sich vorstellen, dass Atmung ein hochkomplexer Prozess ist. Bei Asthmatikern ist oft die gesamte Brustkorbmuskulatur durch ständige Atemnot oder Hustenattacken verspannt. Das Zwerchfell als Hauptatemmuskel spielt eine zentrale Rolle bei der Ein- und Ausatmung, wird aber durch die ständige Überbeanspruchung bei Asthma häufig in seiner Funktion eingeschränkt. Hier können gezielte Atemübungen von Ihrer Seite Spannungen lösen und die umliegende Muskulatur entlasten. Gerade bei Asthmatikern kann es durch die Atemnot zu einer chronischen Verkrampfung der Zwischenrippenmuskulatur kommen, die Sie sehr gut lösen können. Eine bessere Beweglichkeit des Brustkorbs führt zu einer effizienteren Atmung, was Asthmasymptome lindern kann.

Asthma ist oft nicht nur ein rein physisches Problem, sondern auch eng mit dem vegetativen Nervensystem verbunden, insbesondere mit dem Sympathikus, der die »Kampf-oder-Flucht«-Reaktionen steuert. Asthmaanfälle können durch Stress verschärft werden, da dieser das sympathische Nervensystem aktiviert und eine Verengung der Bronchien verstärken kann. Achten Sie deshalb auf Ihr Stresslevel und versuchen Sie, das Gleichgewicht des parasympathischen und sympathischen Systems herzustellen. Gerade Entspannungstechniken oder auch die kraniosakrale Osteopathie können hier auf den Parasympathikus (der Teil des Nervensystems, der für Entspannung und Regeneration zuständig ist) wirken, was sich günstig auf die Schwere und die Häufigkeit von Asthmaanfällen auswirken kann.

Es ist wichtig zu betonen, dass Osteopathie bei Asthma keine medikamentöse Behandlung ersetzt. Sie kann jedoch eine wertvolle Ergänzung darstellen, indem sie die Lebensqualität der Betroffenen verbessert und die Anfälligkeit für Asthmaanfälle verringert. Oft zeigt sich, dass Patienten, die regelmäßig osteopathisch behandelt werden, weniger akute Asthmaschübe haben und ihre Medikation besser kontrollieren können.

COPD: Jeder Atemzug wird zur Herausforderung

Vier kleine Buchstaben, die für eine große Herausforderung stehen – die chronisch obstruktive Lungenerkrankung (Chronic Obstructive Pulmonary Disease): COPD. Dabei handelt es sich um eine chronische Erkrankung der Lunge, die, wie der Name schon sagt, mit einer Verengung (Obstruktion) der Atemwege einhergeht. Diese Verengung ist nicht reversibel, also nicht vollständig rückgängig zu machen. Die Atemwege sind dauerhaft geschädigt und verengen sich immer weiter, was das Atmen erschwert. COPD ist weltweit eine der häufigsten Todesursachen. Etwa 384 Millionen Menschen sind betroffen, und es wird erwartet, dass diese Zahl aufgrund der alternden Bevölkerung und des fortgesetzten Tabakkonsums weiter steigen wird. In Deutschland leben rund sechs Millionen Menschen mit COPD, wobei viele von ihnen erst in fortgeschrittenen Stadien eine Diagnose erhalten. Das liegt auch daran, dass die Symptome häufig lange Zeit als »Raucherhusten« abgetan werden und die Krankheit somit unterschätzt wird. COPD ist keine einzelne Krankheit, sondern ein Sammelbegriff für zwei Hauptzustände: chronische Bronchitis und Emphysem. Bei chronischer Bronchitis sind die Atemwege ständig entzündet und produzieren übermäßig viel Schleim, was zu Husten und Atembeschwerden führt. Das Emphysem betrifft die Lungenbläschen (Alveolen), die dafür verantwortlich sind, Sauerstoff in das Blut zu transportieren. Beim Emphysem werden diese Bläschen zerstört, was die Fähigkeit der Lunge, Sauerstoff aufzunehmen, deutlich reduziert.

Die Hauptursache ist leider das Rauchen. Tatsächlich sind etwa 90 Prozent aller COPD-Fälle auf den Tabakkonsum zurückzuführen. Zigarettenrauch schädigt die feinen Strukturen der Atemwege und Lungenbläschen. Im Laufe der Zeit verursacht das Rauchen eine chronische Entzündung und die Lunge verliert ihre Elastizität. Die Atemwege verengen sich, der Luftstrom wird behindert und die Lungenbläschen brechen zusammen. Ergebnis: Der Sauerstoffaustausch ist eingeschränkt, und jeder Atemzug fühlt sich an, als würden Sie gegen einen unsichtbaren Widerstand ankämpfen. Aber auch Nichtraucher können über langfristige Expositionen wie Luftverschmutzung, Chemikalien oder Staub ungünstig betroffen sein. Auch genetische Faktoren spielen eine Rolle. Ein Beispiel dafür ist der Alpha-1-Antitrypsin-Mangel, eine seltene genetische Störung, die das Risiko für COPD erhöht.

Die Symptome von COPD schleichen sich oft langsam ein. Viele Menschen bemerken anfangs nur einen leichten Husten oder Atemnot bei körperlicher Anstrengung. Doch je weiter die Krankheit fortschreitet, desto stärker und dauerhafter werden die Beschwerden. Zu den typischen Symptomen gehören:

- **Chronischer Husten:** Das ist nicht der kleine Reizhusten, den Sie von einer Erkältung kennen. Bei COPD ist der Husten hartnäckig, oft produktiv (also mit Auswurf), und hält viele Monate oder Jahre an.
- **Atemnot:** Besonders bei körperlicher Aktivität bemerken Sie, dass Ihnen die Luft wegbleibt. Selbst das Treppensteigen kann zu einer Herausforderung werden.
- **Auswurf:** Bei COPD produzieren die Atemwege vermehrt Schleim, der abgehustet wird. Das liegt an der chronischen Entzündung der Bronchien.
- **Pfeifende Atemgeräusche:** Wenn sich die Atemwege verengen, kann es zu einem pfeifenden oder keuchenden Atemgeräusch kommen – ähnlich wie bei Asthma.

Die Symptome von COPD verschlechtern sich im Laufe der Zeit, und Betroffene können zunehmend Schwierigkeiten haben, alltägliche Aktivitäten wie Gehen, Anziehen oder Einkaufen ohne Atemnot zu bewältigen. Gerade weil die Erkrankung oft mit einem langsamen Verlauf beginnt und die Symptome zunächst nicht auffällig sind, ist COPD so tückisch. Viele Betroffene gehen davon aus, dass der morgendliche Husten oder die leichte Atemnot einfach zum normalen Alterungsprozess oder zu den Folgen des Rauchens gehören. Erst wenn die Symptome stärker werden, suchen viele Menschen ärztliche Hilfe. Doch je früher COPD diagnostiziert wird, desto besser lässt sie sich behandeln.

Leider ist COPD nicht heilbar, aber es gibt viele Möglichkeiten, die Symptome zu lindern und die Lebensqualität zu verbessern. Der wichtigste Schritt: Sie müssen mit dem Rauchen aufhören. Natürlich weiß ich, dass dies leichter gesagt ist als getan, aber es ist die wirksamste Maßnahme, um das Fortschreiten der Krankheit zu verlangsamen. Ihr Körper kann sich von den Schäden, die das Rauchen verursacht hat, nicht vollständig erholen, aber er kann den weiteren Schaden stoppen.

Nasennebenhöhlenentzündung

Eine Nasennebenhöhlenentzündung (oder *Sinusitis*), ist ein häufiges Problem, das auftreten kann, wenn die Schleimhäute in den Nasennebenhöhlen entzündet sind. Diese Hohlräume im Schädel, die normalerweise luftgefüllt sind und mit der Nasenhöhle in Verbindung stehen, haben die Aufgabe, die eingeatmete Luft zu befeuchten und den Kopf etwas leichter zu machen. Doch wenn die Verbindungen verstopfen – zum Beispiel durch eine Erkältung oder Allergien –, kann der Schleim nicht mehr abfließen. Dies führt zu einem Stau, bei dem Bakterien oder Viren eine schmerzhafte Entzündung verursachen.

Es gibt zwei Hauptformen der Sinusitis, die akute und die chronische Variante. Die akute Sinusitis tritt plötzlich auf, oft nach einer Erkältung, und dauert selten länger als vier Wochen. Nach einer überstandenen Erkältung ist die Nase meist verstopfter als zuvor, der Kopf brummt und die Schmerzen im Gesicht sind kaum erträglich. Im Gegensatz dazu macht sich die chronische Sinusitis besonders unbeliebt, weil sie hartnäckig bleibt und länger als drei Monate anhalten kann. Häufig liegt hier eine zugrunde liegende Allergie oder eine anatomische Besonderheit wie eine Nasenscheidewandverkrümmung vor. Dabei fühlen Sie sich oft monatelang verschnupft und geplagt von dem Gefühl, als ob Ihre Nase nie ganz frei wäre.

Die Symptome einer Sinusitis lassen sich kaum übersehen. Eines der Hauptmerkmale ist das unangenehme Druckgefühl im Gesicht, als ob Ihr Kopf schwerer geworden wäre, besonders in der Stirn, den Wangen oder um die Augen herum. Dieser Druck kann sich verschlimmern, wenn Sie den Kopf bewegen oder sich bücken. Gleichzeitig ist die Nase oft verstopft, und Sie bemerken möglicherweise einen gelblich-grünen Nasenausfluss, was auf eine bakterielle Infektion hindeutet. Dazu gesellen sich oft starke Kopfschmerzen, die morgens nach dem Aufwachen am schlimmsten sind, weil sich der Schleim über Nacht angestaut hat. Viele Betroffene verlieren außerdem vorübergehend ihren Geruchssinn, was nicht nur die Fähigkeit, Gerüche wahrzunehmen, sondern auch den Geschmackssinn beeinträchtigen kann. Ein lästiger Husten, der durch den abfließenden Schleim in den Rachen verursacht wird, und Halsschmerzen runden das Bild ab.

Die gute Nachricht ist, dass eine akute Sinusitis in den meisten Fällen von selbst ausheilt. Mit der richtigen Selbstpflege können Sie die Symptome jedoch lindern und die Heilung beschleunigen. Dampfinhalationen, bei denen heißer Wasserdampf eingeatmet wird, können helfen, den Schleim zu verflüssigen und die Nasengänge zu öffnen. Eine Nasenspülung mit einer Kochsalzlösung kann ebenfalls Wunder wirken, indem sie die Nasengänge reinigt und den Schleim abtransportiert. Es ist auch wichtig, ausreichend Wasser zu trinken, um die Schleimhäute feucht zu halten und dem Körper zu helfen, den Schleim loszuwerden. Sollten die Kopfschmerzen und das Druckgefühl zu stark werden, können Schmerzmittel wie Ibuprofen oder Paracetamol Abhilfe schaffen.

Abschwellende Nasensprays sind ebenfalls hilfreich, sollten aber nur kurzfristig verwendet werden, da sie bei längerer Anwendung zu einer Abhängigkeit führen können. Oft können Sie mit diesen einfachen Maßnahmen die Beschwerden in den Griff bekommen und die Heilung unterstützen. Wie Sie sich auch osteopathisch helfen können, beschreibe ich Ihnen im nächsten Kapitel genauer. Falls sich Ihre Symptome jedoch nach zehn Tagen nicht bessern oder sie sich sogar verschlimmern, ist ein Arztbesuch ratsam. Eine chronische Sinusitis erfordert oft eine gründlichere Untersuchung, um die Ursache zu finden und gezielt behandeln zu können. Manchmal sind Antibiotika notwendig, wenn eine bakterielle Infektion vorliegt, oder sogar eine Operation, um anatomische Blockaden zu entfernen.

Eine Sinusitis kann äußerst unangenehm sein, ist aber in den meisten Fällen gut behandelbar. Mit Geduld, der richtigen Pflege und, wenn nötig, ärztlicher oder osteopathischer Unterstützung können Sie bald wieder frei durchatmen. Ihr Gesicht wird es Ihnen danken!

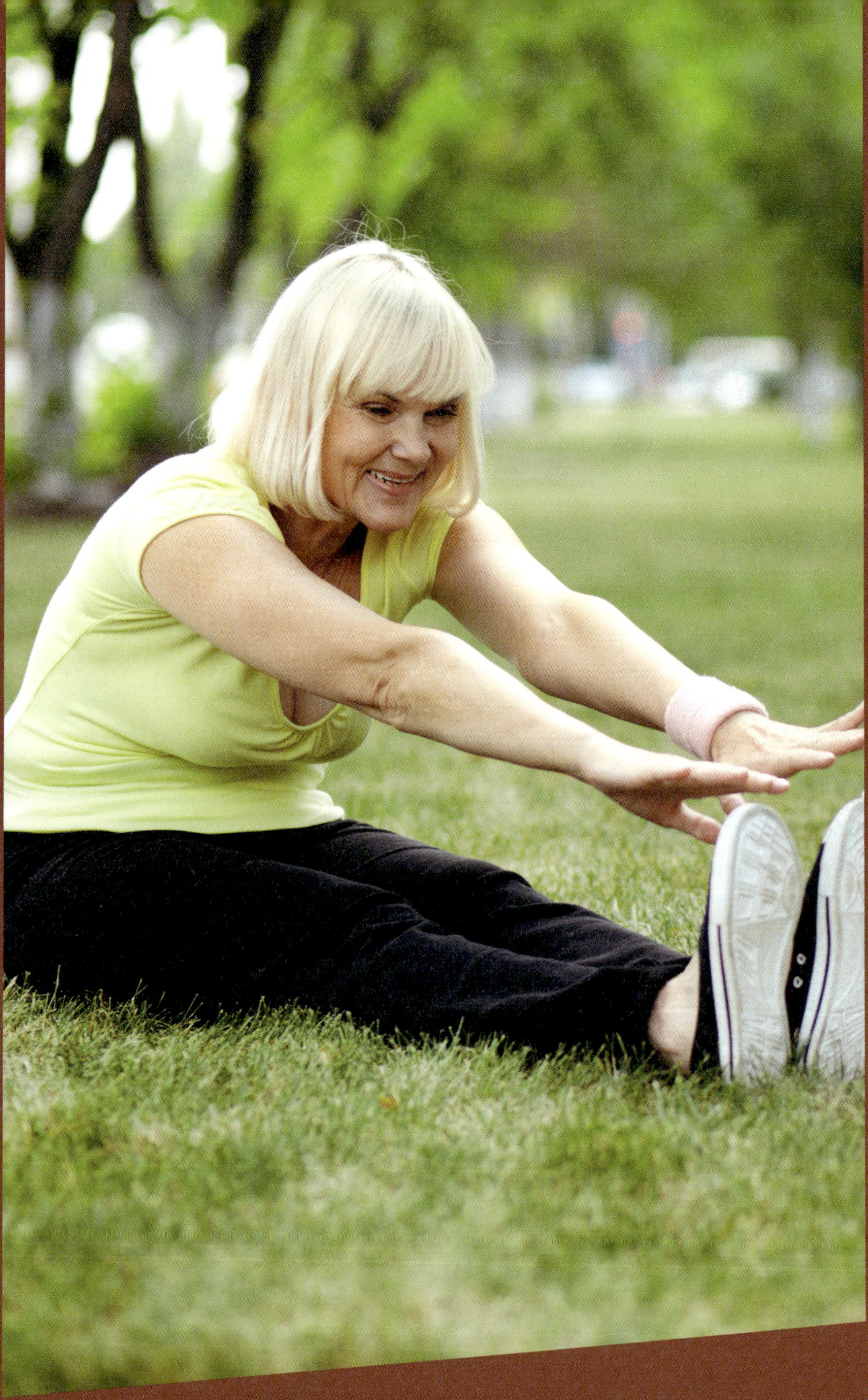

Kapitel 4

Übungen für mehr Beweglichkeit und Wohlbefinden

DER BEWEGUNGSAPPARAT VON FUSS BIS KOPF

In diesem Kapitel finden Sie spezifische Programme, die auf die häufigsten Beschwerdebilder abzielen, um Ihnen effektive Erleichterung zu bieten. Gezielte Bewegungen können wahre Wunder bewirken! Hier finden Sie leicht umsetzbare Übungen und osteopathische Selbsthilfetechniken, die Ihre Beweglichkeit verbessern, Schmerzen lindern und Ihr Wohlbefinden steigern. Schritt für Schritt erkläre ich Ihnen, wie Sie mit einfachen Anwendungen Ihrem Körper Gutes tun – jederzeit und ganz ohne Geräte.

STABILE BASIS FÜR DEN GANZEN KÖRPER: FÜSSE UND KNIE

Die Ursachen für Gelenkschmerzen sind vielfältig und reichen von entzündlichen Erkrankungen wie Arthritis über degenerative Veränderungen wie Arthrose bis hin zu Verletzungen und Überlastungen. Diese Schmerzen können die Beweglichkeit einschränken, die Lebensqualität mindern und alltägliche Aktivitäten erheblich erschweren. Ein Haus, das auf Sand gebaut ist, kippt. So ähnlich ist es auch mit unseren Füßen – deshalb lohnt es sich, sie zu kräftigen und eine stabile Basis herzustellen.

Stabilität ist entscheidend für eine schmerzfreie Bewegung und Belastbarkeit im Alltag und beim Sport. Stabilitätstraining hilft der Ansteuerung der Muskulatur, die es ermöglicht, Kräfte optimal auf die Gelenke zu übertragen. Eine bewusste Ansteuerung sorgt dafür, dass die Bewegungszüge kontrolliert ablaufen, wodurch Fehlbelastung und dauerhafte Abnutzung vermieden werden können: Dies ist eine wichtige Grundlage für Belastbarkeit und auch für langfristige Kniegesundheit. Deshalb verdienen auch Ihre Knie etwas Aufmerksamkeit. Um das Knie von allen Seiten gut zu trainieren, sollten Sie eine Vielzahl unterschiedlicher Übungen in Ihr Training integrieren. Führen Sie klassische Übungen wie Kniebeugen und Ausfallschritte durch, aber auch spezifische Übungen für die Außenseiten (Abduktoren) als auch für die Innenseiten (Adduktoren). Die Vielfalt stärkt die Muskulatur, wodurch das Knie optimal stabilisiert und trainiert wird. Vergessen Sie dabei nicht die Bewegungsfreiheit dieser Gelenke. Indem Sie die Feinfühligkeit für Ihre Knie stärken und Spannungen sanft lösen, können Sie mit kleinen Schritten zu mehr Leichtigkeit, Beweglichkeit und Wohlbefinden finden.

Warum die Kräftigung der Fußmuskulatur und Knie wichtig ist:

- **Stabilität und Balance:** Gut trainierte Muskeln helfen, das Gleichgewicht zu halten und die Stabilität zu verbessern, was besonders im Alter Stürzen und Verletzungen vorbeugt.
- **Schmerzlinderung:** Durch die Kräftigung der Muskulatur können Fehlbelastungen ausgeglichen und Schmerzen, beispielsweise im Bereich der Plantarfaszie oder des Fußgewölbes, reduziert werden.
- **Verbesserte Durchblutung:** Regelmäßiges Training der Fußmuskulatur fördert die Durchblutung und kann so Schwellungen und Ermüdung entgegenwirken.
- **Unterstützung des gesamten Bewegungsapparates:** Starke Füße und Knie tragen zu einer besseren Körperhaltung bei und entlasten Gelenke und Wirbelsäule.

Tipps

... zu der folgenden Übung für stabile Füße:

- **Regelmäßigkeit:** Tägliches Training bringt die besten Ergebnisse. Bereits wenige Minuten pro Tag können einen großen Unterschied machen.
- **Variation:** Kombinieren Sie verschiedene Übungen, um alle Muskeln im Fuß gleichmäßig zu trainieren.
- **Barfußlaufen:** Gehen Sie so oft wie möglich barfuß, um die natürliche Kräftigung der Fußmuskulatur zu fördern.
- **Geduld, Intensität:** Die Fußmuskulatur benötigt Zeit, um stärker zu werden. Langsam beginnen und die Intensität schrittweise steigern.
- **Fußentspannung:** Rollen Sie mit dem Fuß auf einem Tennis- oder Golfball hin und her. Spüren Sie Stellen auf, die sich hart und fest anfühlen, und verweilen Sie dort einen Moment, bis der Schmerz nachlässt.

Kräftigung der Fußmuskulatur

Material: Stuhl, Murmeln oder Nüsse, Handtuch • **Dauer:** 10 bis 12 Minuten

1. **Zehenheben und -senken:** Diese Übung stärkt die Muskeln an der Oberseite des Fußes.
2. **Gegenstände aufheben:** Greifen Sie Murmeln, Nüsse oder andere kleine Gegenstände mit den Zehen. Diese Übung fördert die Feinmotorik und kräftigt die Fußmuskeln.
3. **Handtuchkräuseln:** Legen Sie ein Handtuch flach auf den Boden und kräuseln Sie es mit den Zehen zusammen. Dies kräftigt die Muskeln an der Unterseite des Fußes.
4. **Fußkreisen:** Drehen Sie den Fuß in langsamen, kreisenden Bewegungen, um die Muskeln zu dehnen und zu stärken.
5. **Fersenheben:** Stellen Sie sich auf die Zehenspitzen und senken Sie die Fersen anschließend langsam wieder ab. Diese Übung stärkt die Wadenmuskulatur und das Fußgewölbe.

Alle Übungen funktionieren im Sitzen oder im Stehen. Versuchen Sie, den Rest des Körpers entspannt zu lassen.

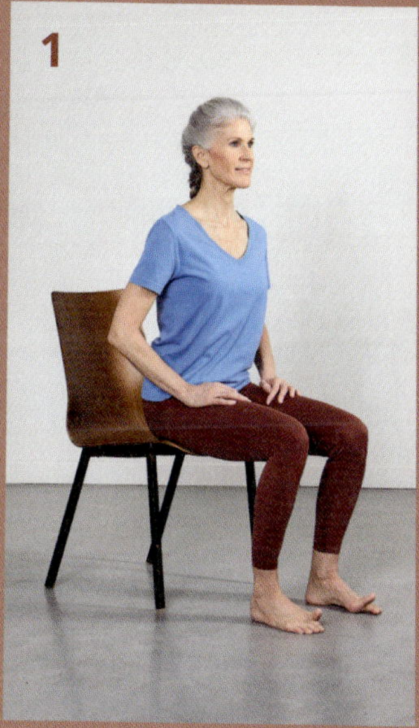
1

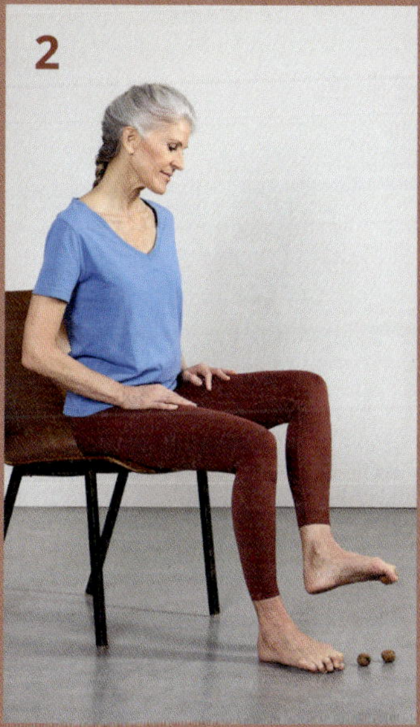
2

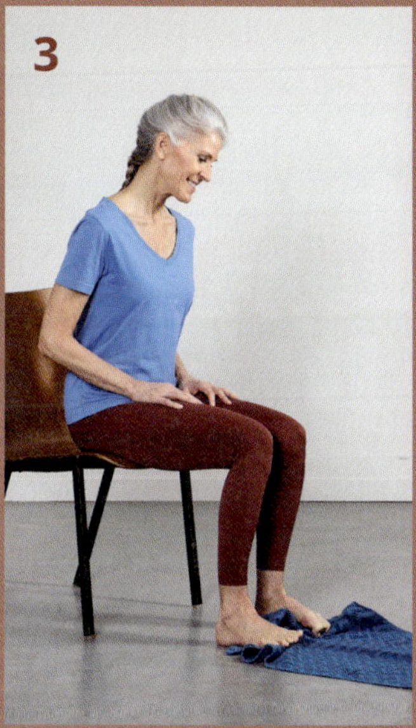
3

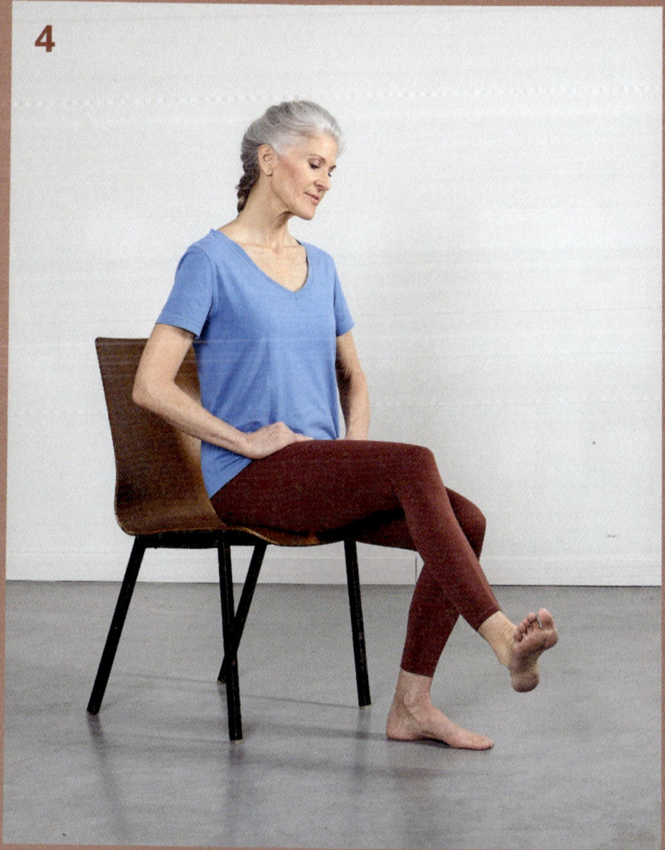
4

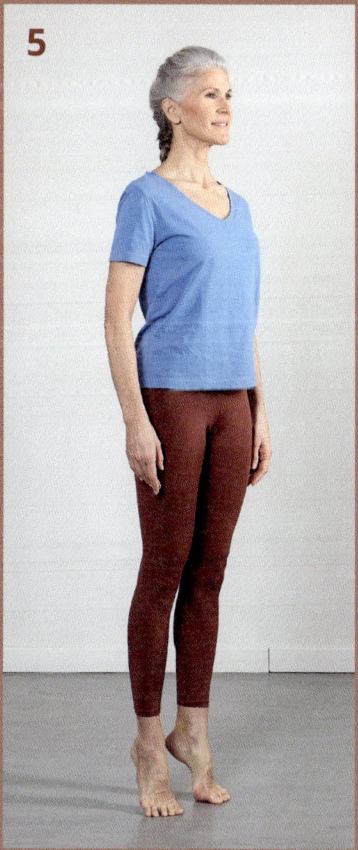
5

Tipps

... zu den folgenden Übungen für Balance:

- **Ausführung:** Achten Sie zu jedem Zeitpunkt auf eine gerade, aber nicht verspannte Körperhaltung.
- **Konzentration:** Fokussieren Sie sich auf die Ansteuerung Ihrer Muskeln. Achten Sie auf eine korrekte Technik.
- **Achtsamkeit:** Hören Sie auf Ihren Körper.

Standwaage

Material: nicht notwendig • **Dauer:** 3 bis 5 Minuten

1. Stellen Sie sich auf ein Bein und finden Sie einen stabilen Stand.
2. Strecken Sie das angehobene Bein langsam nach hinten und kippen Sie Ihren Oberkörper so gut es geht nach vorn, nach Möglichkeit parallel zum Boden. Strecken Sie die Arme gerade aus oder halten Sie sie breiter, wie es für Sie angenehmer ist. Wiederholen Sie diesen Vorgang gern einige Male.

Machen Sie die Übung dann auch auf dem anderen Bein.

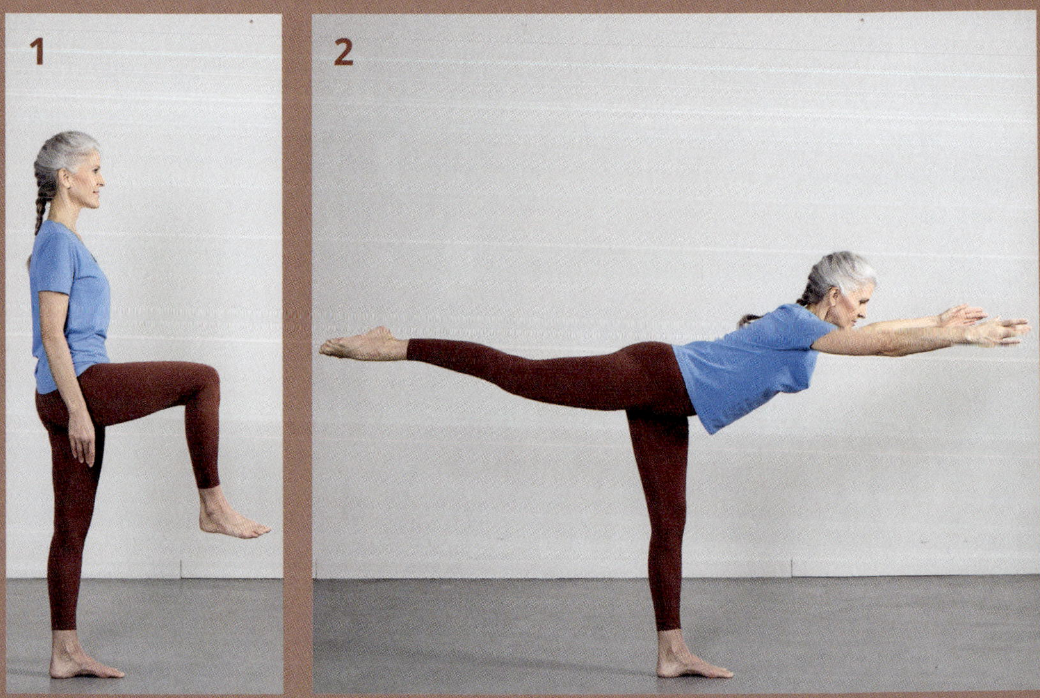

Pendel

Material: nicht notwendig • **Dauer:** 1 bis 2 Minuten

1. Stellen Sie sich mit beiden Beinen hüftbreit hin.
2. Stellen Sie sich nun auf die Zehenspitzen.
3. Als Nächstes lassen Sie sich kontrolliert zurück auf die Fersen schwingen. Pendeln Sie so mehrere Male vor und zurück.

Ziel ist es, die Muskulatur rund um das Knie gezielt ansteuern zu können, um eine präzise und kontrollierte Bewegungsausführung zu ermöglichen. Wenn die Übung gut klappt, versuchen Sie es einmal mit geschlossenen Augen und halten Sie sich notfalls an einem Tisch oder Stuhl fest.

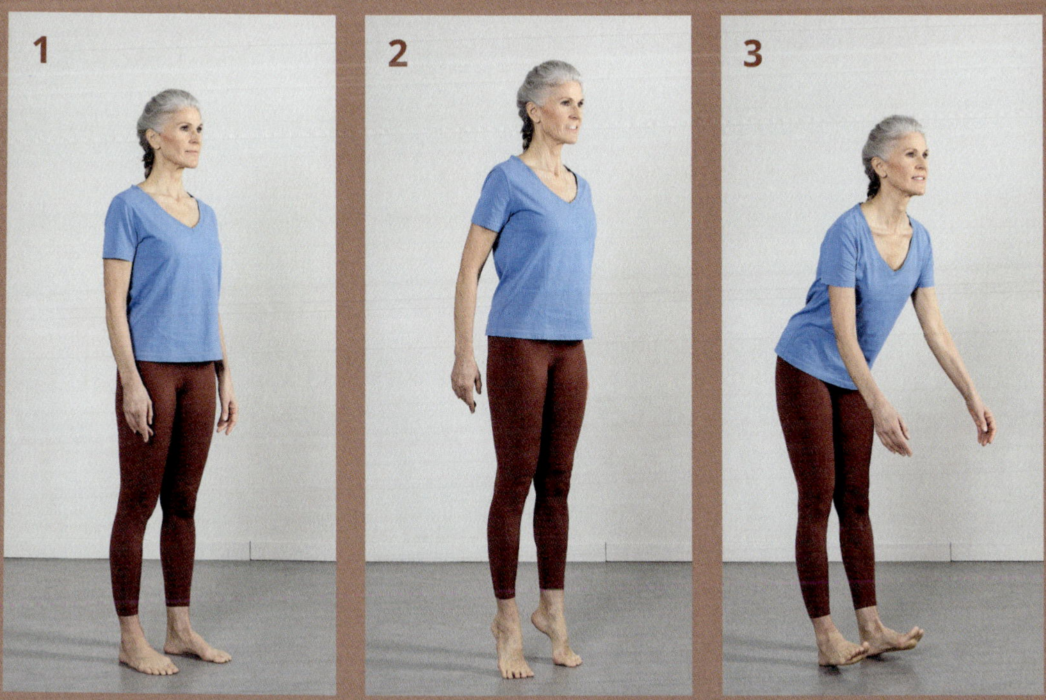

Luftschreiben

Material: Handtuch oder Kissen • **Dauer:** 3 bis 5 Minuten

1. Stellen Sie sich auf ein Bein und finden Sie zunächst Stabilität.
2. Schreiben Sie nun mit dem angewinkelten Bein Ihren Namen in die Luft.
3. Versuchen Sie es auch mal rückwärts oder schreiben Sie Zahlen oder das ABC. Ziel ist es, Sie bewusst aus dem Gleichgewicht zu bringen. Das Standbein und der Bauch sind dabei möglichst fest.

Wenn Sie all diese Übungen schon gut beherrschen, versuchen Sie diese in einer nächstschwereren Stufe, zum Beispiel auf einem Handtuch, Kissen oder Bosu.

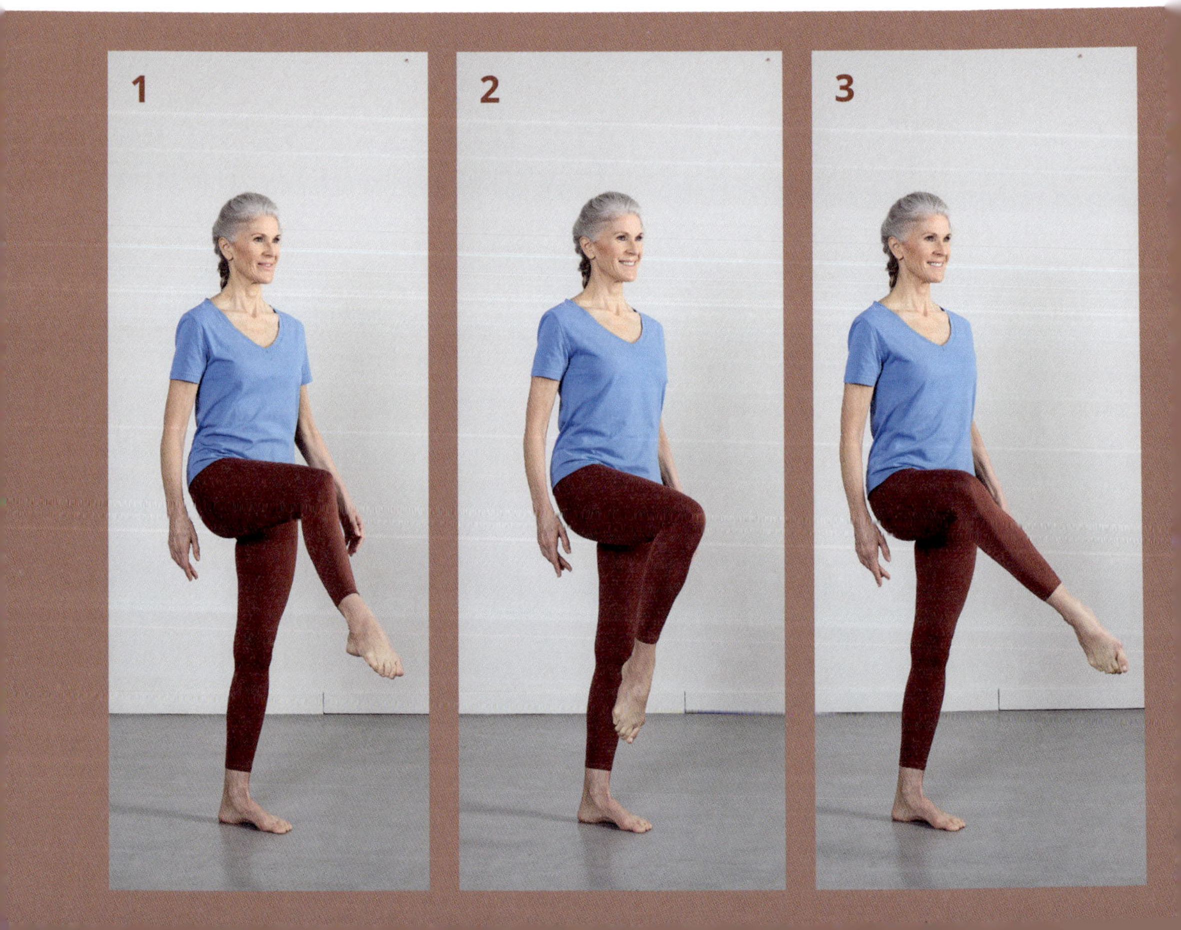

Tipps

... zu den folgenden Übungen für starke Knie:

- **Atmung:** Atmen Sie während der anstrengenden Phase der Übung aus (zum Beispiel beim Aufrichten aus der Kniebeuge) und während der Entlastungsphase ein (beim Absenken). Das hilft, die Muskulatur mit Sauerstoff zu versorgen und die Anspannung zu kontrollieren.
- **Ausrichtung:** Richten Sie den Rücken auf, halten Sie die Schultern entspannt und achten Sie auf die Position Ihrer Knie: Sie sollten in einer Linie mit den Füßen bleiben und sich nicht über die Zehenspitzen hinausbewegen.
- **Ausführung:** Langsames und kontrolliertes Ausführen sorgt für eine bessere Muskelansprache und ein geringeres Verletzungsrisiko. Besonders für Menschen mit empfindlichen Knien oder Gelenkproblemen ist es wichtig, die Bewegungen fließend und ohne ruckartige Bewegungen auszuführen. Schützen Sie Ihre Knie, indem Sie darauf achten, dass sie stets in einer Linie mit Ihren Füßen bleiben und die Belastung gleichmäßig auf den ganzen Fuß verteilt ist.
- **Intensität:** Eine gute Übungseinheit sollte fordernd, aber nicht überfordernd sein. Eine gewisse Anstrengung ist gut. Vermeiden Sie jedoch ein Brennen oder stechende Schmerzen in den Knien.
- **Qualität vor Quantität:** Es ist besser, weniger Wiederholungen sauber auszuführen als viele unsauber. Wenn Sie feststellen, dass Sie keine drei Sätze mit je 15 Wiederholungen sauber ausführen können, reduzieren Sie die Anzahl der Wiederholungen, bis Sie die Technik sicher beherrschen.
- **Regeneration:** Geben Sie Ihrem Körper ausreichend Zeit zur Regeneration, besonders wenn Sie mit höheren Intensitäten trainieren. Achten Sie auf Pausen zwischen den Übungen.
- **Alternativen:** Denken Sie über Alternativen nach, wie zum Beispiel gelenkschonendes Auqafitnesstraining im Wasser.

Wie Sie wissen, verfolgt die Osteopathie einen ganzheitlichen Ansatz. Auch wenn Sie diese Hinweise und Tipps nicht explizit der Osteopathie zugerechnet hätten, so ist es genau diese Absicht, die sie verfolgt. Optimieren Sie Ihr Körperbewusstsein – und Ihre Haltung wird sich verbessern. Finden Sie heraus, was Ihnen guttut, zum Beispiel Wärme oder Kälte, und bleiben Sie am Ball. Von nichts kommt nichts. Sie können und sollten zwischen den Übungen variieren. Vielfalt ist hier das beste Training.

Feinfühligkeit entwickeln – bewusstes Wahrnehmen

Material: Stuhl • **Dauer:** 3 bis 5 Minuten

1. Setzen Sie sich entspannt auf einen Stuhl, die Beine dabei locker auf dem Boden aufgestellt. Fassen Sie mit beiden Händen die Haut und das fasziale Gewebe rund um Ihr Knie.
2. Bewegen Sie diese Hautrolle hin und her und spüren Sie in sich hinein. Rollen Sie so lange, bis Sie merken, dass der Schmerz angenehmer und die Haut um das Knie weicher wird.

Oft entsteht ein zu großer Anpressdruck auf der Patella (dem größten Sesambein des Körpers, der Kniescheibe). Alle vier Muskeln des Quadrizeps laufen oberhalb der Kniescheibe zusammen, bündeln sich und laufen dann über die Patella, um sich unterhalb des Knies anzusetzen. Es macht Sinn, genau diesen Druck zu minimieren und die Züge auf die Kniescheibe zu neutralisieren.

Tipps

- **Regelmäßigkeit:** Ihr Faszialgewebe können Sie gern täglich bewegen.
- **Intensität:** Seien Sie achtsam mit sich selbst. Der Schmerz während des Übens sollte erträglich bleiben.
- **Maniküre:** Es lohnt sich, für diese Anwendung die Fingernägel kurz zu halten, um Verletzungen zu vermeiden.

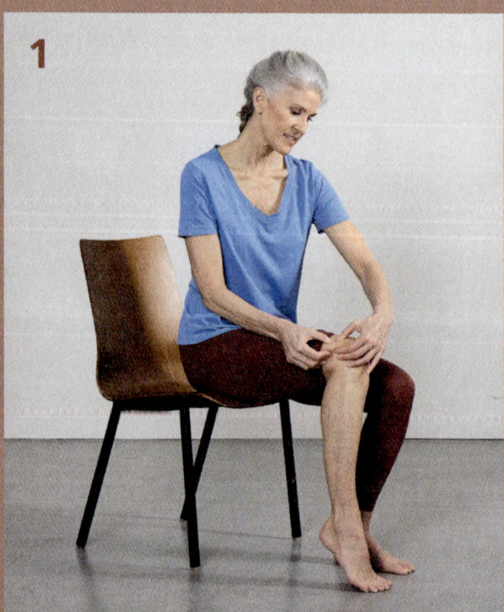

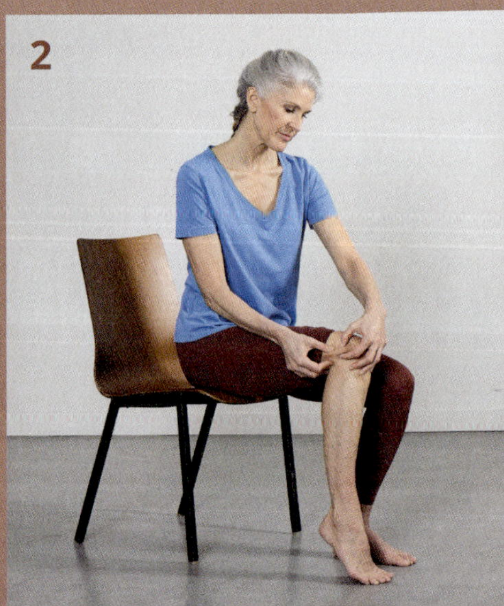

Mehr Bewegungsfreiheit: Knie-Mobilisierung

Material: Tisch oder Stuhl, optional: schwere Schuhe • **Dauer:** 5 bis 10 Minuten

1. Setzen Sie sich auf einen Stuhl oder einen Tisch und heben Sie ein Knie so an, dass Ihre Füße keinen Bodenkontakt haben. Um die Übung zu verstärken, können Sie auch schwere Schuhe anziehen.
2. Nun baumeln Sie mit Ihren Füßen vor und zurück und erzeugen Bewegung in Ihren Knien.

Meist entstehen Knieschmerzen durch Degeneration. Sie wissen bereits, dass die sogenannte Synovialflüssigkeit für einen reibungslosen Ablauf von großer Wichtigkeit ist. Indem Sie Ihr Knie ohne zusätzliche Belastung bewegen, können Sie die Bildung unterstützen.

Tipp

Die Beine und damit Knie baumeln lassen können Sie überall und jederzeit. Die Bewegung ohne größere Belastung wird Ihnen guttun.

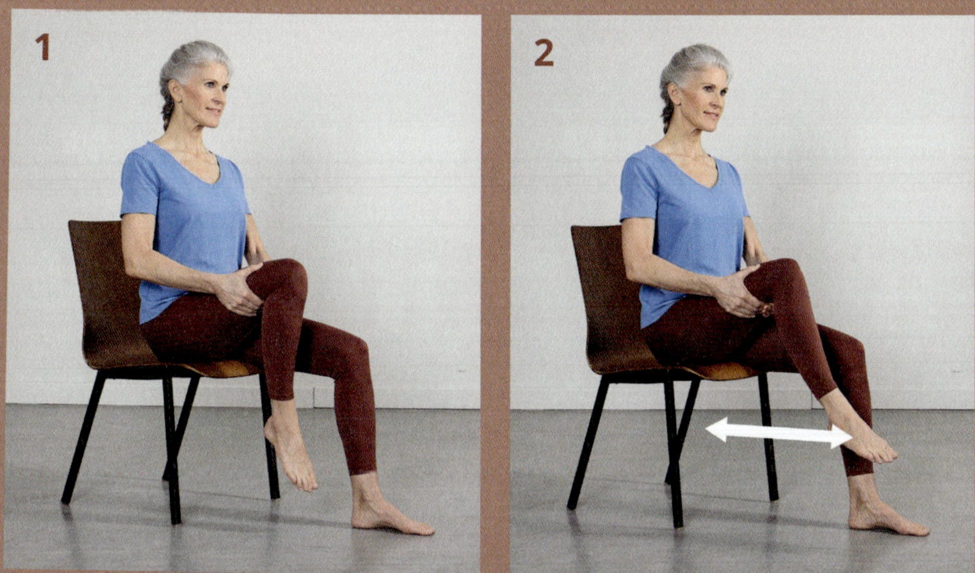

Klassische Kniebeuge

Material: Stuhl • **Dauer:** 8 bis 12 Minuten

1. Stellen Sie die Füße schulterbreit parallel auf den Boden, mit dem Rücken zu einem Stuhl in erreichbarer Nähe.
2. Schieben Sie Ihr Gesäß mit nach vorn gestreckten Armen weit nach hinten und deuten Sie an, sich auf den Stuhl zu setzen, ohne dies wirklich zu tun. Achten Sie darauf, dass die Knie möglichst nicht über die Fußspitzen geschoben werden.

Wiederholen Sie dies entsprechend Ihrer Schmerzsituation 1 bis 3 Runden je 15- bis 25-mal. Fortgeschrittene können sich auch an einer weiten Kniebeuge versuchen: Dazu stellen Sie sich etwas breiter als schulterbreit auf, die Füße sollten nach außen zeigen wie auf einem Ziffernblatt, das auf 10 nach 10 Uhr steht (weite Kniebeuge). Wiederholen Sie diesen Vorgang gern auch mit Miniband oberhalb der Knie: 3 Runden je 15-mal.

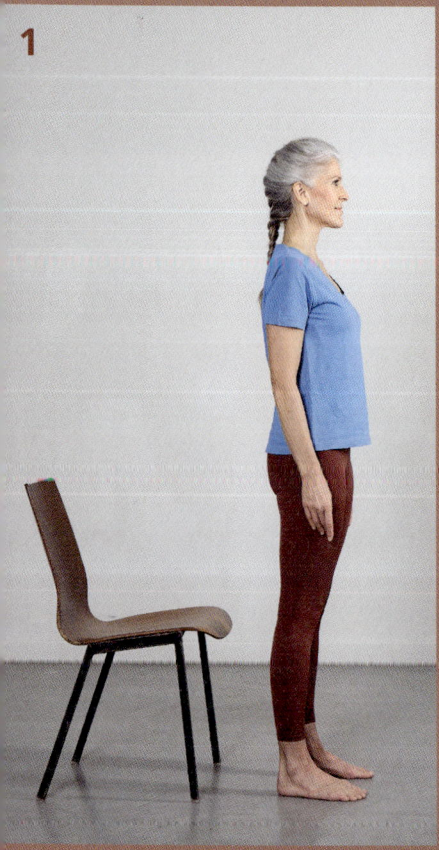

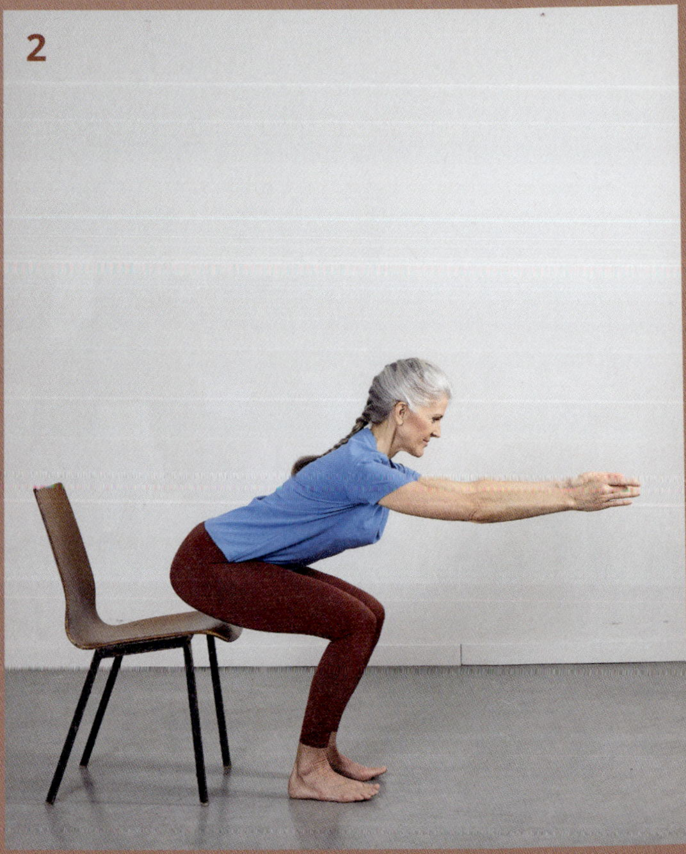

Kniebeuge mit Miniband

Material: Stuhl, Miniband (oder geknotetes Theraband)
Dauer: 8 bis 12 Minuten

Es gibt hier verschiedene Stärken. Je stärker das Band ist, desto schwerer ist es für Sie, die Übung auszuführen. Wählen Sie eine Bandstärke, mit der Sie die Übung maximal 3-mal 15 Wiederholungen ausführen können.

1. Stellen Sie sicher, dass Sie beim Anziehen des Minibands nicht umfallen können. Ziehen Sie es je nach Kniebeschwerden über die Fußknöchel (schwerer) oder über die Knie (leichter).
2. Schieben Sie Ihr Gesäß weit nach hinten, so als wollten Sie sich hinsetzen.

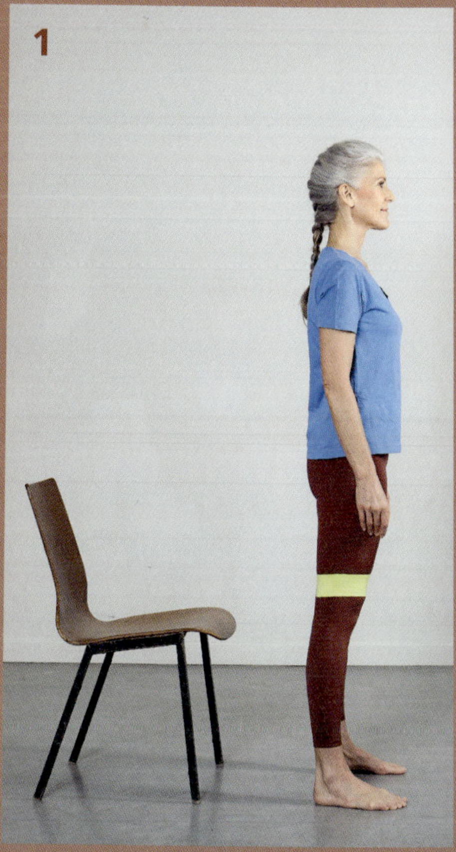

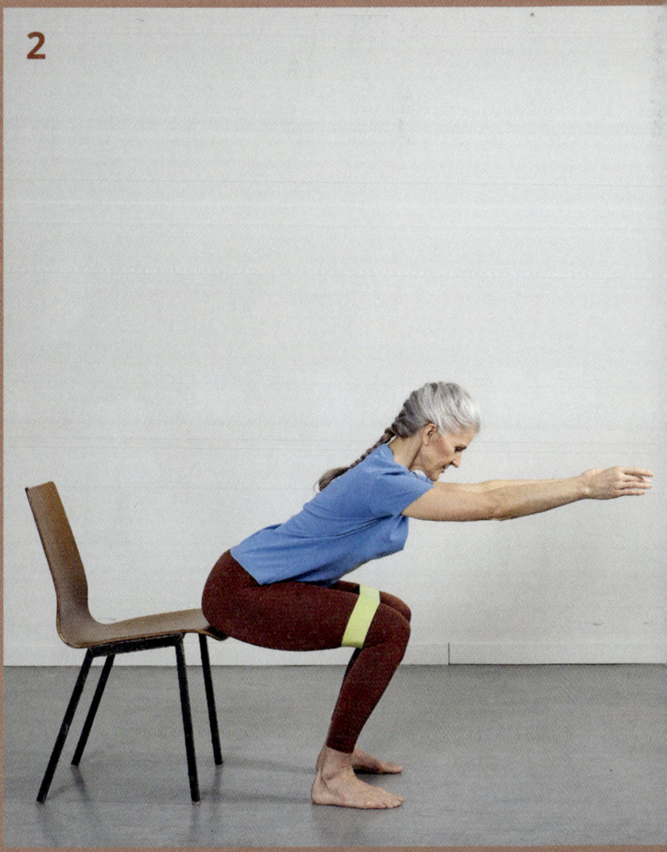

Sidesteps

Material: nicht notwendig • **Dauer:** 5 bis 8 Minuten

1. Halten Sie Ihren Oberkörper aufrecht und machen Sie mit dem rechten Fuß einen großen Schritt nach rechts (Sidestep). Folgen Sie mit dem linken Fuß.
2. Machen Sie jetzt 4 Schritte nach rechts, dabei führt das rechte Bein die Bewegung an. Gehen Sie anschließend 4 Schritte nach links.

Wiederholen Sie so lange diese Übung, bis Ihr Gesäß anfängt zu brennen, und machen Sie erst dann eine Pause.

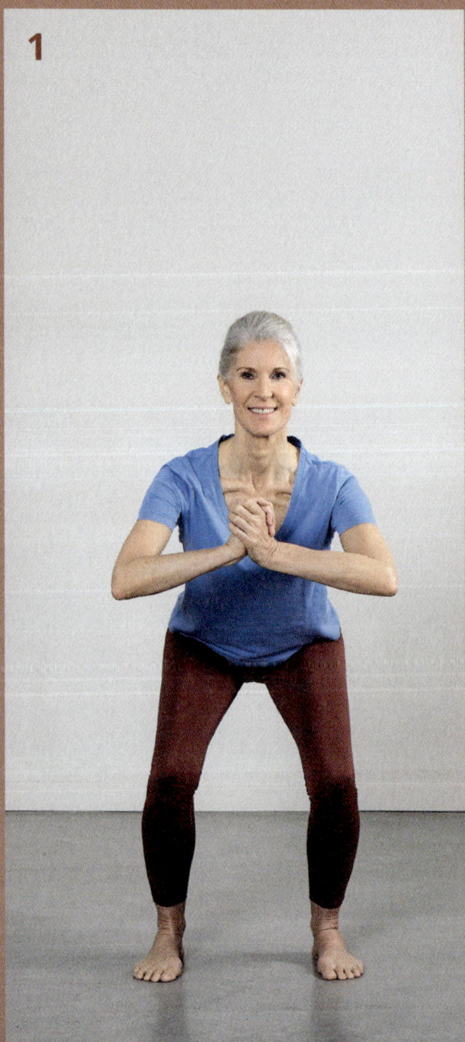

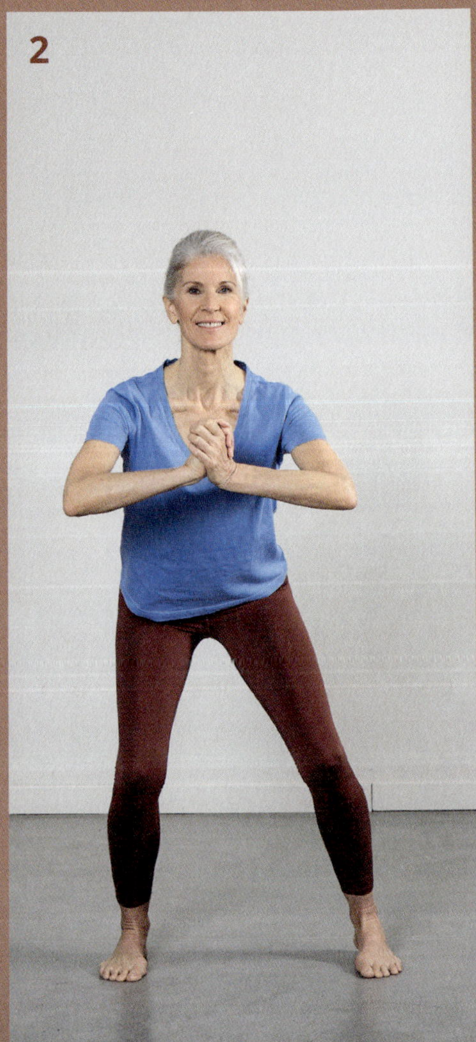

Sidesteps für Fortgeschrittene mit Miniband

Material: Miniband • **Dauer:** 5 bis 8 Minuten

1. Nehmen Sie die gleiche Ausgangsposition ein und positionieren Sie ein Miniband mit passender Stärke über Ihren Knien.
2. Laufen Sie 4 Schritte nach links und anschließend nach rechts.

Wiederholen Sie so lange diese Übung, bis Ihr Gesäß anfängt zu brennen, und machen Sie erst dann eine Pause.

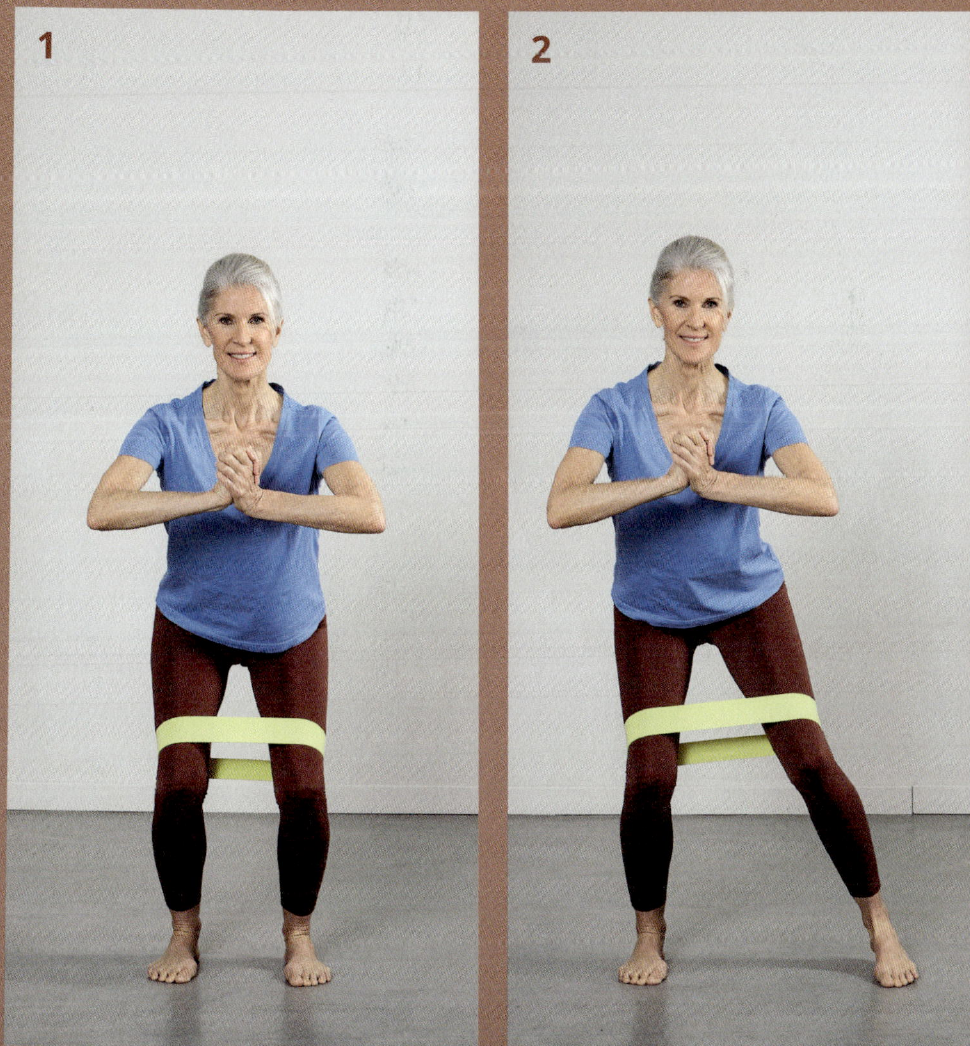

Hüftheben für Anfänger

Material: Matte • **Dauer:** 5 bis 8 Minuten

1. Legen Sie sich auf den Rücken. Stellen Sie Ihre Beine im rechten Winkel auf den Boden und halten Sie die Knie parallel.
2. Bringen Sie nun Ihre Hüfte nach oben, sodass Knie, Beckenknochen und Schultern eine Diagonale bilden.

Wiederholen Sie diesen Vorgang 1- bis 3-mal mit 15 bis 25 Wiederholungen.

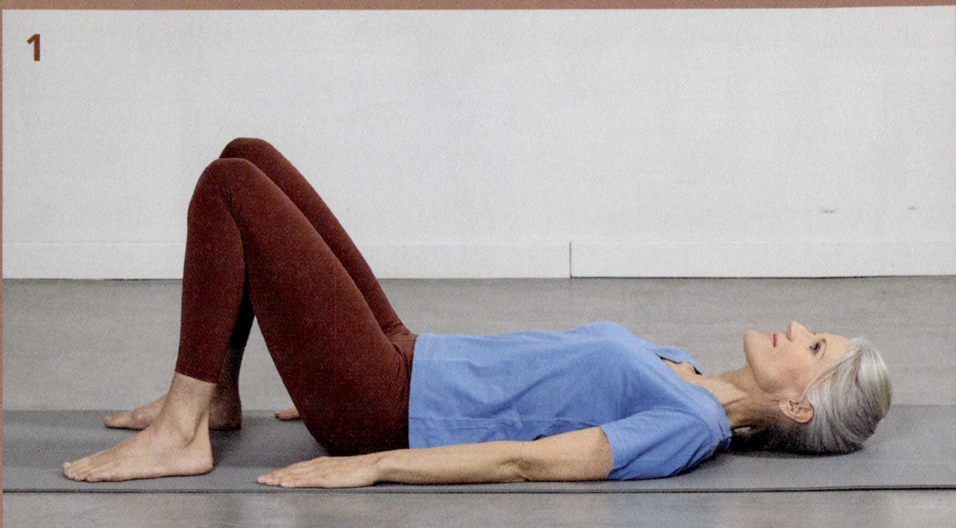

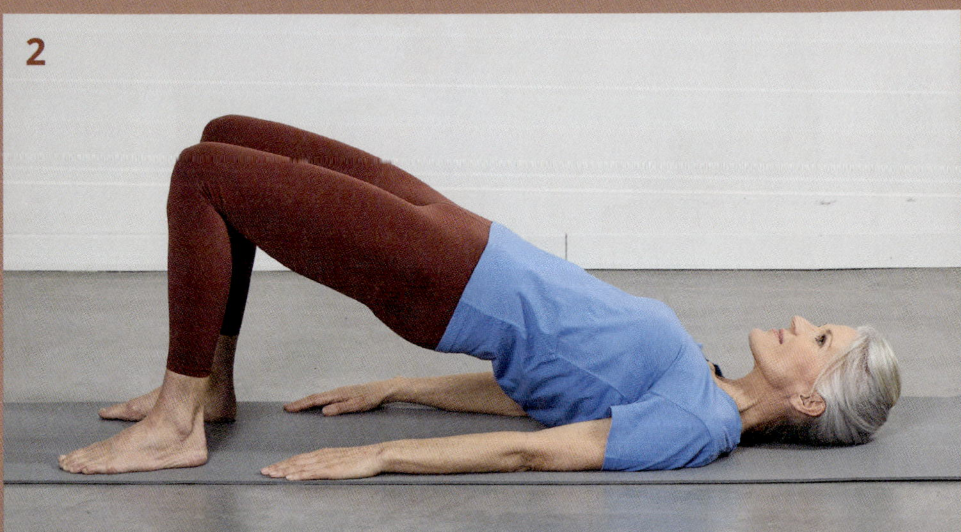

Hüftheben für Fortgeschrittene

Material: Matte • **Dauer:** 5 bis 8 Minuten

1. Nehmen Sie die gleiche Ausgangsposition ein.
2. Stellen Sie ein Bein auf und strecken Sie das andere nach vorn aus. Bringen Sie nun einbeinig die Hüfte nach oben und wiederholen Sie den Vorgang 1- bis 3-mal mit 8 bis 15 Wiederholungen.

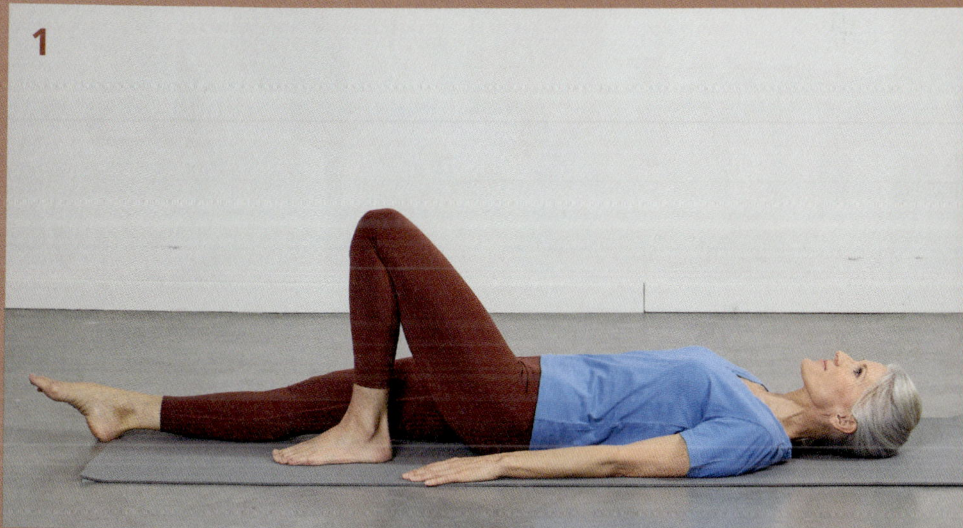

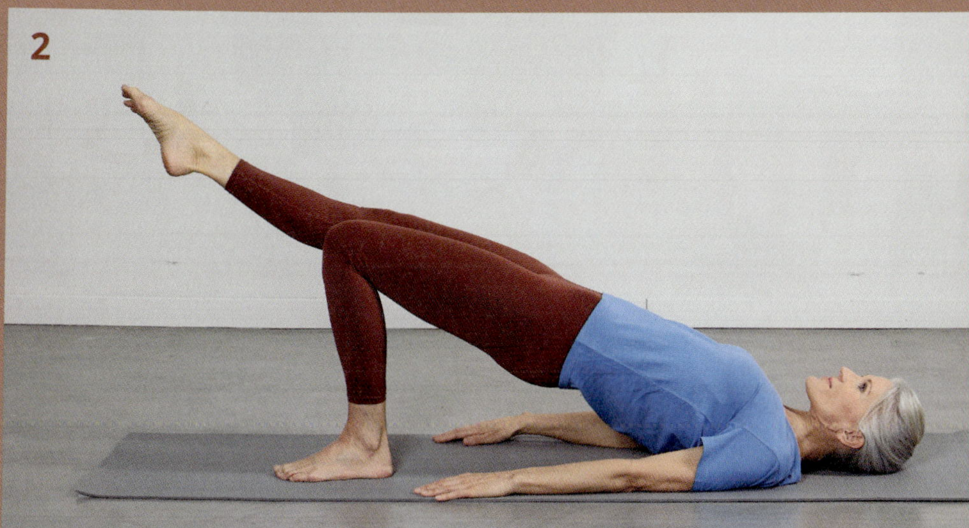

Unterschenkelzug mit Miniband

Material: Matte, Miniband, optional: Tisch • **Dauer:** 8 bis 10 Minuten

1. Legen Sie sich in Bauchlage.
2. Stecken Sie die Füße durch ein Miniband und heben Sie einen Fuß um 90 Grad an. Statt um den zweiten Fuß können Sie das Band auch um ein (stabiles) Tischbein legen.
3. Ziehen Sie die Ferse des oberen Fußes Richtung Gesäß.

Wiederholen Sie diese Übung 1- bis 3-mal mit 15 bis 25 Wiederholungen.

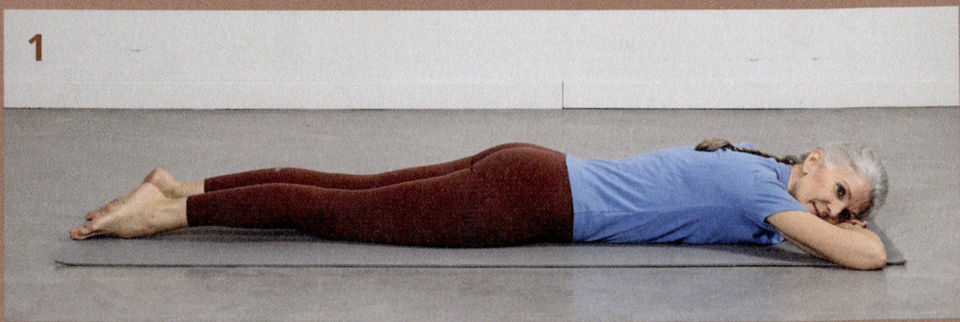

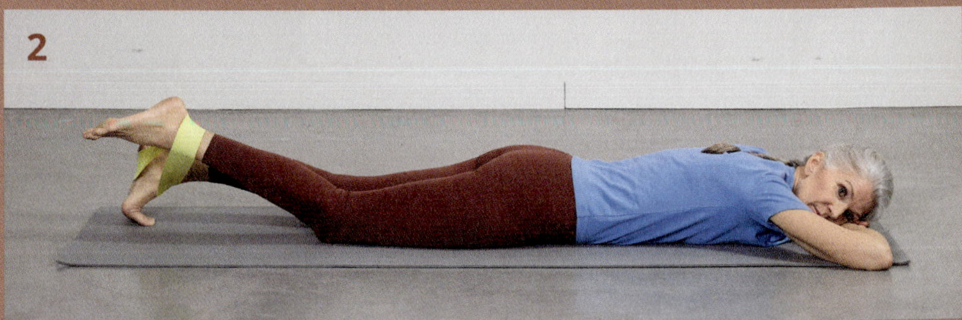

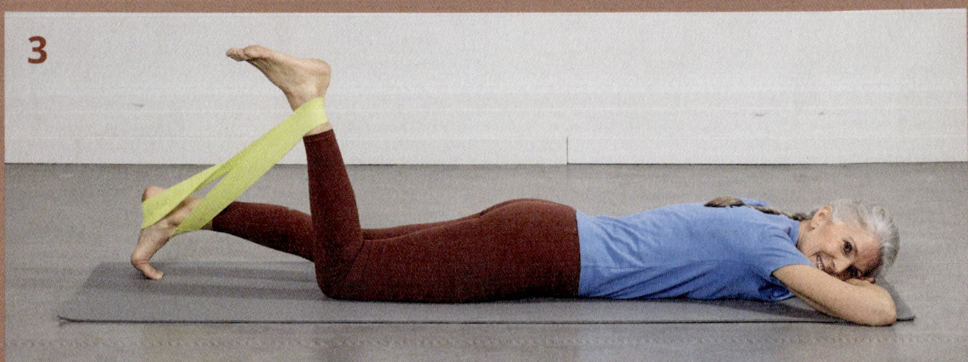

Ausfallschritte

Material: nicht notwendig • **Dauer:** 8 bis 10 Minuten

1. Stellen Sie sich gerade hin, die Füße etwa hüftbreit auseinander. Halten Sie den Rücken gerade, die Schultern entspannt und den Blick nach vorn gerichtet. Die Arme können seitlich herunterhängen oder in die Hüften gestützt werden.
2. Machen Sie mit einem Bein einen großen Schritt nach vorn, wobei das Gewicht gleichmäßig auf beide Beine verteilt wird. Achten Sie darauf, dass Ihre Füße in der Breite Ihrer Hüften bleiben, um Stabilität zu gewährleisten.
3. Senken Sie den Körper kontrolliert ab, indem Sie das hintere Knie in Richtung Boden führen, es berührt jedoch nicht den Boden. Das vordere Knie sollte dabei einen 90-Grad-Winkel erreichen. Vermeiden Sie es, das vordere Knie über die Zehenspitzen hinauszuschieben. Ihr Gewicht sollte gleichmäßig auf dem vorderen Fuß und dem hinteren Ballen verteilt sein.
4. Drücken Sie sich aus der Ferse des vorderen Beins wieder nach oben in die Ausgangsposition zurück. Achten Sie darauf, dass Ihr Oberkörper aufrecht und die Hüfte stabil bleibt.

Wiederholen Sie den Ausfallschritt auf der anderen Seite oder wechseln Sie die Beinposition nach jeder Wiederholung. Je nach Fitnesslevel können Sie auch hier wieder 15 Wiederholungen pro Bein in 3 Sätzen durchführen.

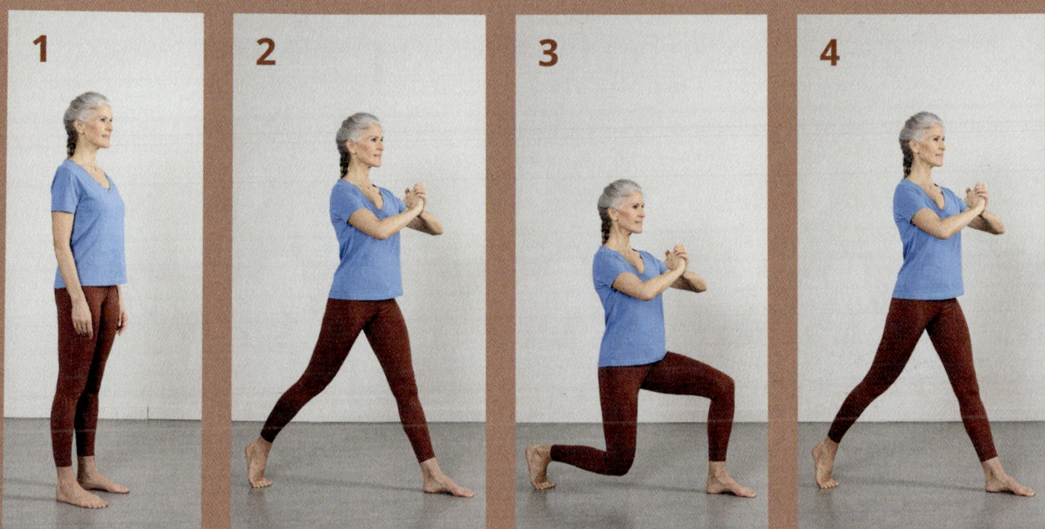

HILFE FÜR IHRE HÜFTE: MASSNAHMEN ZUR SCHMERZBEWÄLTIGUNG

Ein zentrales Prinzip der Behandlung von Hüftschmerzen ist die ausgewogene Kombination aus gezielter Bewegung und Entlastung. Durch sanfte, kontrollierte Bewegungen kann die Durchblutung verbessert und die Gelenkbeweglichkeit erhalten werden. Gleichzeitig ist es wichtig, das Gelenk nicht zu überlasten, um weitere Schäden zu vermeiden.

Eine bewährte Methode zur Unterstützung der Hüftgesundheit besteht darin, Bewegungsübungen im Sitzen oder Liegen durchzuführen, bei denen das Hüftgelenk mobilisiert wird. Achten Sie darauf, die Intensität der Übungen anzupassen und nur langsam zu steigern. Regelmäßige Dehnübungen, kombiniert mit einer leichten Kräftigung der umliegenden Muskulatur, können dazu beitragen, die Stabilität des Hüftgelenks zu verbessern und Schmerzen zu lindern. Darüber hinaus können die Anwendung von Wärme oder Kälte sowie regelmäßige Faszienübungen die Beweglichkeit unterstützen. Das übergeordnete Ziel ist es, durch eine ausgewogene Mischung aus Bewegung und Ruhe die Funktionalität der Hüfte zu erhalten und Schmerzen langfristig zu reduzieren.

Oft ist die Problematik der Hüftbeschwerden der Anpressdruck vom Oberschenkelkopf in die Hüftgelenkspfanne. Durch diesen Druck wird der Hüftgelenksknorpel mitunter nicht mehr ausreichend ernährt und beginnt zu diffundieren. Ein zerstörter Knorpel kann medizinisch nur sehr aufwendig und meist nur für kurze Zeit wieder verbessert werden. Nutzen Sie daher Ihre Zeit, um Ihre Hüfte wieder etwas geschmeidiger zu machen – selbst wenn Ihnen schon eine Operation bevorsteht. Auch ihr künstliches Gelenk wird es Ihnen danken. In der nachfolgenden Schritt-für-Schritt-Anleitung lernen Sie, wie Sie Ihren Psoas (den großen Lendenmuskel) dehnen und mit welchen Übungen Sie Ihr Kugelgelenk wieder so richtig in Bewegung bringen können.

Tipps

... zu den folgenden Übungen bei Hüftschmerzen:

- **Atmung:** Atmen Sie während der Übungen tief und bewusst. Eine ruhige, gleichmäßige Atmung fördert die Durchblutung und hilft, Verspannungen zu lösen. Vermeiden Sie das Anhalten der Luft – insbesondere bei Dehnübungen!
- **Qualität vor Quantität:** Führen Sie die Bewegungen langsam und kontrolliert aus. Es ist besser, weniger Wiederholungen sauber auszuführen als viele unsauber. Achten Sie auf eine korrekte Körperhaltung und vermeiden Sie ruckartige Bewegungen.
- **Schmerzsignale:** Spüren Sie während der Übungen einen unangenehmen Schmerz, stoppen Sie und reduzieren Sie die Intensität.
- **Wärme und Kälte:** Wärme kann vor den Übungen helfen, die Muskulatur zu lockern, während die Kälte nach dem Training Schwellungen oder Entzündungen reduzieren kann. Achten Sie darauf, keine Überreizung zu verursachen.
- **Alternativen:** Nicht jede Übung ist für jeden geeignet. Falls Ihnen eine Bewegung Schwierigkeiten bereitet, passen Sie die Übung an oder besprechen Sie Alternativen mit Ihrem Therapeuten. Hören Sie auf die Signale Ihres Körpers.
- **Regelmäßigkeit:** Auch kleine Einheiten bringen langfristige Erfolge. Integrieren Sie die Übungen in Ihren Alltag und bleiben Sie konsequent.
- **Hydration:** Gönnen Sie sich nach dem Training ein Glas Wasser. Eine gute Hydration hilft den Gelenken, besser »geschmiert« zu bleiben, und unterstützt die Regeneration.
- **Visualisierung:** Die vorgestellte Ziffernblattmethode ist eine großartige Hilfe, um Ihre Bewegungen bewusst zu steuern. Nutzen Sie solche inneren Bilder, um die Übungen präziser auszuführen.
- **Entspannung:** Gönnen Sie Ihrem Körper nach der Einheit ein paar Minuten, um zur Ruhe zu kommen. Eine kurze Meditation oder ein sanftes Hinlegen hilft Ihnen, die positiven Effekte der Übungen zu spüren.
- **Geduld:** Veränderungen brauchen Zeit. Geben Sie Ihrer Hüfte die Möglichkeit, sich Schritt für Schritt zu verbessern, und bleiben Sie motiviert – selbst kleine Fortschritte sind ein Erfolg!

Psoas-Dehnung

Material: nicht notwendig • **Dauer:** 2 bis 3 Minuten

1. Stellen Sie sich in eine Schrittstellung, halten Sie Ihren Oberkörper aufrecht und senken Sie das hintere Bein in einem 90-Grad-Winkel etwas zu Boden. Stellen Sie Sich auf Ihrem Unterbauch ein Ziffernblatt vor, wobei 6 Uhr Richtung Schambein zeigt, 12 Uhr Richtung Brustbein und 9 und 3 Uhr jeweils nach rechts und links. Kippen Sie jetzt bewusst Ihr Becken von 6 Uhr in Richtung 12 Uhr und wieder zurück. Spüren Sie dabei den Zug, der in Ihrer Leiste entsteht.
2. Halten Sie die oben genannte Ausgangsposition und strecken Sie den Arm auf der Seite des gebeugten hinteren Beins nach oben. Neigen Sie sich jetzt diagonal nach hinten Richtung der gegenüberliegenden Seite und ziehen Sie die Seite mit dem nach oben gestreckten Arm lang. Ziehen Sie wie an einem Gummiband und federn Sie diagonal nach hinten. Wiederholen Sie diese Übung mehrere Male für 30 bis 40 Sekunden.

Machen Sie diese Übung mit beiden Beinen regelmäßig. So können Sie den Druck über Zügen, die vom Hüftbeuger ausgehen, optimieren.

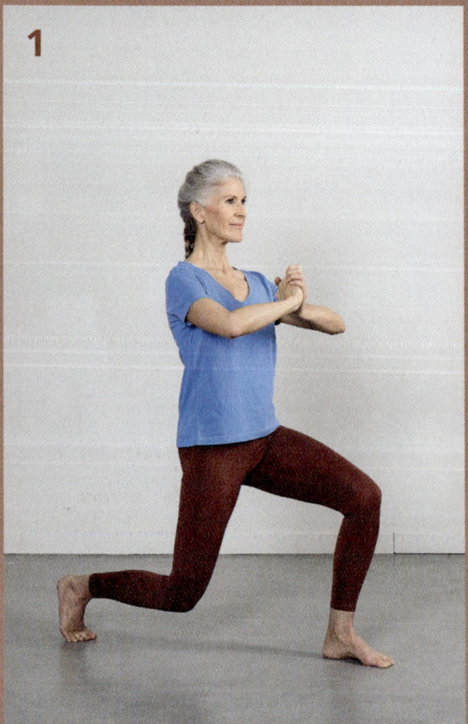

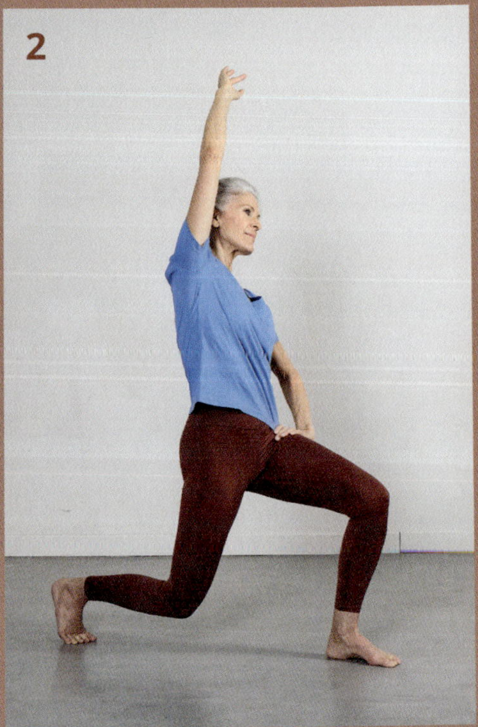

Fasziale Übung für die Bauchdecke

Material: Matte • **Dauer:** 1 bis 2 Minuten

1. Gehen Sie in den Vierfüßlerstand, die Fußspitzen bleiben aufgestellt und die Hände stehen genau unter den Schultern. Bringen Sie Ihren Rücken in eine neutrale gerade Ausgangsposition und ziehen Sie Ihren Bauch nach innen.
2. Senken Sie nun Ihr Becken in Richtung Boden, ohne die Spannung zu verlieren. Vermeiden Sie ein Hohlkreuz und beginnen Sie die Knie fest in den Boden zu drücken. Halten Sie diese Spannung für einige Sekunden, um sie anschließend wieder zu lösen und den Vorgang zu wiederholen.

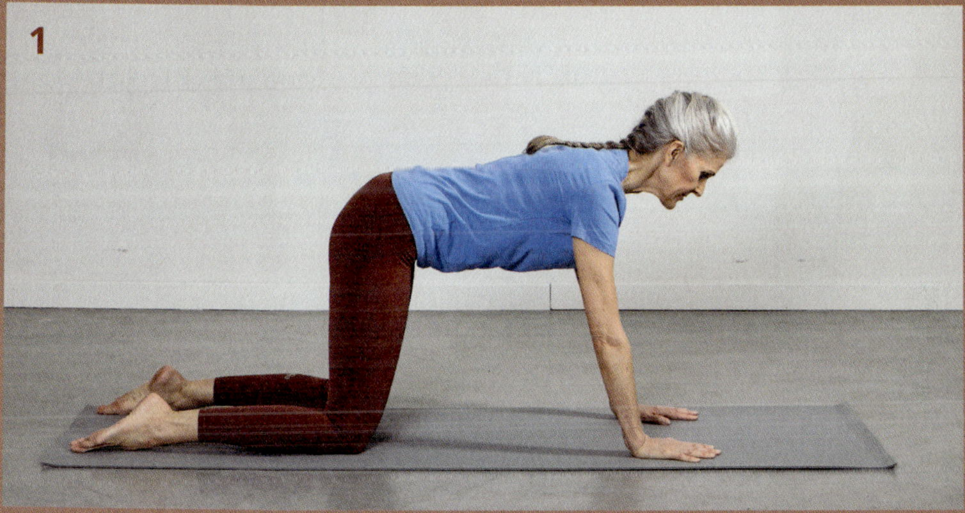

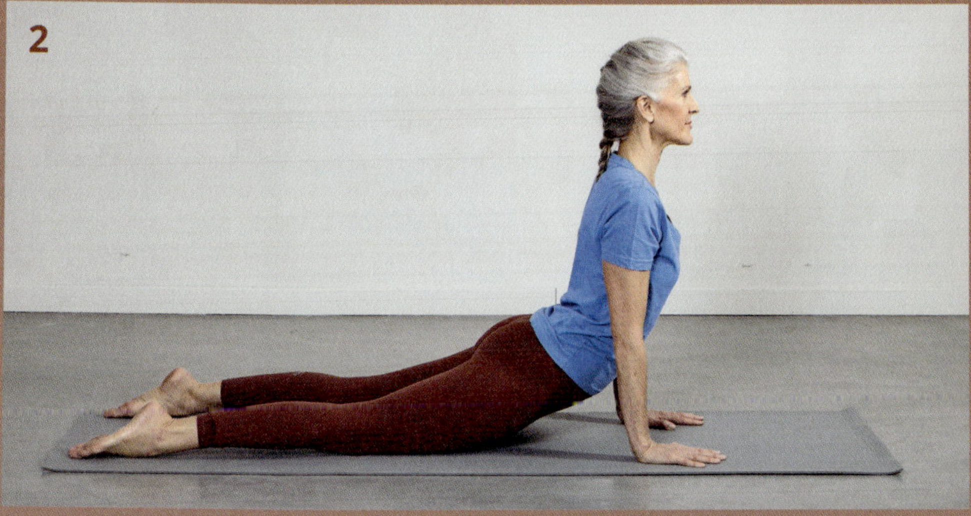

Die Hüfte mobilisieren mit Muskel-Energie-Techniken (MET)

Eine Muskel-Energie-Technik zur Hüftmobilisation zählt zu den wirksameren, wenn auch oft spürbar intensiveren Übungen für das Hüftgelenk. Bei dieser Technik geht es darum, mit gezielter Muskelanspannung an die persönliche Schmerzgrenze zu gehen, um die Blockaden im Hüftbereich schrittweise zu lösen. Die Übung mag anfangs etwas herausfordernder und schmerzhafter sein, bringt jedoch mit regelmäßiger Wiederholung wertvolle Erleichterung und Flexibilität.

Das Ziel hierbei ist, die Ringbänder rund um den Oberschenkelkopf zu entspannen und so den Anpressdruck auf die Hüftpfanne zu verringern. Diese Entlastung des Gelenks schafft mehr Spielraum für Bewegungen und gibt Ihnen ein Stück Ihrer natürlichen Beweglichkeit zurück. Besonders bei der Hüfte, einem Kugelgelenk, das in alle Richtungen Beweglichkeit ermöglichen sollte, ist diese Technik ein effektiver Weg, um mehr Freiheit und Wohlbefinden im Alltag zu gewinnen.

Spannung aufbauen, Entspannung spüren

Material: Matte ● **Dauer:** 2 bis 5 Minuten

1. Setzen Sie sich bequem auf den Boden. Haben Sie Probleme mit Ihrer rechten Hüfte, so bringen Sie das rechte Bein nach vorn und das linke Bein nach hinten in eine entspannte Position. Richten Sie Ihren Oberkörper auf, sodass Sie gerade sitzen. Drücken Sie jetzt den Knöchel und das Knie des rechten Beins fest in den Boden und halten Sie diese Spannung bewusst für etwa 10 bis 15 Sekunden. Konzentrieren Sie sich darauf, die Anspannung zu spüren. Lassen Sie die Spannung nach der Haltezeit kontrolliert los und entspannen Sie sich für einen Moment. Beugen Sie nun den Oberkörper leicht nach vorn, in Richtung des vorderen rechten Knies.
   - Zweite Spannung aufbauen: Drücken Sie erneut den Knöchel und das Knie des rechten Beins fest in den Boden und halten Sie diese Spannung nochmal für 10 bis 15 Sekunden.
   - Spannung wieder lösen: Entspannen Sie erneut und lösen Sie die Anspannung.
2. Beugen Sie sich nun ein Stück weiter nach vorn über das rechte Knie. Ziel ist es, mit jedem Durchgang etwas näher Richtung Boden zu kommen.

Wiederholen Sie diesen Vorgang (Druck aufbauen, halten und lösen) mehrmals, wobei Sie sich Schritt für Schritt weiter nach vorn in Richtung Boden neigen. Wiederholen Sie die Übung gern auch auf der zweiten Seite und bringen Sie das linke Bein nach vorn, um weiterhin auch beide Hüftgelenke mobil zu halten.

1

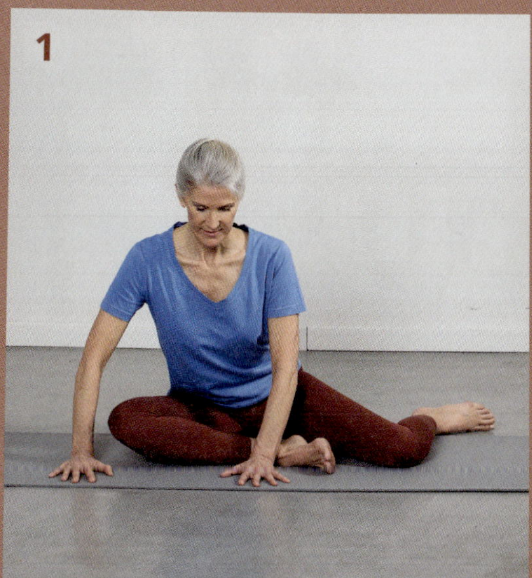

2

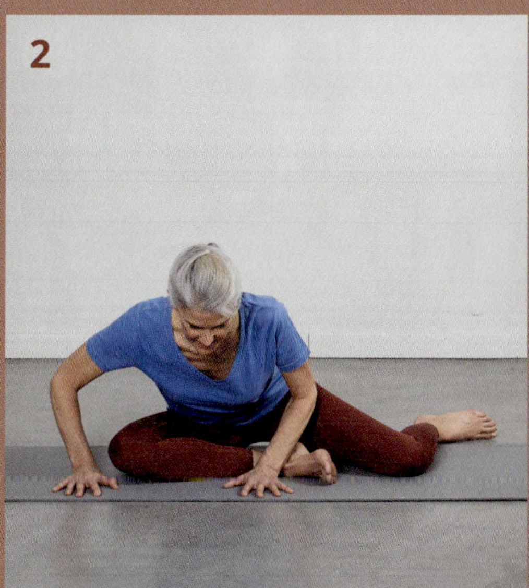

Hüftöffner

Material: Matte • **Dauer:** 2 bis 3 Minuten

1. Gehen Sie in den Vierfüßlerstand, sodass Ihre Hände flach auf dem Boden unter Ihren Schultern und Ihre Knie hüftbreit auseinander positioniert sind.
2. Schieben Sie nun langsam die Knie weiter nach außen, sodass Sie eine angenehme Dehnung an den Innenseiten Ihrer Oberschenkel (Adduktoren) spüren. Halten Sie dabei den Rücken gerade und das Becken stabil.
3. Schieben Sie Ihr Becken vorsichtig nach vorn. Hier geht es nicht darum, besonders tief zu kommen, sondern die Hüfte sanft nach vorn zu drücken, um die Dehnung zu verstärken. Heben Sie nun Ihre Knie ein kleines Stück an – Sie müssen sich nur vorstellen, dass Sie sie anheben, während Sie gleichzeitig das Gesäß fest anspannen. Halten Sie diese Spannung und spüren Sie, wie die Muskeln arbeiten. Lösen Sie die Anspannung in den Knien und im Gesäß vorsichtig und schieben Sie Ihr Becken etwas weiter nach unten und nach vorn. Sie sollten eine intensivere Dehnung spüren.

Wiederholen Sie den letzten Schritt erneut. Halten Sie dabei die Spannung für 30 bis 40 Sekunden und versuchen Sie, sich nach der Haltezeit noch ein wenig tiefer in die Position zu senken, um die Dehnung weiter zu vertiefen.

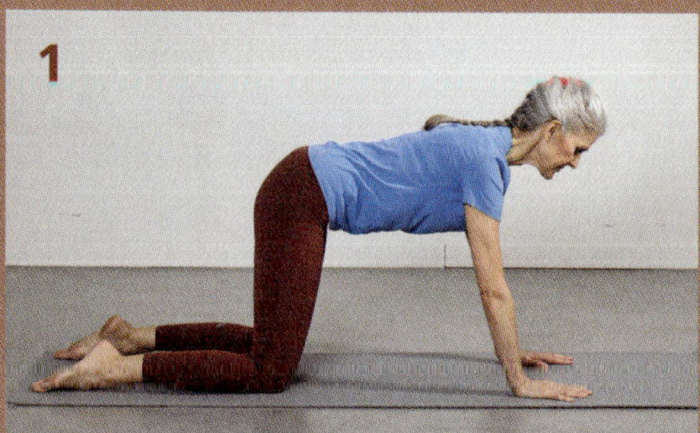

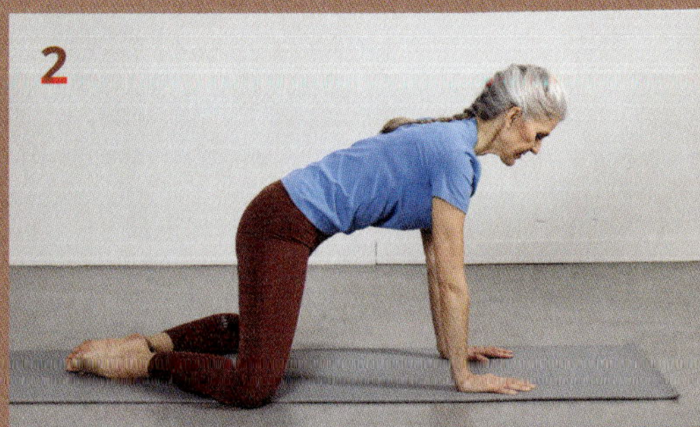

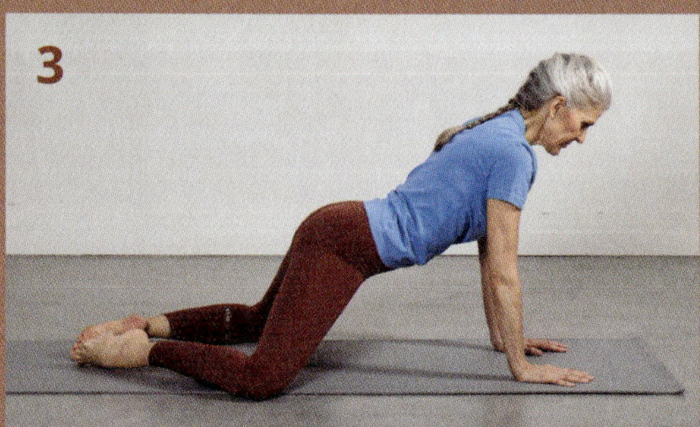

Tipps

- **Intensität:** Es ist verlockend, sofort tiefer in die Dehnung zu gehen, aber weniger ist hier oft mehr. Führen Sie die Bewegung langsam und kontrolliert aus, damit sich die Hüfte und die Adduktoren an die Dehnung gewöhnen können.
- **Atmung:** Eine ruhige, tiefe Atmung hilft, die Muskulatur zu entspannen und die Dehnung zu intensivieren. Vermeiden Sie es, die Luft anzuhalten – das Atmen wirkt beruhigend und erleichtert das Loslassen der Spannung.
- **Ausführung:** Beim Vorschieben des Beckens darauf achten, dass der Rücken gerade bleibt und das Becken nicht »kippt«. Ein stabiler Beckenstand sorgt dafür, dass die Dehnung wirklich dort ankommt, wo sie hingehört.
- **Schmerzsignale:** Beim Anheben der Knie und Anspannen des Gesäßes ist weniger manchmal mehr. Es geht darum, die Spannung bewusst zu halten, ohne dabei Schmerzen zu verursachen. Spüren Sie die Anspannung, aber bleiben Sie im angenehmen Bereich.
- **Aufwärmen:** Ein paar sanfte Bewegungen oder leichte Mobilisationsübungen für die Hüfte machen Ihre Muskeln geschmeidiger und die Dehnung effektiver.
- **Geduld:** Diese Übung entfaltet ihre volle Wirkung durch Wiederholung und Geduld. Einmal in der Woche ist gut, aber mehrmals noch besser. Mit der Zeit werden Sie merken, dass Sie leichter und tiefer in die Dehnung kommen.
- **Regelmäßigkeit:** Diese Übung kann durchaus eine Herausforderung sein, aber sie bringt spürbare Fortschritte mit sich. Nehmen Sie wahr, wie Ihre Hüfte und Ihre Oberschenkelmuskulatur nach und nach geschmeidiger werden – jede Wiederholung bringt Sie ein Stück weiter.

Hüftpendel

Material: Matte • **Dauer:** 2 bis 3 Minuten

1. Setzen Sie sich auf den Boden und stützen Sie Ihre Hände hinter dem Körper ab. Die Fingerspitzen zeigen dabei nach vorn in Richtung Ihrer Füße. Halten Sie Ihren Oberkörper gerade und stabil. Stellen Sie beide Beine angewinkelt auf, sodass Ihre Füße flach auf dem Boden stehen, die Knie etwa hüftbreit auseinander.
2. Beginnen Sie die Knie wie ein Pendel abwechselnd zur Seite zu bewegen: Zuerst legen Sie beide Knie kontrolliert zur rechten Seite ab. Orientieren Sie sich dabei so, dass das linke Knie auf Höhe der Ferse des rechten Fußes landet.
3. Heben Sie die Knie wieder zur Mitte zurück.
4. Lassen Sie nun beide Knie zur linken Seite sinken. Auch hier sollte sich das rechte Knie etwa auf Höhe der linken Ferse befinden.

Pendeln Sie mit den Knien in einer gleichmäßigen, langsamen Bewegung abwechselnd von rechts nach links. Achten Sie darauf, dass Sie die Bewegung kontrolliert und ohne Eile ausführen. Diese Übung können Sie in kleinen Serien durchführen, zum Beispiel 10 bis 15 Wiederholungen pro Seite. Mit jeder Wiederholung versuchen Sie, die Knie etwas tiefer in Richtung Boden zu bringen, um die Beweglichkeit zu fördern.

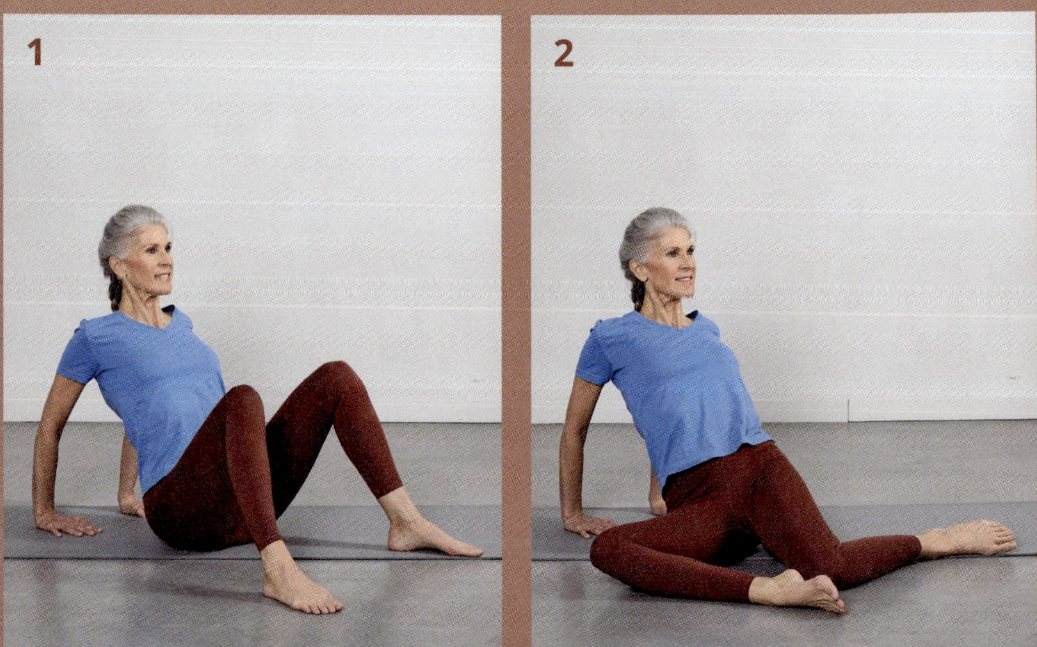

Tipps

- **Ausführung:** Diese Übung lebt von einer entspannten Ausführung. Lassen Sie die Beine sanft pendeln und vermeiden Sie ruckartige Bewegungen. Je weicher die Bewegung, desto besser für die Hüftgelenke!
- **Ausrichtung:** Achten Sie darauf, dass das Knie beim Absenken tatsächlich auf Höhe der Ferse des gegenüberliegenden Beins landet. Diese Orientierung hilft, die Hüftbeweglichkeit zu verbessern, und vermeidet eine Überlastung.
- **Steigerung:** Zu Beginn müssen die Knie nicht bis zum Boden kommen. Lassen Sie die Bewegung mit der Zeit tiefer werden, aber gehen Sie nur so weit, wie es sich angenehm anfühlt.
- **Alternative:** Wenn es in den Handgelenken oder im unteren Rückenbereich unangenehm wird, versuchen Sie, die Hände etwas weiter weg oder näher an den Körper zu setzen. Finden Sie eine Haltung, die für Sie bequem ist und den Oberkörper stabil hält.
- **Regelmäßigkeit:** Je öfter Sie diese Übung in Ihre Routine einbauen, desto beweglicher wird Ihre Hüfte – ganz ohne Stress! Ein paar Minuten pro Tag genügen.
- **Geduld:** Diese Übung ist besonders sanft und fördert eine nachhaltige Verbesserung der Hüftbeweglichkeit. Bleiben Sie geduldig und konzentrieren Sie sich auf eine saubere Ausführung. Mit der Zeit werden Sie merken, wie Ihre Hüfte geschmeidiger wird.

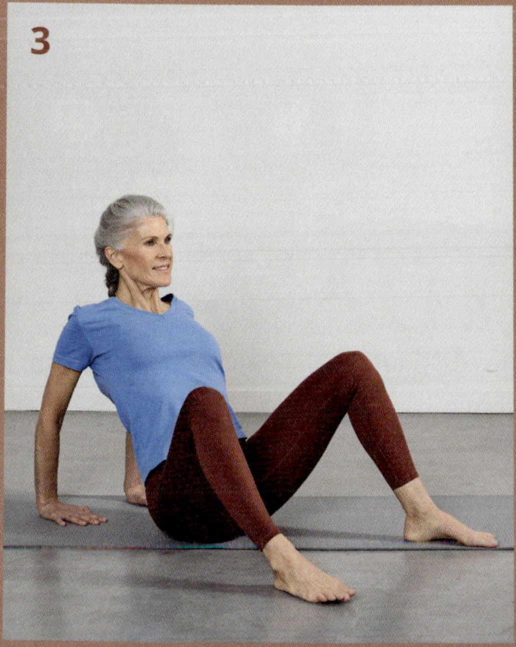

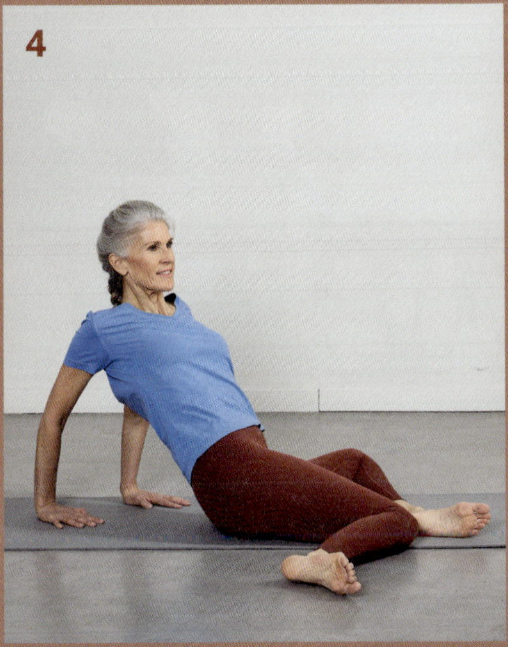

RÜCKENSCHMERZEN BEWÄLTIGEN UND FASZIEN MOBILISIEREN

Rückenschmerzen, insbesondere im unteren Bereich, lassen sich durch gezielte Maßnahmen effektiv lindern. Eine wichtige Rolle spielt dabei das Lösen von Spannungen im Bauchfell *(Peritoneum)*, das als Teil des faszialen Netzwerks die Bauchorgane, die Bauchwand und die Wirbelsäule miteinander verbindet. Durch das Entspannen des Peritoneums wird auch die tiefe Rückenmuskulatur, einschließlich des quadratischen Lendenmuskels und der paravertebralen Muskeln, entlastet. Dies verbessert die Beweglichkeit der Lendenwirbelsäule und reduziert die Druckbelastung auf die Bandscheiben.

Ergänzend dazu bietet die Übung mit der Faszienrolle eine wirkungsvolle Methode, um das Bindegewebe gezielt zu mobilisieren. Besonders im Alter verliert das Fasziengewebe häufig an Elastizität und wird schlechter durchblutet, was oft zu Bewegungseinschränkungen und Schmerzen führt. Der gezielte Einsatz der Faszienrolle hilft, das Gewebe zu mobilisieren und die Beweglichkeit der Wirbelsäule zu fördern. Gleichzeitig trägt diese Technik dazu bei, Rückenschmerzen zu lindern, indem Verklebungen und Spannungen im Bindegewebe gelöst werden. Der Druck und die sanften Bewegungen regen die Nährstoffaufnahme und die Durchblutung an, fördern den Abtransport von Zellabfällen und optimieren die Entgiftung des Gewebes. Dies steigert die Elastizität, Flexibilität und Regeneration des Gewebes und unterstützt so die Rückengesundheit nachhaltig.

Tipps

... für das Lösen tief sitzender Faszien:

- **Ausführung, Intensität:** Führen Sie die Übung langsam und ohne Druck aus. Die Bewegungen können etwas schmerzhaft sein, sollten aber mit jedem Mal etwas besser ausführbar sein. Arbeiten Sie symmetrisch, um beide Seiten des Bauchs gleichmäßig zu behandeln.
- **Atmung:** Atmen Sie während der Übung ruhig und tief, um die Entspannung der Faszien zu unterstützen.

... für die Arbeit mit der Faszienrolle:

- **Intensität:** Wenn es unangenehm wird, verringern Sie den Druck oder pausieren Sie.
- **Atmung:** Atmen Sie gleichmäßig und entspannt, besonders bei empfindlichen Stellen.
- **Regelmäßigkeit:** Wiederholen Sie die Übung 2- bis 3-mal pro Woche für langfristige Erfolge.

Baudeckenspannung lösen

Material: Matte • **Dauer:** 5 bis 10 Minuten

Vorbereitung: Legen Sie sich in Rückenlage auf eine Matte oder eine weiche Unterlage. Stellen Sie die Beine auf, sodass die Knie angewinkelt sind. Diese Position hilft, die Bauchspannung zu minimieren und den unteren Rücken zu entlasten. Atmen Sie tief ein und aus, um den Bauchbereich zu entspannen und die Faszienarbeit zu erleichtern.

Variante 1: Haut zur Decke ziehen und loslassen

1. Legen Sie beide Hände flach auf Ihren nackten Bauch, sodass die Finger locker auf der Haut liegen.
2. Ziehen Sie mit Ihren Händen vorsichtig die Haut rund um Ihren Bauchnabel etwas nach oben in Richtung Decke.
3. Lassen Sie die Haut plötzlich los und spüren Sie, wie sie zurückschnellt.

Arbeiten Sie sich mit dieser Technik langsam von der Mitte nach außen, bis Sie den gesamten Bauchbereich abgedeckt haben. Führen Sie die Bewegung 5- bis 10-mal in verschiedene Richtungen aus.

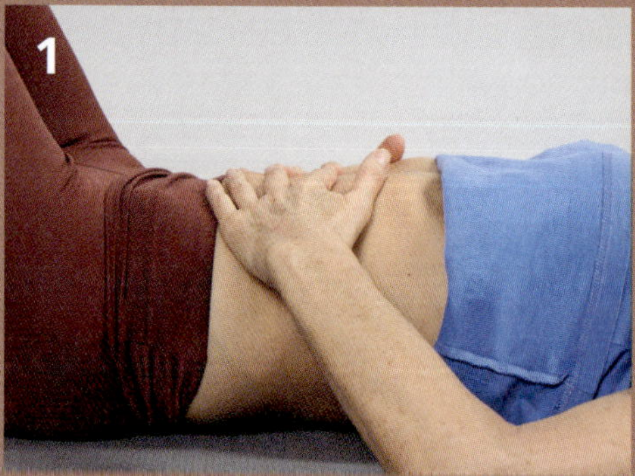

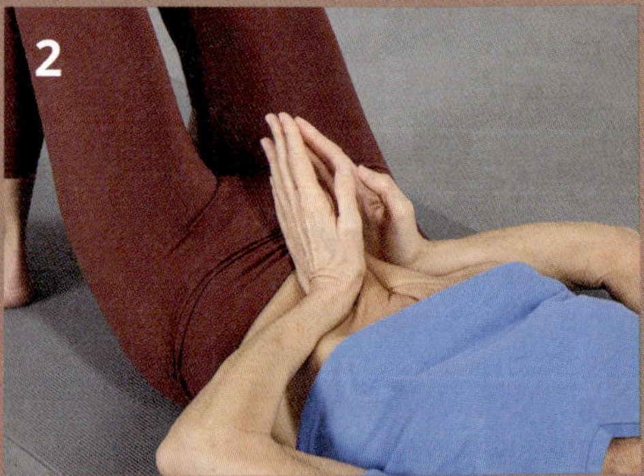

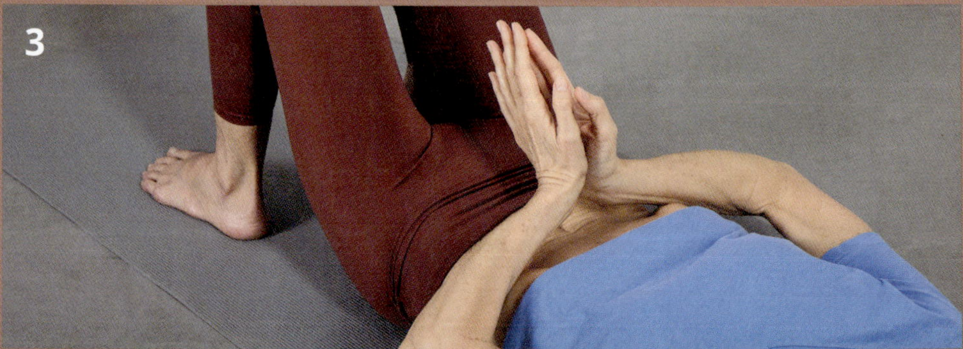

Variante 2: Hautfalte rollen

1. Formen Sie mit Daumen und Zeigefinger beider Hände eine sanfte Zange und greifen Sie eine kleine Hautfalte am Unterbauch. Halten Sie die Hautfalte fest, aber ohne Schmerzen zu verursachen, und ziehen Sie sie leicht nach oben.
2. Bewegen Sie die Falte langsam von unten nach oben (in Richtung Brustkorb) oder umgekehrt, indem Sie die Haut vorsichtig zwischen den Fingern rollen.
3. Rollen Sie die Hautfalte auch seitlich entlang der Flanken und wieder zurück, um den gesamten Bauchbereich zu lockern.

Arbeiten Sie systematisch und achtsam, bis sich die Haut entspannt anfühlt.

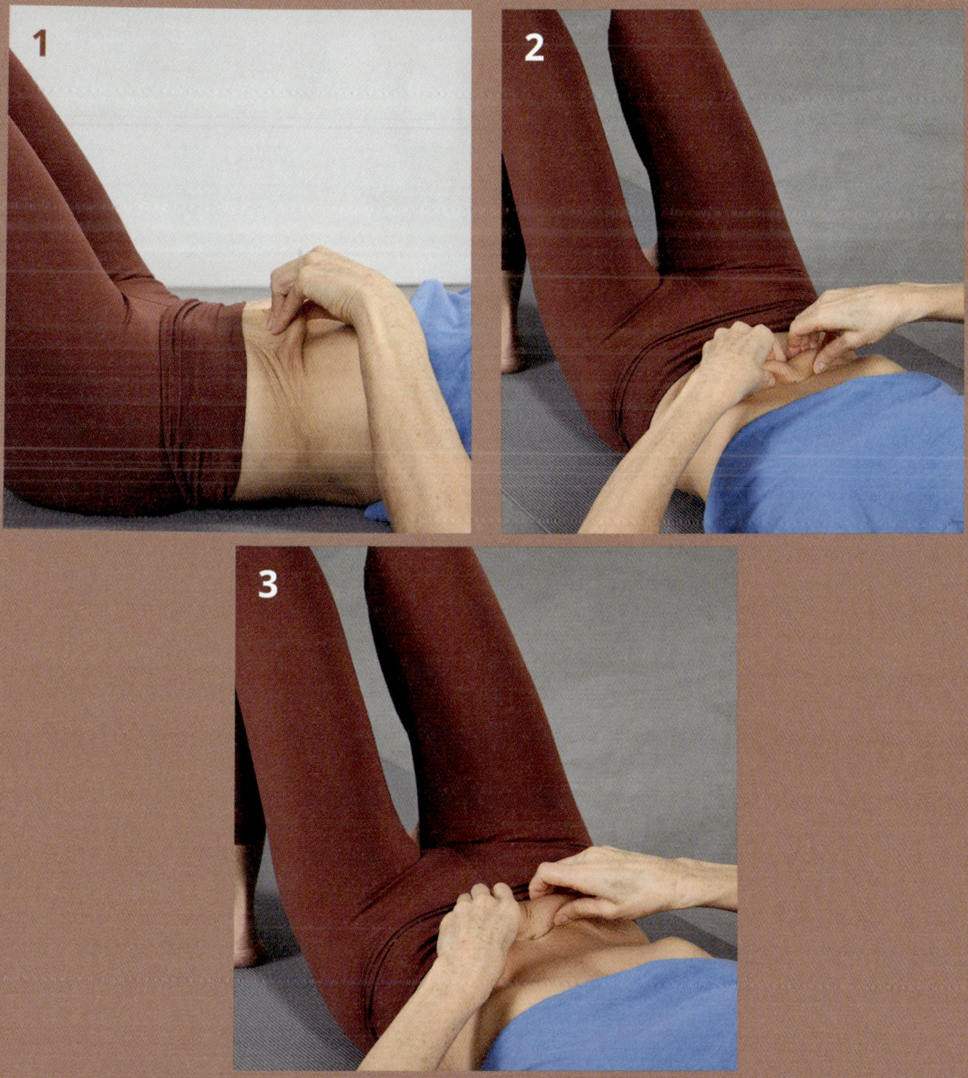

Faszienrolle für den Rücken

Die Übung mit der Faszienrolle ist zwar nur ein kleiner Teil des Faszientrainings, wirkt aber dennoch gezielt auf das Bindegewebe. Durch den Druck und die sanfte Bewegung mit der Rolle wird das Gewebe sowohl intrazellulär als auch extrazellulär angeregt. Intrazellulär wird durch den Druck auf die Zellen eine bessere Aufnahme von Nährstoffen gefördert, während gleichzeitig der Abtransport von Schlackenstoffen und Zellabfällen unterstützt wird. Dies führt zu einer besseren Entschlackung des Gewebes und unterstützt die Regeneration der Zellen. Extrazellulär werden Verklebungen und Spannungen im Fasziengewebe gelöst, die oft durch Bewegungsmangel oder falsche Belastungen entstehen.

Sanfte Wirbelsäulen-Rollmassage

Material: mittelharte Faszienrolle, Matte • **Dauer:** 10 bis 15 Minuten

Vorbereitung: Lockern Sie Ihren Körper mit Mobilisationsübungen. Beginnen Sie mit der Katze-Kuh-Bewegung (S. 180): Im Vierfüßlerstand den Rücken langsam nach oben runden und dann ins Hohlkreuz senken. Wiederholen Sie dies 8- bis 10-mal.

1. Setzen Sie sich auf die Matte und positionieren Sie die Faszienrolle direkt hinter Ihrem unteren Rücken. Lehnen Sie sich vorsichtig zurück, sodass die Rolle unter Ihrem Rücken liegt. Stützen Sie sich dabei mit Ihren Händen ab, um Ihr Gewicht zu kontrollieren. Stellen Sie Ihre Füße auf, hüftbreit auseinander, und winkeln Sie die Knie an.
2. Heben Sie Ihr Gesäß leicht an, sodass Ihr Gewicht auf der Rolle und Ihren Füßen liegt. Beginnen Sie die Rolle langsam entlang der Wirbelsäule auf und ab zu rollen – von der Lendenwirbelsäule bis zu den Schulterblättern. Passen Sie den Druck an, indem Sie Ihr Gewicht leicht verlagern. Mehr Druck entsteht, wenn Sie das Gesäß höher heben. Haben Sie empfindliche Stellen? Verweilen Sie kurz an diesen Punkten und atmen Sie tief ein und aus, bevor Sie weiterrollen. Rollen Sie vorsichtig bis zu den Schulterblättern. Überstrecken Sie den Nacken dabei nicht; halten Sie den Kopf in Verlängerung der Wirbelsäule.
3. Alternativ können Sie die Arme nach oben strecken oder über der Brust verschränken, um die Schulterblattregion gezielt zu erreichen. Beenden Sie das Rollen nach etwa 1 bis 2 Minuten. Spüren Sie nach: Legen Sie sich flach auf den Rücken und nehmen Sie wahr, wie sich Ihr Körper anfühlt.

1

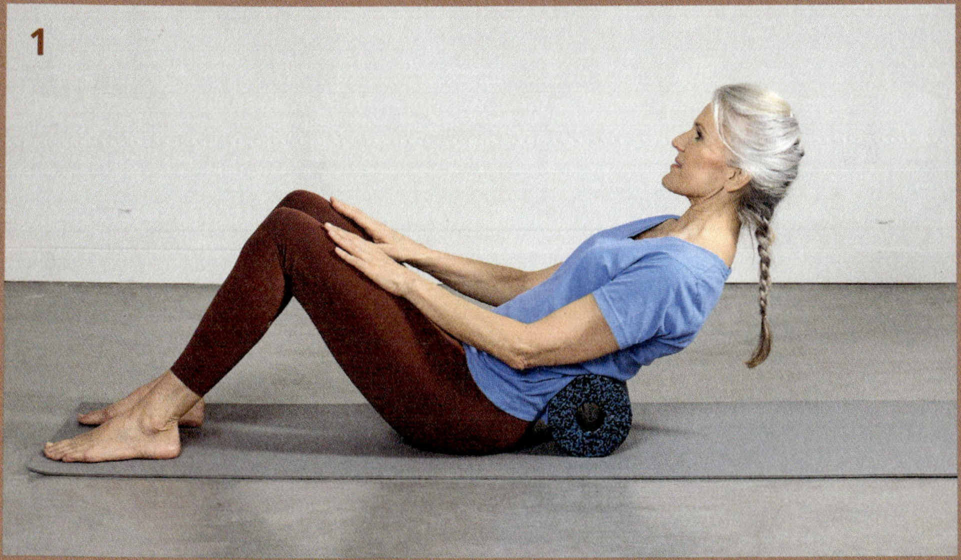

2

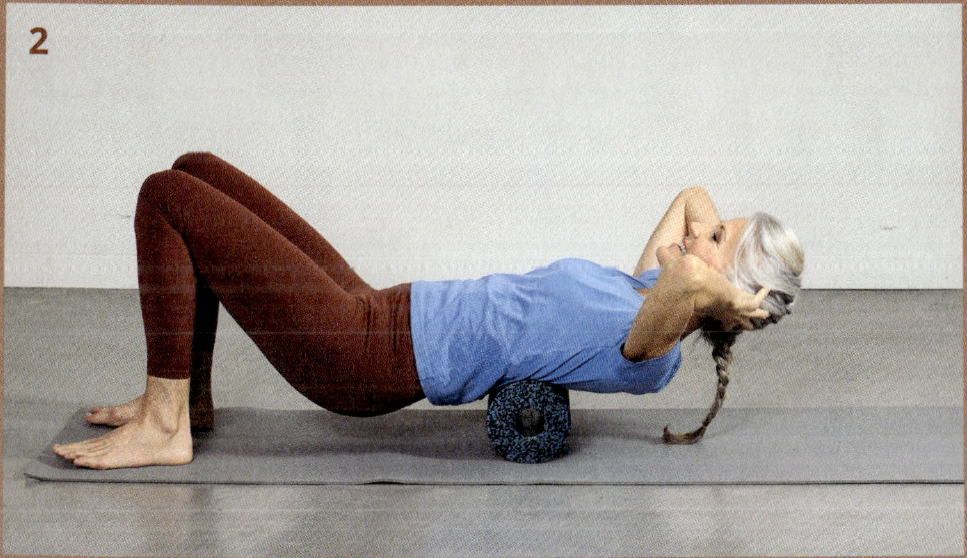

3

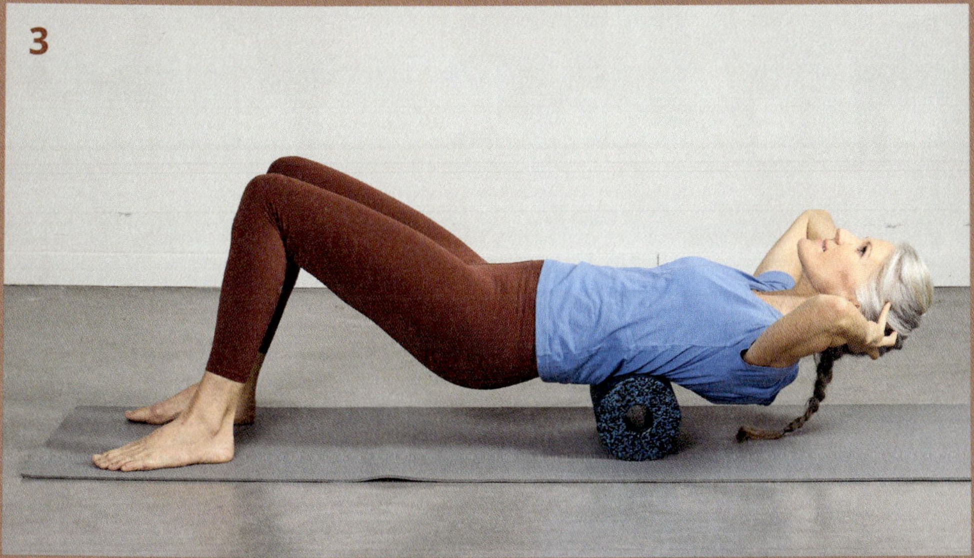

WOHLFÜHLPROGRAMM FÜR NACKEN, SCHULTERN UND DEN OBEREN RÜCKEN

Verspannungen im Nacken, in den Schultern und im oberen Rücken entstehen oft schleichend. Dieses Wohlfühlprogramm hilft Ihnen dabei, Blockaden sanft zu lösen, Beweglichkeit zurückzugewinnen und Ihren Körper wieder in eine natürliche, entspannte Haltung zu führen.

Myofasziale Entspannung des Nackens

Material: Faszienball (oder Tennisball), Matte • **Dauer:** 3 bis 5 Minuten pro Seite

1. Legen Sie sich auf die Matte in Rückenlage und positionieren Sie den Ball zwischen einem Schulterblatt und der Wirbelsäule, genau ins weiche Gewebe.
2. Lassen Sie das Gewicht Ihres Körpers langsam in den Ball einsinken. Atmen Sie tief ein und aus und spüren Sie, wie der Druck auf die verspannte Muskulatur wirkt.
3. Strecken Sie den Arm der Seite, auf der der Ball liegt, nach vorn aus und führen Sie ihn langsam bis neben das Ohr.
4. Verweilen Sie kurz in dieser Position, bis die Spannung oder der Schmerz etwas nachlässt.

Wiederholen Sie die Bewegung 3- bis 4-mal pro Seite. Diese Übung löst Triggerpunkte in der Muskulatur zwischen Schulterblatt und Wirbelsäule.

Tipps

- **Atmung:** Atmen Sie trotz Schmerz weiter.
- **Intensität:** Sollte der Schmerz zu intensiv sein, nehmen Sie etwas Druck vom Ball oder verändern Sie zunächst die Position.
- **Steigerung:** Tasten Sie sich langsam vor. Ihr gestreckter Arm muss nicht von Anfang an direkt neben dem Ohr auf dem Boden liegen.
- **Regelmäßigkeit:** Lassen Sie sich Zeit und wiederholen Sie gern diese Übung, wann immer Sie Lust und Zeit haben.

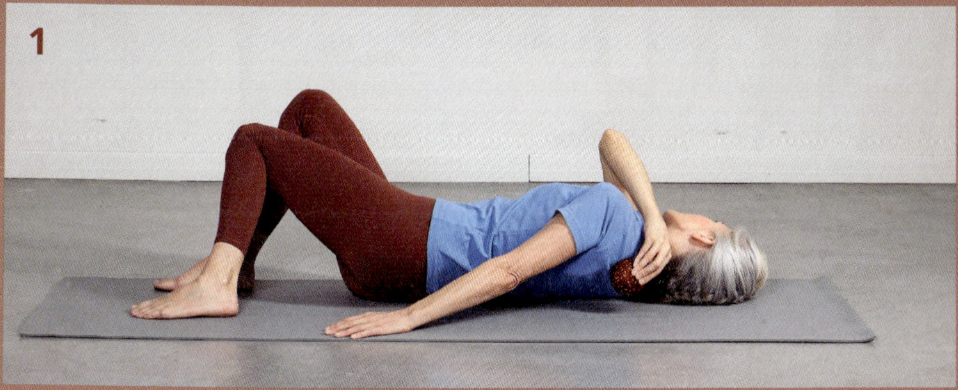
1

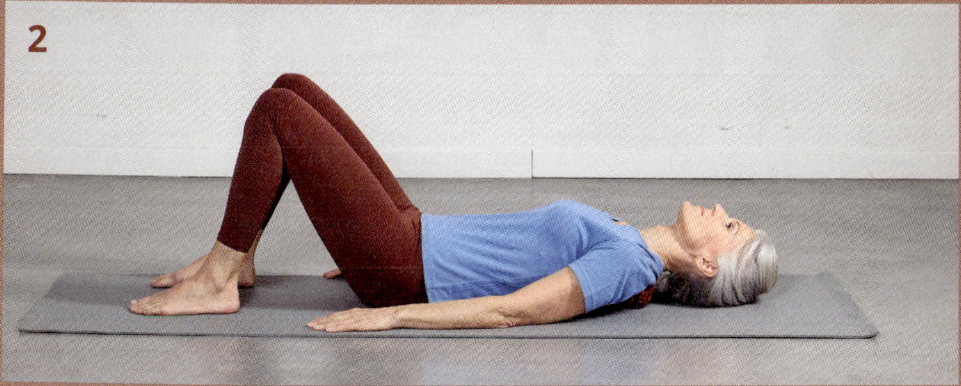
2

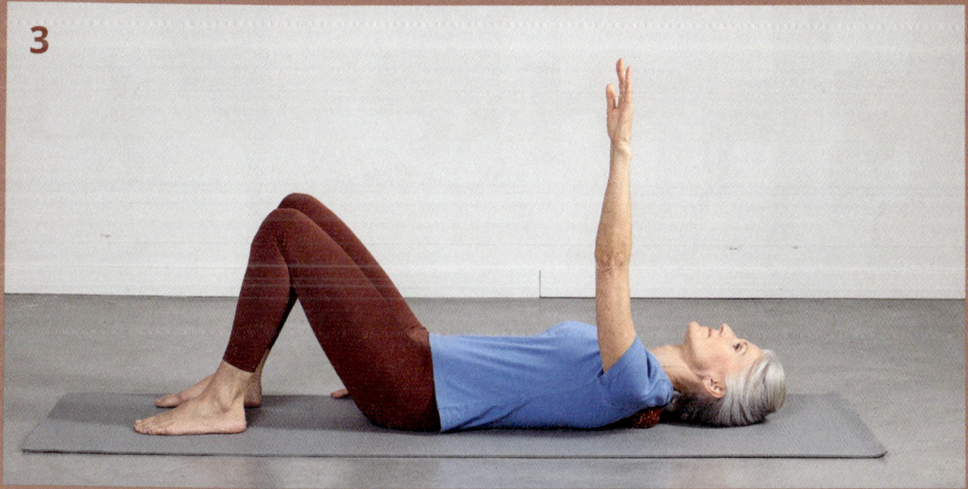
3

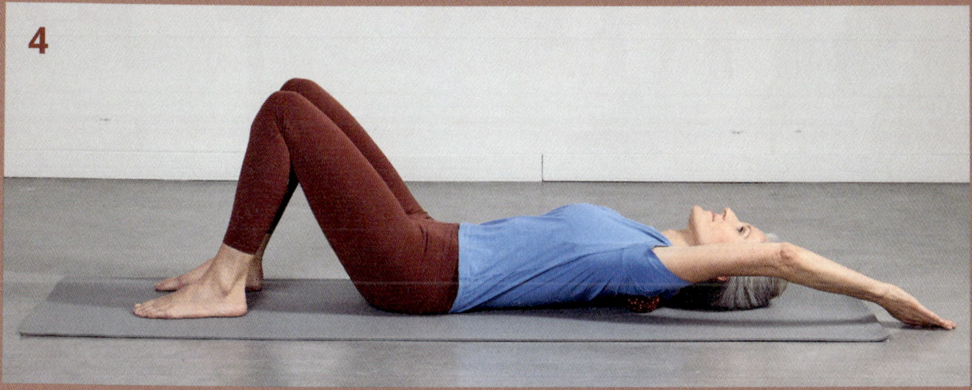
4

Kopfentspannung auf der Faszienrolle

Material: Matte, mittelharte Faszienrolle • **Dauer:** 3 bis 5 Minuten

1. Legen Sie sich flach auf den Rücken und positionieren Sie die Faszienrolle so, dass Ihr Hinterkopf oberhalb des ersten Halswirbels auf der Rolle aufliegt. Der Rest Ihres Körpers bleibt entspannt.
2. Drehen Sie Ihren Kopf langsam nach rechts und links, ohne ihn abzuheben. Spüren Sie dabei die Druckpunkte am Hinterkopf. Verweilen Sie an besonders empfindlichen Stellen und atmen Sie ruhig weiter, bis der Schmerz nachlässt.
3. Wechseln Sie langsam zwischen den Seiten, bis Sie das Gefühl haben, dass die Verspannung nachgelassen hat.

Tipp

Diese Übung hilft, Spannungen am Übergang von Kopf und Hals zu lösen. Darum eignet sie sich hervorragend zur Linderung von stressbedingten Spannungskopfschmerzen oder vor dem Schlafengehen.

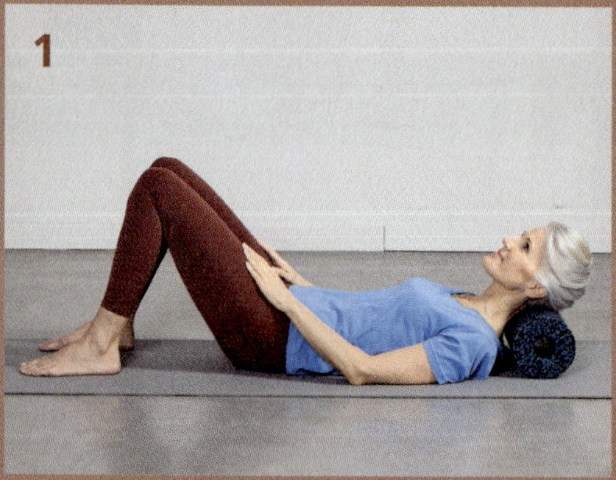

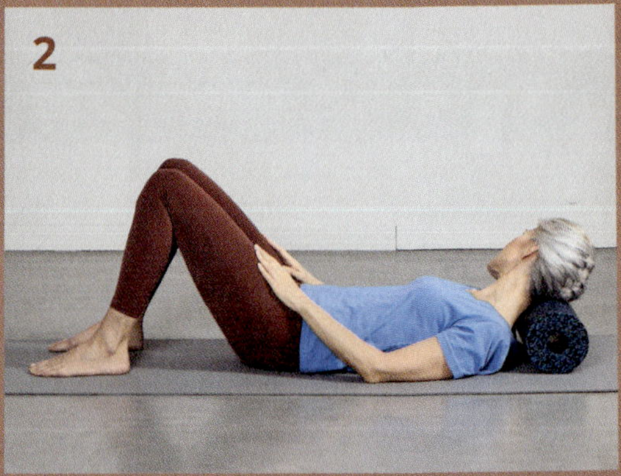

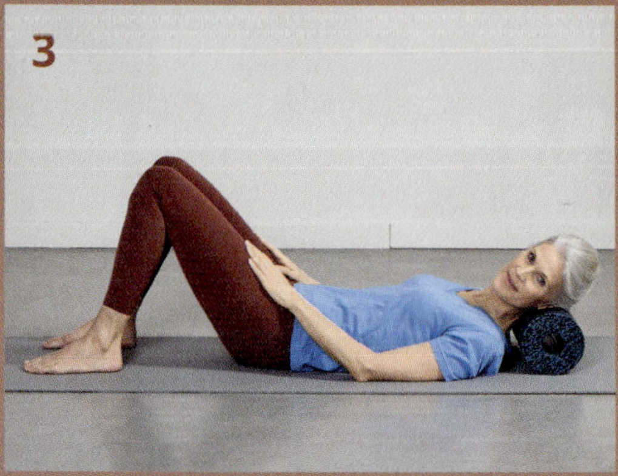

Aktivierung der Schulterblattmuskulatur im Stand

Material: nicht notwendig • **Dauer:** 3 bis 5 Minuten

1. Stellen Sie sich aufrecht hin und spannen Sie Ihren Bauch sanft an. Strecken Sie die Arme waagerecht zu den Seiten aus. Stellen Sie sich vor, Sie stehen auf einem gedachten Ziffernblatt – Ihr Becken kippt dabei leicht von 6 Uhr nach oben Richtung 12 Uhr, um eine stabile Grundhaltung zu finden.
2. Ziehen Sie Ihre Schulterblätter langsam Richtung Wirbelsäule, halten Sie die Position für 5 bis 10 Sekunden und lösen Sie sie dann wieder. Versuchen Sie, ein gedachtes Blatt zwischen Ihren Schulterblättern festzuhalten.

Wiederholen Sie die Bewegung 8- bis 10-mal.

Tipps

- **Atmung:** Achten Sie auf eine gleichmäßige Atmung, um nicht unbewusst die Luft anzuhalten.
- **Wirkung:** Diese Übung stärkt die Haltung, löst alte Verspannungen und beugt neuen Verspannungen vor.

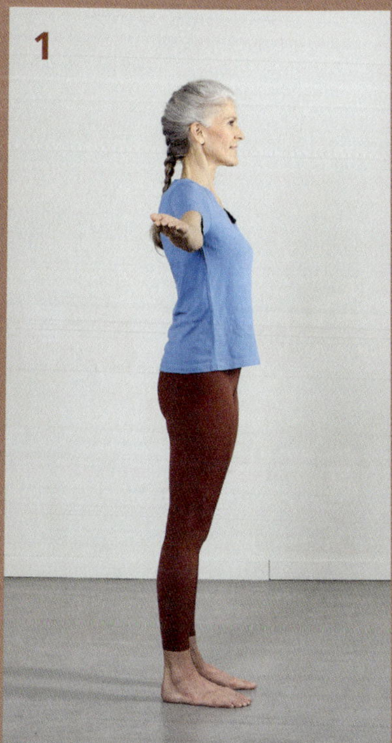

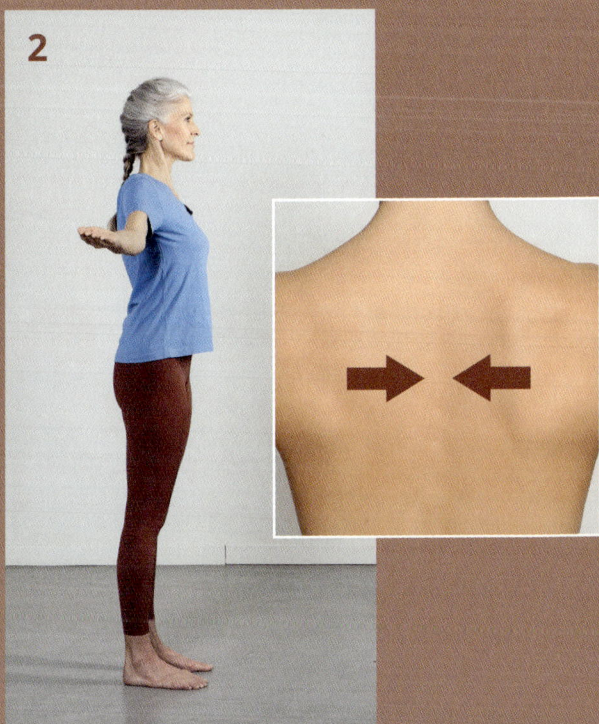

SCHULTERN OHNE LAST: IHR PLAN FÜR MOBILITÄT UND STÄRKE

Diese Übungen zielen darauf ab, die Schultermobilisation wiederherzustellen, also die Beweglichkeit zu fördern und die Muskulatur um das Schultergelenk zu aktivieren. Durch gezielte Druckpunktbehandlung und Mobilisation unterstützen sie die Durchblutung und lösen Verklebungen in den Faszien. Eine regelmäßige Anwendung kann Schmerzen vorbeugen und bestehende Beschwerden lindern.

Mobilisation der Schultervorderseite

Material: Faszienball, Matte • **Dauer:** 2 bis 3 Minuten

1. Legen Sie sich in Bauchlage auf eine Matte. Platzieren Sie den Faszienball (mehrere Größen möglich) unterhalb eines Schlüsselbeins in Richtung Schulter. Fixieren Sie den Ball mit dem Körpergewicht. Legen Sie die Hand der anderen Seite entspannt unter die Stirn.
2. Bewegen Sie den Arm der gleichen Seite langsam und kontrolliert in einem Halbkreis gestreckt nach vorn.
3. Lassen Sie die vordere Schulterpartie über den fixierten Ball gleiten.

Führen Sie die Bewegung 6- bis 8-mal pro Seite aus, bevor Sie wechseln.

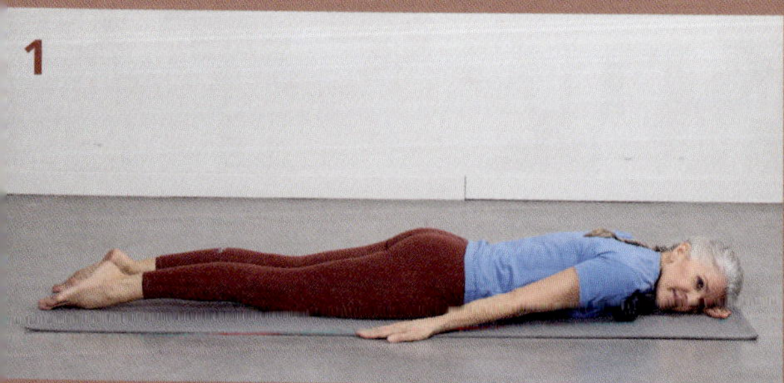

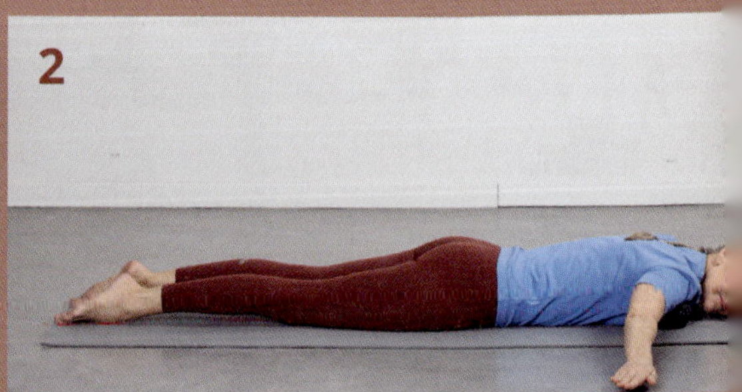

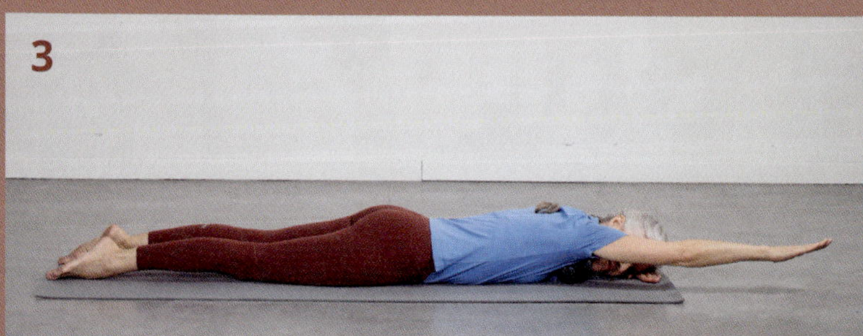

Selbstmobilisation des Schlüsselbeins

Material: nicht notwendig • **Dauer:** 2 bis 3 Minuten

Vorbereitung: Setzen Sie sich bequem auf einen Stuhl oder stellen Sie sich aufrecht hin. Achten Sie auf eine entspannte Haltung mit leicht aktivierter Bauchmuskulatur.

1. Legen Sie Ihre Hand auf das Schlüsselbein der gegenüberliegenden Seite. Üben Sie leichten Druck aus, um es während der Bewegung zu stabilisieren.
2. Heben Sie den Arm auf der Seite, auf der Sie das Schlüsselbein fixiert haben, langsam nach vorn und oben, bis er in einer gestreckten Position über dem Kopf ist. Spüren Sie dabei, wie das Schlüsselbein rotiert. Senken Sie den Arm langsam wieder ab. Spüren Sie, wie das Schlüsselbein bei der Rückführung in seine Ausgangsposition rotiert. Während der Bewegung kann es zu einem sanften Knacken oder einem leichten Lösen der Gelenkstruktur kommen – das ist ein normales Zeichen für Mobilisation.

Führen Sie die Bewegung 6- bis 8-mal langsam und kontrolliert aus. Wechseln Sie anschließend die Seite.

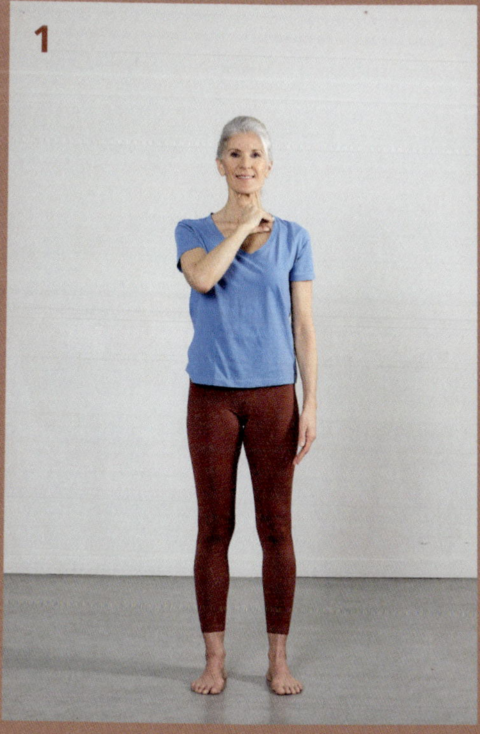

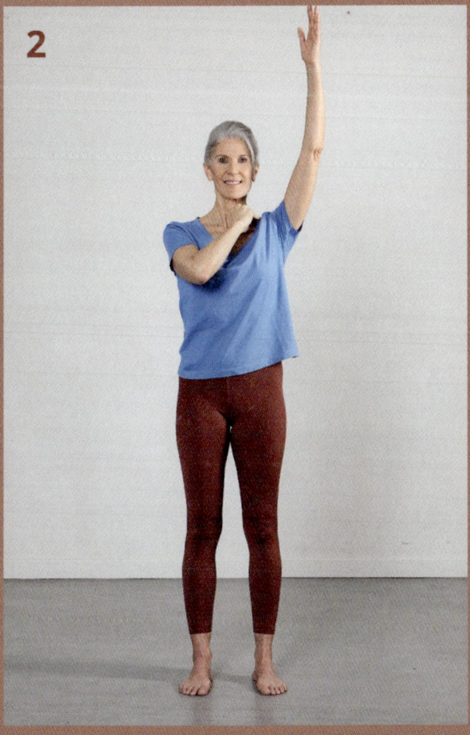

Aktivierung und Kräftigung der Schulterblattmuskulatur

Material: nicht notwendig • **Dauer:** 3 bis 5 Minuten

1. Stehen Sie aufrecht mit leicht gebeugten Knien. Aktivieren Sie Ihre Bauchmuskulatur für eine stabile Haltung. Strecken Sie die Arme waagerecht zu den Seiten aus.
2. Ziehen Sie Ihre Schulterblätter sanft nach hinten unten, als wollten Sie diese Richtung Wirbelsäule »in die Hosentaschen schieben«. Halten Sie die Spannung für 5 bis 8 Sekunden und lösen Sie sie dann wieder.

Wiederholen Sie die Übung 8- bis 10-mal in einem kontrollierten Tempo.

Tipps

- **Atmung:** Atmen Sie während der Übung ruhig und gleichmäßig. Vermeiden Sie das Anhalten der Luft.
- **Regelmäßigkeit:** Führen Sie diese Übung 3- bis 4-mal pro Woche durch, um nachhaltige Erfolge zu erzielen.

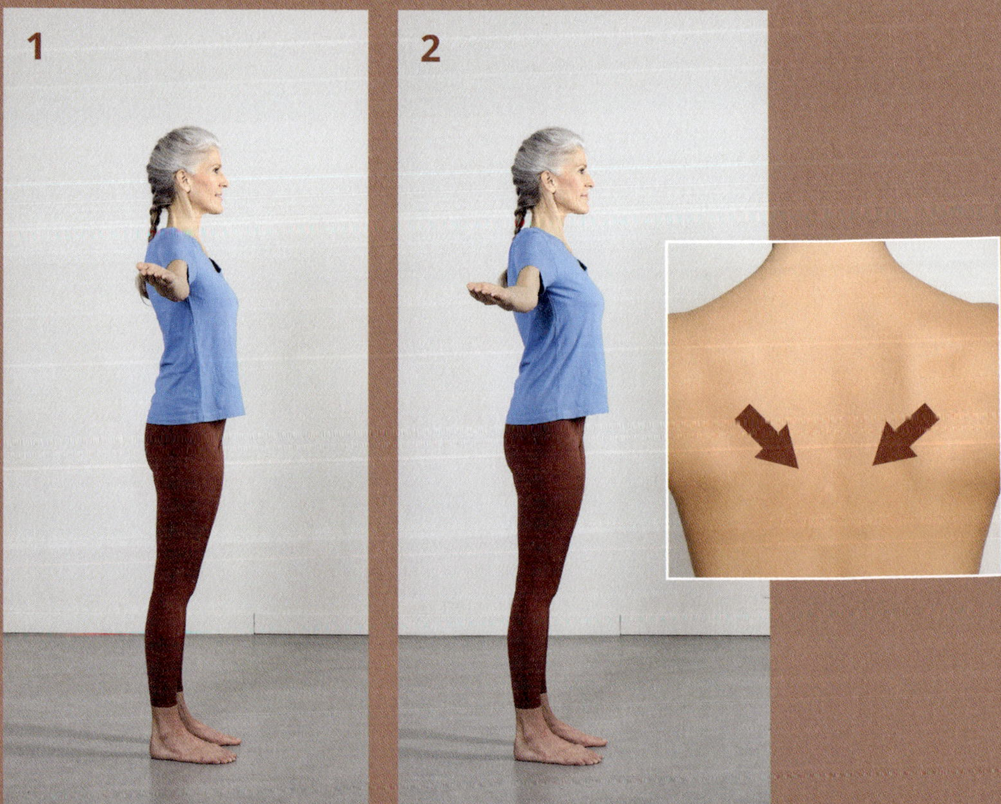

UNTERSTÜTZUNG DER ORGANSYSTEME

Unsere Organsysteme sind durch verschiedene Faktoren wie Ernährung, Bewegung und Stress miteinander verbunden. Eine ausgewogene Lebensweise fördert die Gesundheit der Organe und unterstützt deren Funktion. Störungen in einem System können Auswirkungen auf andere Organe haben, was die Bedeutung der ganzheitlichen Gesundheitsförderung unterstreicht.

Dünndarm-Mobilität durch Leberhebung

Material: Stuhl • **Dauer:** 2 bis 3 Minuten

1. Setzen Sie sich bequem auf einen stabilen Stuhl. Ihre Füße stehen flach auf dem Boden und der Oberkörper ist leicht nach vorn geneigt. Halten Sie den Rücken dabei gerade und entspannen Sie Ihre Schultern. Greifen Sie mit beiden Händen sanft unter den rechten Rippenbogen. Ihre Finger gleiten leicht in die weiche Bauchdecke, ohne Druck auf die Rippen oder die Leber selbst auszuüben.
2. Heben Sie den rechten Rippenbogen mit beiden Händen leicht an. Führen Sie diese Bewegung langsam und rhythmisch aus. Dabei sollen weder Schmerzen noch ein unangenehmes Druckgefühl entstehen. Wiederholen Sie die Hebung 10- bis 15-mal.
3. Lassen Sie eine Hand unter dem rechten Rippenbogen und richten Sie sich langsam etwas auf, damit sich die Spannung auf dem Band zwischen Leber und Dünndarm lockern kann. Der sanfte Druck, den Sie spüren, mobilisiert so das »kleine Netz« der Magenaufhängung. Spüren Sie einige Atemzüge in diesen Bereich hinein. Neigen Sie sich erneut nach vorn und lösen Ihre Finger aus dem Bauchraum.

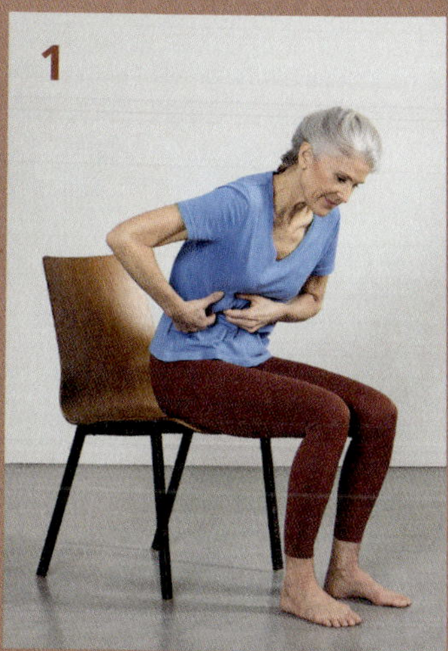

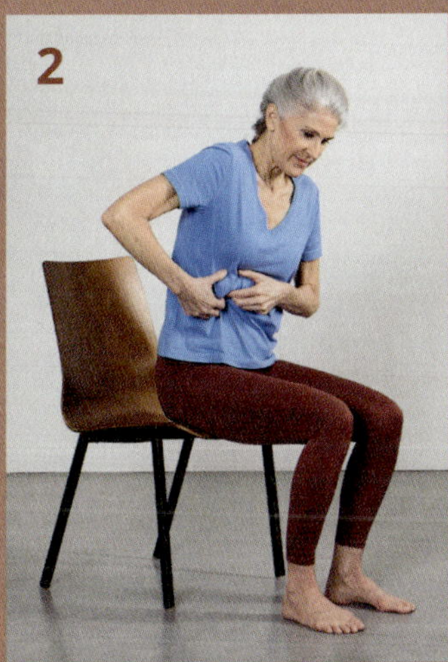

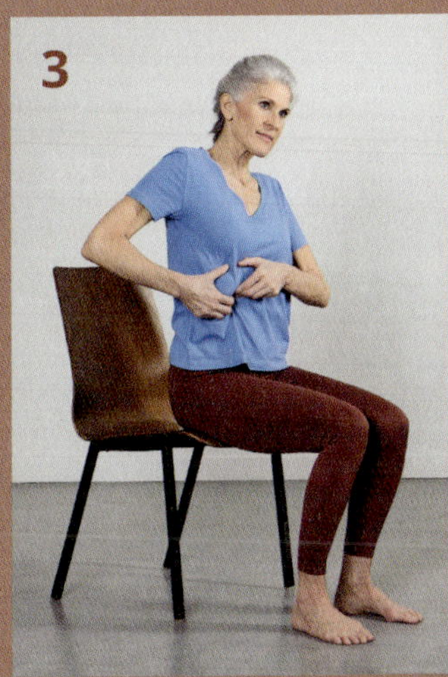

Hier soll die Mobilität des Dünndarms verbessert werden. Die Leberhebung ist eine effektive osteopathische Technik, die gezielt die Beweglichkeit und Funktion der Leber unterstützt. Durch die Mobilisation wird die Durchblutung gefördert, was die Entgiftungs- und Stoffwechselfunktion der Leber verbessert. Zudem entlastet die Technik das Zwerchfell, das eng mit der Leber verbunden ist, und fördert die Verdauung, indem sie die Produktion der Gallenflüssigkeit positiv beeinflusst. Spannungen oder Verklebungen im Bereich der Leber, die umliegende Organe wie Magen oder Darm beeinträchtigen können, werden gelöst, wodurch eine harmonische Funktion im gesamten Bauchraum unterstützt wird. Dies trägt nicht nur zur Verdauung, sondern auch zur allgemeinen Vitalität und einem besseren Wohlbefinden bei. Die Leberhebung zielt darauf ab, die biomechanische und funktionelle Gesundheit der Leber zu unterstützen. Entgiftung, Verdauung und die Beweglichkeit im Bauchraum werden verbessert und der gesamte Organismus profitiert von den positiven Auswirkungen.

Tipps

- **Nikotin und Alkohol:** Es handelt sich um Nervengifte, die Sie vermeiden sollten.
- **Dehnung:** Dehnen Sie regelmäßig den Psoas (siehe Übung auf Seite 104).
- **Ernährung:** Führen Sie die Übungen für eine Oberkörpertieflage am besten mit nüchternem Magen aus.
- **Proteine:** Vermeiden Sie den tierischen Proteinkonsum am Abend, da der Darm Käse und Fleisch in der Nacht nicht so gut verdauen kann.
- **Kleine Mahlzeiten:** Essen Sie mehrmals am Tag und dafür weniger.
- **Wärme:** Lokale Wärme beispielsweise durch eine Wärmflasche kann eine lindernde Wirkung haben.
- **Atmung:** Achten Sie auf eine ruhige und gleichmäßige Bauchatmung, um die Muskulatur zu entspannen und die Durchblutung zu fördern.
- **Intensität:** Arbeiten Sie immer mit einem sanften Druck. Schmerzen oder Unwohlsein sollten vermieden werden.
- **Regelmäßigkeit:** Diese Übung kann täglich durchgeführt werden, insbesondere nach dem Essen oder bei Verdauungsbeschwerden.
- **Hydration:** Trinken Sie ausreichend Wasser, um die Verdauung zusätzlich zu unterstützen.

Sanfte Mobilisation des Bauchfells

Material: Matte • **Dauer:** 2 bis 5 Minuten

1. Setzen oder legen Sie sich bequem hin, sodass Ihr Bauch entspannt ist. Achten Sie auf eine aufrechte Haltung, wenn Sie sitzen, oder legen Sie sich flach auf den Rücken, falls das angenehmer ist. Legen Sie beide Hände um den Bereich Ihres Bauchnabels.
2. Greifen Sie das Gewebe Ihrer Bauchdecke mit den Fingerspitzen, sodass Sie es leicht anheben können. Ziehen Sie das Gewebe langsam und sanft von sich weg, bis Sie eine leichte Spannungsgrenze spüren. Halten Sie diese Position. Während der Einatmung ziehen Sie die Bauchdecke ein wenig weiter nach oben oder von sich weg. Mit der Ausatmung halten Sie die erreichte Spannungsgrenze, ohne den Zug zu verstärken.
3. Am Ende einer Ausatmung lassen Sie das Gewebe plötzlich los, sodass es entspannt in seine Ausgangsposition zurückkehrt.

Führen Sie diesen Vorgang insgesamt 3 mal durch. Nehmen Sie sich zwischen den Wiederholungen kurz Zeit, um die Entspannung zu spüren.

Das Bauchfell spielt eine wichtige Rolle für die Beweglichkeit und Funktion der inneren Organe. Spannungen oder Verklebungen in diesem Bereich können die Verdauung beeinträchtigen oder zu Beschwerden führen. Diese Übung löst sanft Verklebungen, verbessert die Durchblutung und entlastet die Organe. Sie fördert die Beweglichkeit und kann auch bei stressbedingter Belastung helfen, den Bauchraum zu entspannen.

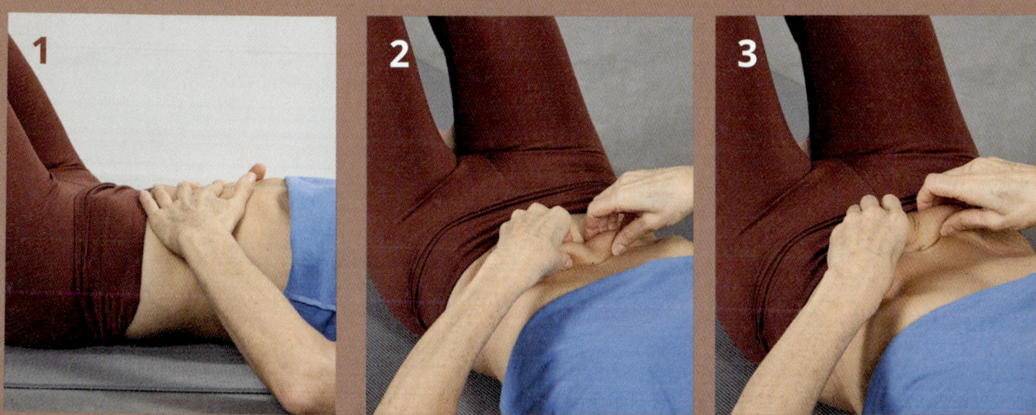

Sanfte Unterstützung des Dünndarms

Material: Matte • **Dauer:** 3 bis 5 Minuten

1. Legen Sie sich flach auf eine weiche, stabile Unterlage, zum Beispiel eine Matte. Greifen Sie mit beiden Händen den tiefsten Punkt Ihres Unterbauchs, etwa 2 bis 3 Fingerbreit unterhalb Ihres Bauchnabels. Legen Sie die Fingerspitzen sanft ins Gewebe, ohne Druck auszuüben.
2. Atmen Sie tief in Ihren Bauchraum ein. Spüren Sie, wie sich Ihre Bauchdecke hebt, und »gewinnen« Sie das Dünndarmpaket sanft mit Ihren Händen, indem Sie es leicht nach oben schieben.
3. Halten Sie die erreichte Position, während Sie langsam und vollständig ausatmen. Arbeiten Sie für 10 bis 15 Atemzyklen, bei denen Sie das Dünndarmpaket während der Einatmung sanft weiter anheben und es in der Ausatmung stabilisieren.

Nach der letzten Ausatmung legen Sie Ihre Hände entspannt auf den Bauch und verweilen kurz, um der Wirkung der Übung nachzuspüren.

Diese Übung hilft, die natürliche Position des Dünndarms zu unterstützen. Durch die Atemtechnik fördern Sie die Durchblutung, Entlastung der Organe und die allgemeine Funktion des Verdauungsapparats. Die regelmäßige Durchführung – idealerweise abends für mindestens drei Wochen – verstärkt die Wirkung. Die Kombination mit Beckenbodentraining kann diesen Effekt weiter unterstützen, da der Beckenboden eine wichtige Rolle in der Stabilisierung des Bauchraums spielt.

Tipps

- **Intensität:** Gehen Sie generell achtsam vor und vermeiden Sie starken Druck und starke Schmerzen.
- **Konzentration:** Nutzen Sie diese Zeit, um sich ganz auf Ihre Atmung und die Verbindung zu Ihrem Körper zu konzentrieren.
- **Regelmäßigkeit:** Für nachhaltige Ergebnisse führen Sie die Übung nach Belieben mehrere Male durch.
- **Steigerung:** Um den Effekt zu verstärken, können Sie ein leichtes Beckenbodentraining ergänzen, das ebenfalls die Stabilität und Funktion des Bauchraums unterstützt.
- **Atmung:** Arbeiten Sie bewusst und in Ihrem eigenen Atemrhythmus. Schnelle oder flache Atmung sollte vermieden werden.

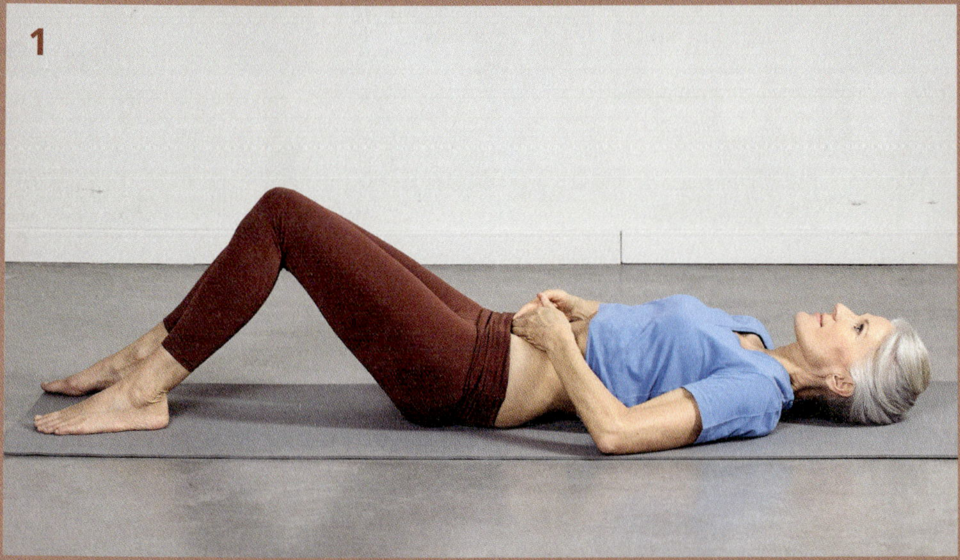
1

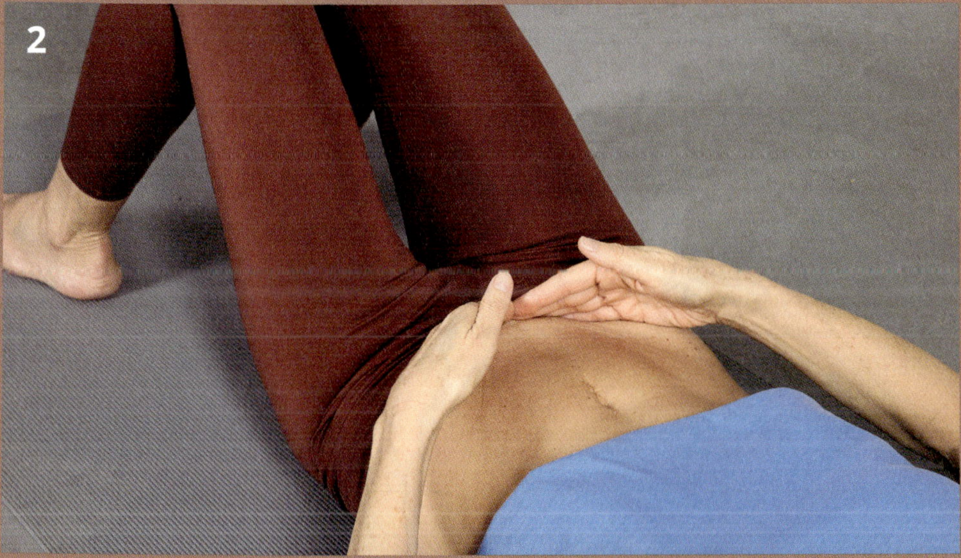
2

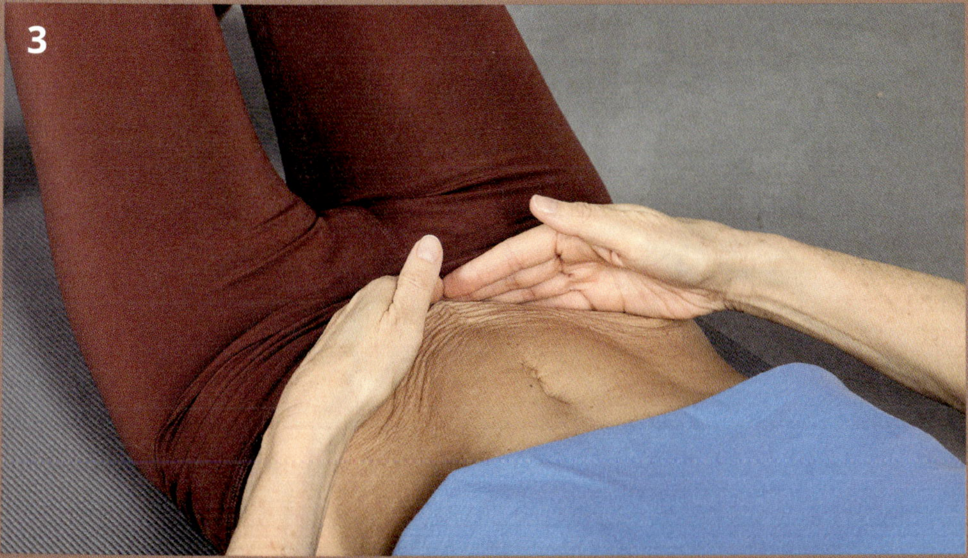
3

MEHR LUFT, MEHR LEBEN: BEWEGUNG FÜR DIE LUNGE

Die Lunge ist essenziell für unsere Vitalität. Durch gezielte Bewegungsübungen können Sie die Atmung vertiefen, die Sauerstoffaufnahme verbessern und die Lungenkapazität steigern. Diese Übungen fördern nicht nur die körperliche Gesundheit, sondern tragen auch zu mehr Energie und Lebensqualität bei.

C-Lagerung

Material: Matte • **Dauer:** 3 bis 5 Minuten

1. Legen Sie sich bequem auf den Rücken, die Arme locker neben dem Körper. Strecken Sie die Arme dann nach hinten aus.
2. Bringen Sie beide Beine und beide Arme nach rechts, sodass Ihre linke Flanke gedehnt wird. Lassen Sie die Arme entspannt über dem Kopf auf dem Boden ruhen.
3. Atmen Sie tief in die linke Thoraxhälfte ein. Verfolgen Sie gedanklich den Weg Ihrer Atmung – spüren Sie, wie sich der Brustkorb öffnet und die Dehnung vertieft.
4. Wiederholen Sie die Übung mit der linken Körperhälfte.

Die C-Lagerung kombiniert eine gezielte Dehnung der Flankenmuskulatur mit bewusster Atmung, um die Beweglichkeit des Brustkorbs zu verbessern und die Lungenkapazität zu erhöhen. Diese Übung fördert die Durchblutung der Lunge, verbessert die Sauerstoffversorgung und hilft, Verspannungen in der Muskulatur zu lösen.

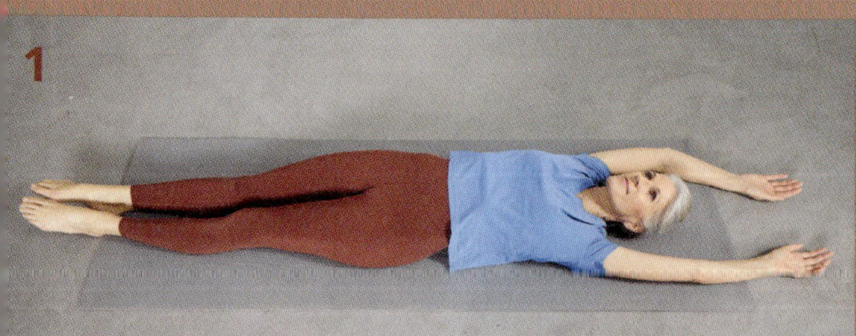

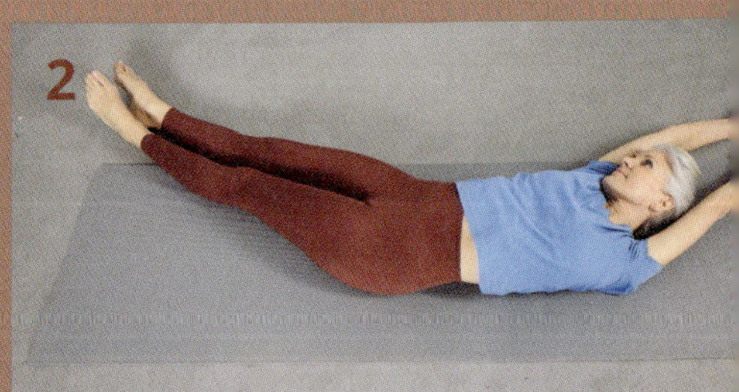

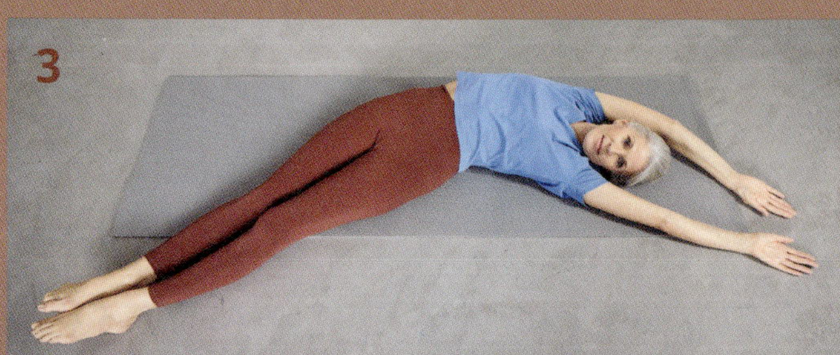

C-Lagerung mit angestellten Beinen

Material: Matte • **Dauer:** 3 bis 5 Minuten

1. Stellen Sie Ihre Beine an.
2. Bewegen Sie nur den Oberkörper nach rechts.
3. Atmen Sie tief und fest in Ihre jeweilige Seite (Flanke).

Tipps

- **Ausführung:** Führen Sie die Übung langsam und achtsam durch. Spüren Sie bewusst, wie die Dehnung wirkt.
- **Intensität:** Die Dehnung sollte angenehm sein. Wenn Sie Schmerzen verspüren, lösen Sie die Position leicht.
- **Atmung:** Halten Sie Ihren Atem nicht an. Atmen Sie langsam und gleichmäßig, um die Lungenkapazität optimal zu fördern.
- **Beidseitig üben:** Wiederholen Sie die Übung nach gleicher Anleitung auch für die andere Seite, um die Atmung symmetrisch zu fördern.
- **Ruhe:** Eine ruhige Umgebung hilft Ihnen, sich besser auf die Atmung und die Bewegung zu konzentrieren.

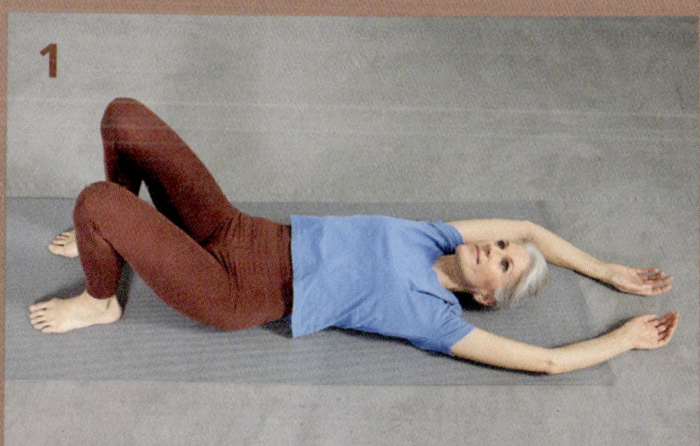

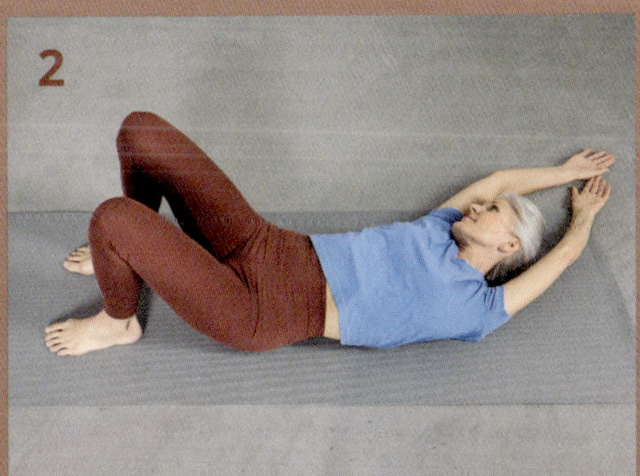

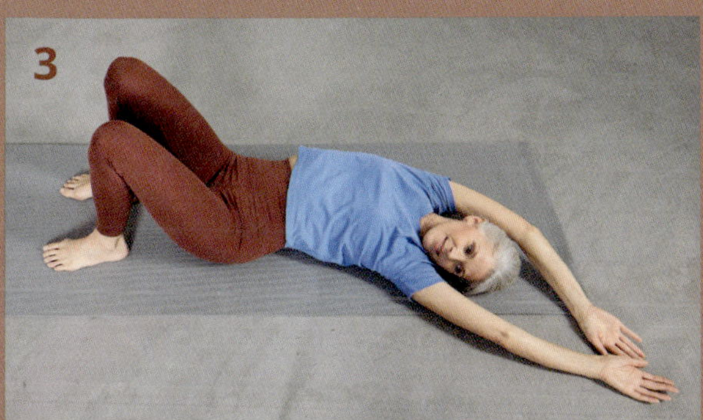

Mobilisierung von Zwerchfell und Brustwirbelsäule

Material: Matte, zusammengerollte Decke • **Dauer:** 3 bis 5 Minuten

1. Platzieren Sie die Decke (oder ein Handtuch) zusammengerollt quer unterhalb Ihrer Schulterblätter, damit die Brustwirbelsäule leicht angehoben wird.
2. Legen Sie sich bequem auf den Rücken.
3. Strecken Sie Ihre Arme so hinter den Kopf, dass Sie entspannt auf dem Boden liegen. Atmen Sie tief ein und aus. Konzentrieren Sie sich darauf, die Atemrichtung bewusst in Ihre Körpermitte, die Rippen und das Zwerchfell, zu lenken. Führen Sie die Atemzüge langsam und gleichmäßig durch. Bleiben Sie während der gesamten Übung entspannt.

Diese Übung unterstützt die Beweglichkeit der Brustwirbelsäule und fördert die Entspannung des Zwerchfells, wodurch die Atmung erleichtert wird. Eine gut bewegliche Brustwirbelsäule ist entscheidend für die optimale Funktion der Atemmechanik. Die tiefen Atemzüge in Richtung Zwerchfell fördern zudem die Sauerstoffversorgung und können Verspannungen im Brustkorb und im Rücken lösen.

Tipps

- **Ausrichtung:** Achten Sie darauf, dass Ihr Kopf und Ihr Nacken bequem auf dem Boden liegen. Verwenden Sie gegebenenfalls ein kleines Kissen für den Kopf.
- **Intensität:** Die Dehnung sollte angenehm sein. Wenn die Rolle zu stark drückt, nehmen Sie eine dünnere Unterlage oder justieren die Position.
- **Atmung:** Richten Sie Ihre Aufmerksamkeit auf die Bewegung des Brustkorbs und das sanfte Heben und Senken durch die Atemzüge.
- **Variation:** Sie können die Position der Rolle leicht verändern, um unterschiedliche Bereiche der Brustwirbelsäule anzusprechen.
- **Ausführung:** Lassen Sie sich Zeit, um in die Übung hineinzufinden, und vermeiden Sie ruckartige Bewegungen.

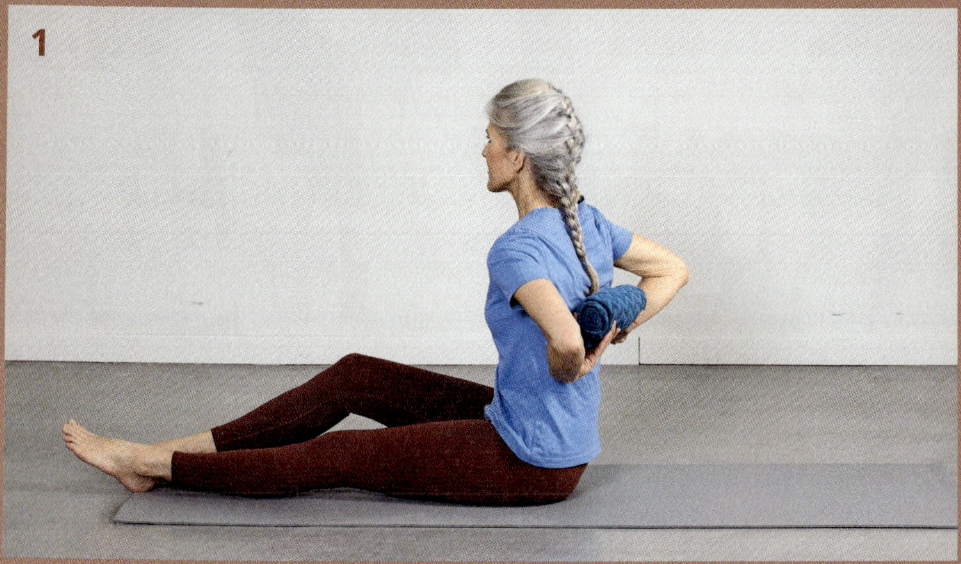
1

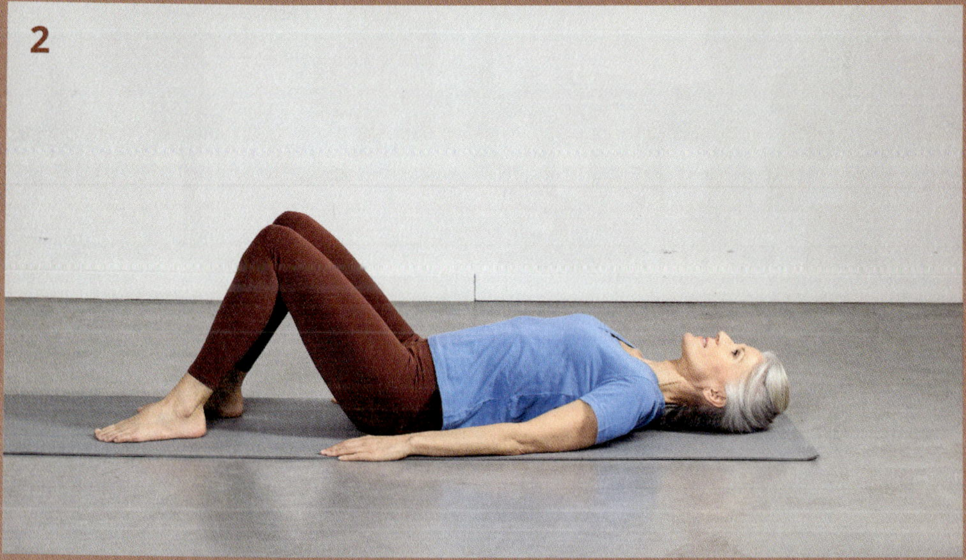
2

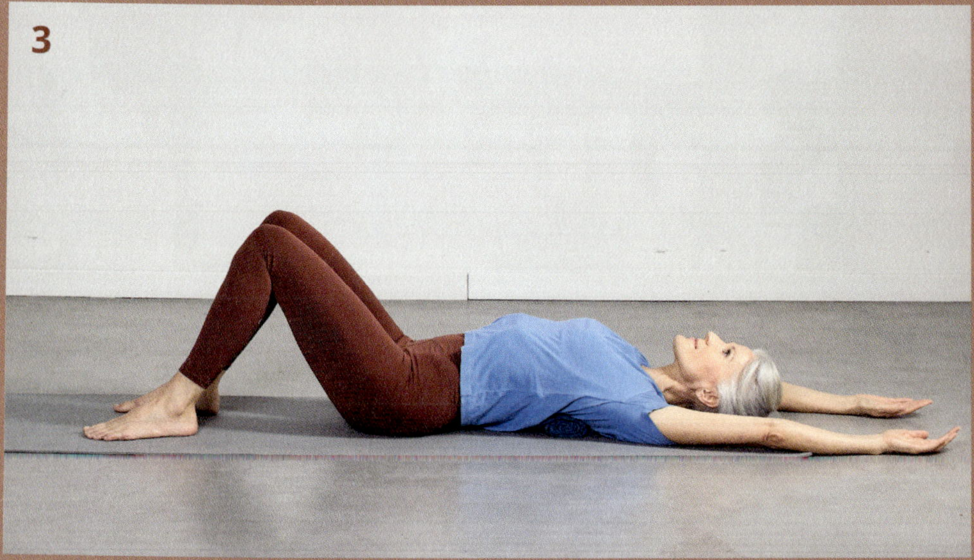
3

HILFE FÜR NASE UND NEBENHÖHLEN

Die Nase und ihre Nebenhöhlen spielen eine zentrale Rolle in der Atmung und beim Schutz des Körpers. Sie filtern, befeuchten und erwärmen die eingeatmete Luft, bevor sie in die Lunge gelangt. Zudem sind sie Teil des Riechsystems, das uns hilft, unsere Umwelt wahrzunehmen. Eine gesunde Nasenfunktion ist daher unerlässlich für das Wohlbefinden und die Lebensqualität.

Der Schleimlöser

Material: nicht notwendig • **Dauer:** 3 bis 5 Minuten

Vorbereitung: Setzen oder legen Sie sich bequem hin, sodass Ihr Kopf leicht erhöht ist. Schließen Sie Ihren Mund und atmen Sie bewusst langsam durch die Nase ein und aus. Atmen Sie tief in Richtung Ihrer Nasennebenhöhlen ein und stellen Sie sich vor, wie die Luft die verstopften Bereiche lockert.

1. Platzieren Sie Ihre Zeigefingerspitzen etwa in der Mitte Ihrer Augenbrauen.
2. Das Gleiche wiederholen Sie neben Ihrer Nase. Drücken Sie sanft auf kleine Löchlein, die Sie neben Ihren Nasenflügeln finden.
3. Dann drücken Sie rechts und links unten am Kinn, wo weitere Austrittspunkte des 5. Hirnnervs (Gesichtsnerv) liegen. Drücken Sie diese Punkte für einige Sekunden, ohne zu viel Druck auszuüben.
4. Anschließend üben Sie eine leichte Pumpbewegung an der Stirn aus, um den Abfluss der Nasennebenhöhlen zu fördern.
5. Legen Sie zum Schluss Ihre Zeigefinger hinter die Ohren und die Mittelfinger vor die Ohren, sodass diese zwischen den Fingern liegen. Führen Sie kleine, vibrierende Bewegungen mit den Händen aus, um die Durchblutung anzuregen.

Diese Übung zielt darauf ab, die Nasennebenhöhlen sanft zu entlasten, die Durchblutung zu fördern und den Druck im Kopf zu lindern. Sie unterstützt die natürliche Schleimlösung und erleichtert das Atmen – ideal bei einer verstopften Nase oder Erkältungssymptomen.

Tipps

- **Atmung:** Halten Sie während der Übung einen ruhigen und gleichmäßigen Atemrhythmus ein.
- **Alternative:** Falls Sie sich im Sitzen unwohl fühlen, legen Sie sich mit einem Kissen unter dem Kopf hin.
- **Inhalation:** Eine an die Übungen anschließende Inhalation mit warmem Dampf kann die Wirkung verstärken.
- **Intensität:** Üben Sie nur so viel Druck aus, wie es angenehm ist. Schmerz sollte vermieden werden.

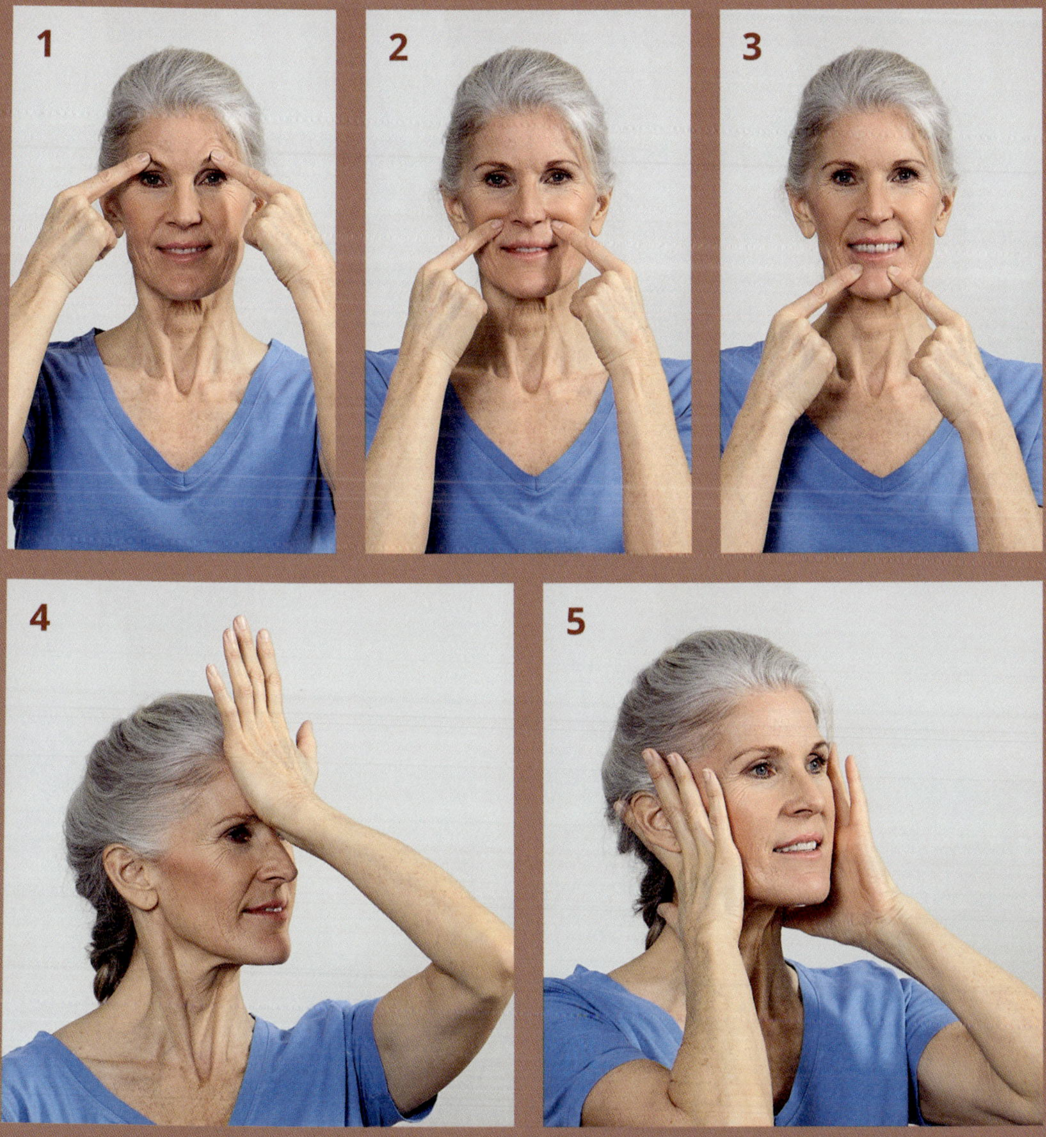

DIE LEBER UND DEN STOFFWECHSEL ANREGEN

Die Leber ist das zentrale Stoffwechselorgan des Körpers und arbeitet wie eine hochmoderne Fabrik. Sie verarbeitet Nährstoffe aus der Nahrung, entgiftet den Körper und speichert essenzielle Substanzen wie Glykogen und Vitamine. Ihre optimale Funktion ist unverzichtbar für die Gesundheit und das reibungslose Zusammenspiel aller Körpersysteme.

Lebermassage – sanfte Aktivierung durch Berührung

Material: Matte • **Dauer:** 2 bis 3 Minuten

1. Legen Sie sich entspannt auf den Rücken. Platzieren Sie Ihre rechte Hand auf den rechten Oberbauch, knapp unterhalb der Rippen.
2. Massieren Sie diesen Bereich mit sanften kreisenden Bewegungen im Uhrzeigersinn.
3. Atmen Sie dabei tief ein und aus, um die Massage zu unterstützen.

Die Übung fördert die Durchblutung der Leber, unterstützt den Stoffwechsel und hilft, Verspannungen im Oberbauch zu lösen.

Tipps

- **Intensität:** Achten Sie darauf, nur sanften Druck auszuüben.
- **Ruhe:** Führen Sie die Massage in einem ruhigen und entspannten Zustand durch.
- **Zeitpunkt:** Für eine intensivere Wirkung können Sie diese Übung nach dem Essen machen.

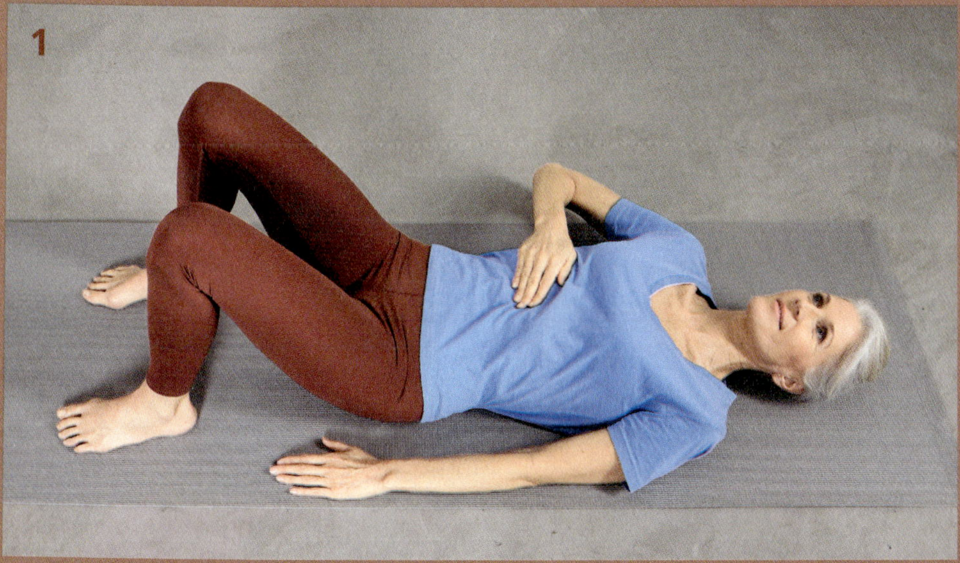
1

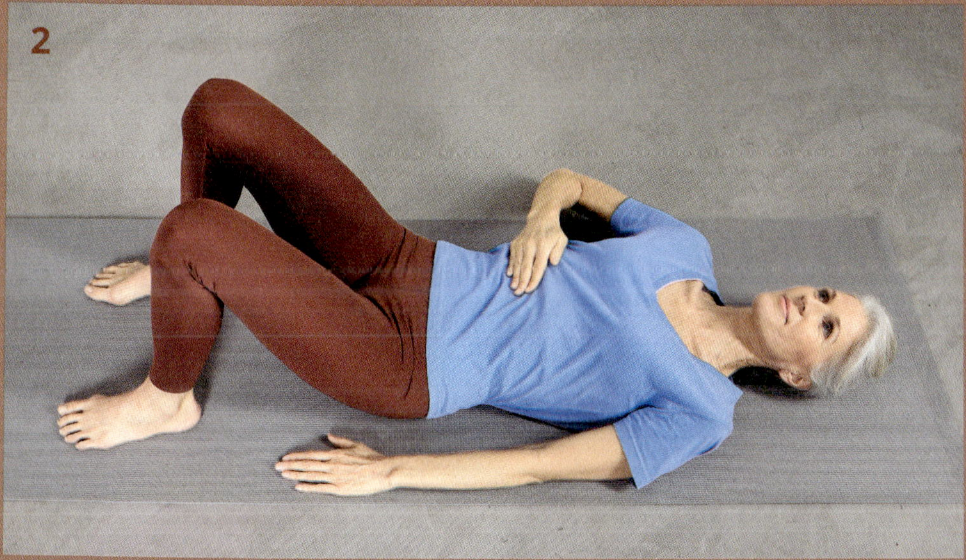
2

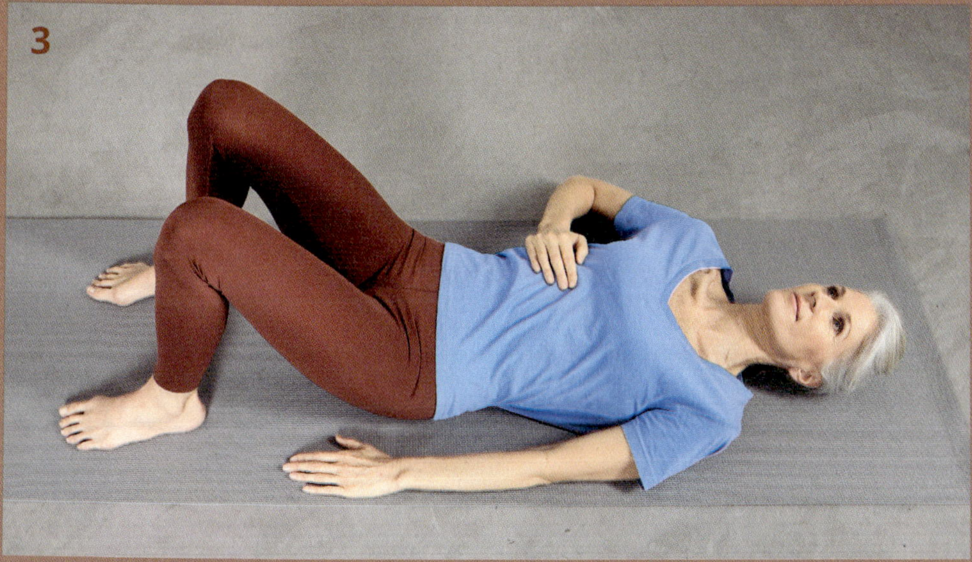
3

Leberpumpe – Mobilisation durch Atmung und Druck

Material: Stuhl oder Matte • **Dauer:** 2 bis 3 Minuten

Setzen oder legen Sie sich bequem hin. Platzieren Sie beide Hände auf den rechten Oberbauch unterhalb der Rippen. Atmen Sie tief ein, während Sie sanft mit den Händen auf den Bereich drücken. Wiederholen Sie diese Pumpbewegung 3- bis 5-mal und lösen Sie anschließend die Spannung.

Diese Übung regt die Durchblutung der Leber an und fördert den Abfluss von Stoffwechselprodukten durch eine Kombination aus Atmung und Drucktechnik.

Tipps

- **Ruhe:** Diese Übung wirkt am besten in ruhiger Atmosphäre.
- **Intensität:** Vermeiden Sie starkes Drücken, um Unwohlsein zu verhindern.
- **Hydration:** Kombinieren Sie die Übung mit einem warmen Getränk für eine entspannende Wirkung.

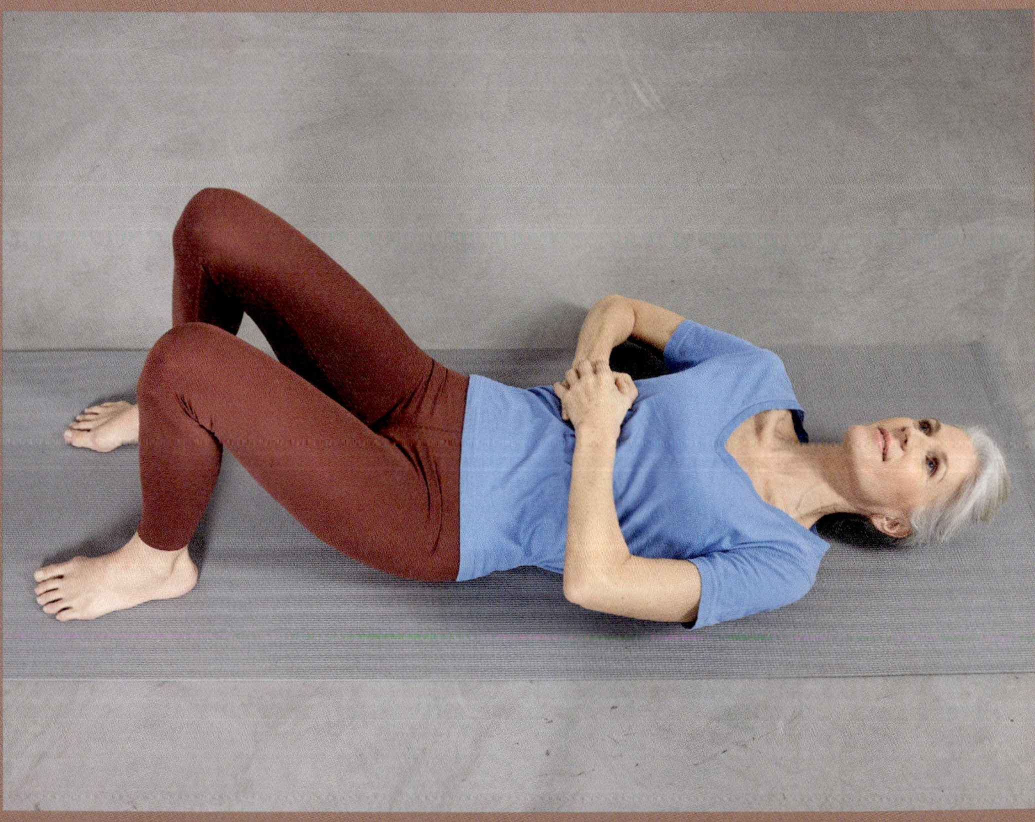

Leberwickel – Sanfte Entgiftung durch Wärme

Material: ein kleines Handtuch, heißes Wasser, ein großes Tuch beziehungsweise ein Schal oder einfach eine Wärmflasche • **Dauer:** 10 bis 15 Minuten

Tauchen Sie das kleine Handtuch in heißes Wasser – oder nehmen Sie einfach eine Wärmflasche (nicht zu heiß!) – und legen Sie es auf den rechten Oberbauch. Bedecken Sie das feuchte Handtuch oder die Wärmflasche mit einem trockenen Tuch oder Schal, um die Wärme zu halten. Ruhen Sie sich für 10 bis 15 Minuten in entspannter Rückenlage aus.

Für den klassischen Leberwickel nimmt man mehrere heiße (oder warme) Handtücher, die zu einer trichterförmigen Rolle eng aufgerollt werden und punktuell auf die Leber gelegt werden. Es geht dabei hauptsächlich um die tiefgehende feuchte Wärme, die an den Körper abgegeben wird. Weitaus praktischer ist hier die Wärmflasche. Wärme fördert die Durchblutung, entspannt den Oberbauch und unterstützt die Leber bei der Entgiftung.

Tipps

- **Temperatur:** Achten Sie darauf, dass die Wärme angenehm und nicht zu heiß ist.
- **Zeitpunkt:** Der Leberwickel wirkt besonders gut vor dem Schlafengehen.
- **Hydration:** Trinken Sie vor oder nach der Anwendung ein Glas warmes Wasser oder Kräutertee, um die Entgiftung zu unterstützen.
- **Nicht geeignet:** Bei Sensibilitätsstörungen, zum Beispiel bei Diabetes mellitus mit Gefühlsstörungen, sollten Sie diese Anwendung nicht durchführen.
- **Regelmäßigkeit:** Wiederholen Sie die Anwendung 2- bis 3-mal pro Woche für eine nachhaltige Wirkung.

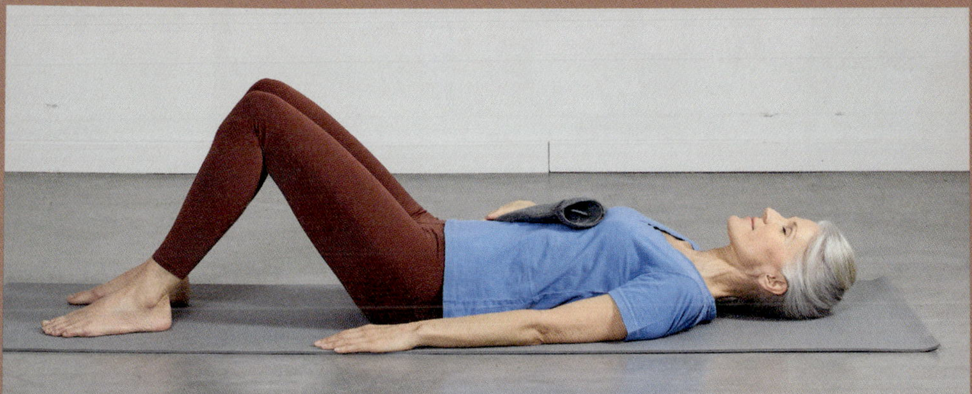

DIE NIERENFUNKTION UNTERSTÜTZEN

Die Niere ist ein lebenswichtiges Organ, das eine zentrale Rolle bei der Entgiftung des Körpers spielt. Sie filtert Abfallstoffe aus dem Blut, reguliert den Flüssigkeitshaushalt und scheidet überschüssiges Wasser sowie Elektrolyte aus. Zudem ist die Niere maßgeblich an der Blutdruckregulation und der Bildung roter Blutkörperchen beteiligt. Eine intakte Nierenfunktion ist essenziell für das allgemeine Wohlbefinden.

Nierenmassage – sanfte Stimulation des unteren Rückens

Material: nicht notwendig • **Dauer:** 2 bis 3 Minuten

1. Setzen oder stellen Sie sich bequem hin. Platzieren Sie beide Hände mit den Handflächen auf Ihrem unteren Rücken, direkt über den Beckenknochen.
2. Führen Sie mit leichtem Druck kleine kreisende Bewegungen nach außen aus.
3. Kreisen Sie dann nach innen.

Diese Massage regt die Durchblutung und den Stoffwechsel der Nieren an, entspannt die umliegende Muskulatur und unterstützt die Entgiftungsfunktion.

Tipps

- **Intensität:** Achten Sie darauf, sanft zu massieren, um die empfindlichen Nieren nicht zu reizen.
- **Hydration:** Trinken Sie nach der Übung ein Glas Wasser, um den Stoffwechsel anzuregen.
- **Zeitpunkt:** Diese Übung ist ideal nach einem langen Tag, um Spannungen im unteren Rücken zu lösen.

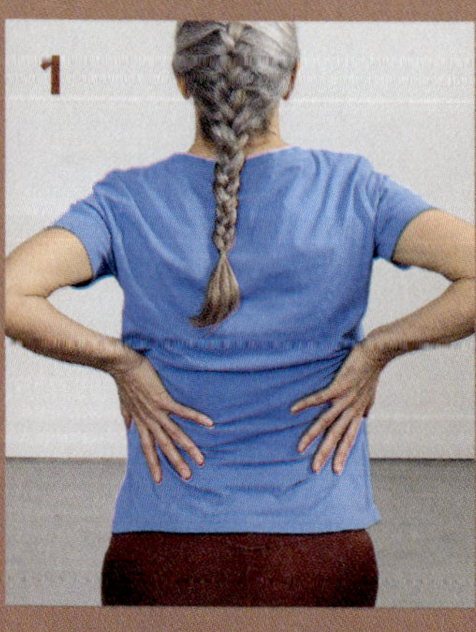

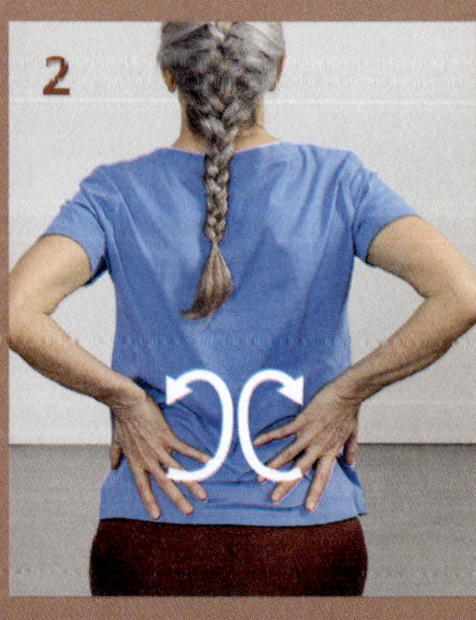

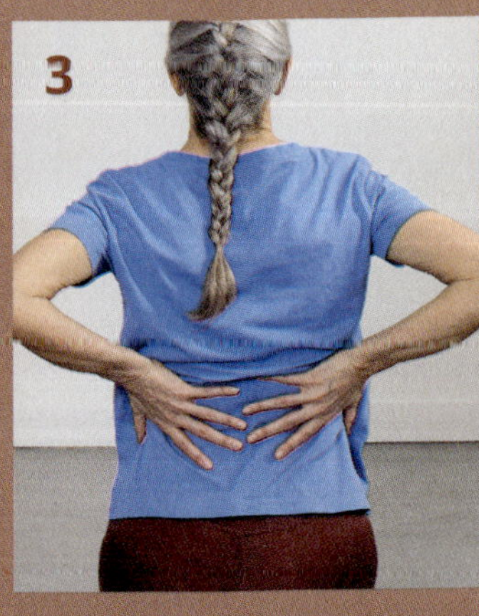

Nierenwärme – Entspannung durch Wärme

Material: Wärmflasche oder Wärmekissen • **Dauer:** 15 bis 20 Minuten

Füllen Sie eine Wärmflasche mit angenehm warmem Wasser oder nehmen Sie ein Wärmekissen. Legen Sie sich auf den Bauch oder lehnen Sie sich entspannt zurück. Platzieren Sie das Wärmekissen auf Ihrem unteren Rücken, etwa auf Höhe der Nieren. Ruhen Sie sich aus und genießen Sie die wohltuende Wärme.

Wärme entspannt die umliegende Muskulatur, fördert die Durchblutung und unterstützt die Nierenfunktion, besonders an kalten Tagen.

Tipps

- **Temperatur:** Achten Sie darauf, dass die Wärme angenehm und nicht zu heiß ist.
- **Zeitpunkt:** Die Anwendung kommt am besten vor dem Schlafengehen zum Einsatz oder während der Entspannung auf dem Sofa.
- **Regelmäßigkeit:** Wiederholen Sie diese Anwendung regelmäßig für nachhaltige Entspannung.

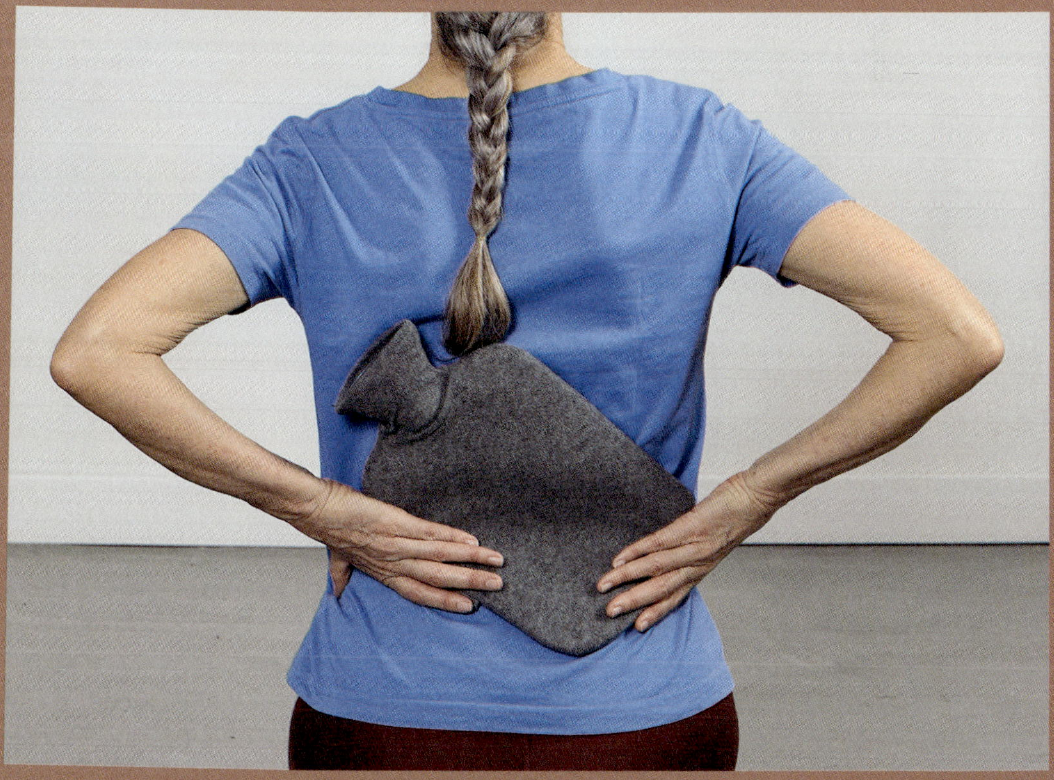

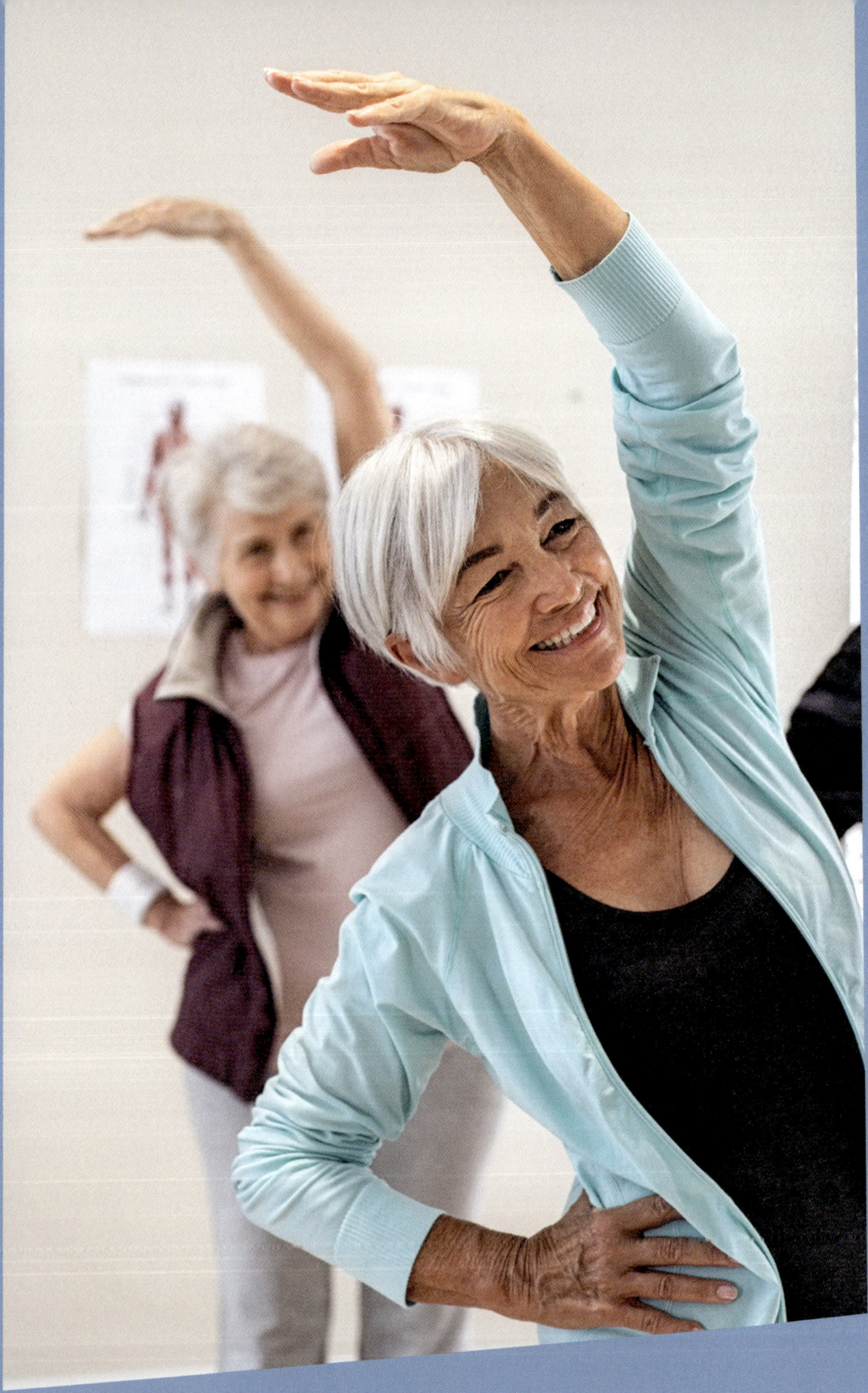

Kapitel 5

Schritt für Schritt zu ganzheitlicher Gesundheit

EIN ÜBUNGSPROGRAMM NACH MASS

Beweglichkeit ist keine Frage des Alters, sondern der richtigen Pflege! In diesem Kapitel erwartet Sie ein individuell anpassbares Übungsprogramm, das gezielt auf Ihre Bedürfnisse eingeht, je nachdem, ob Sie Ihre Kraftausdauer steigern, die Schnellkraft steigern oder Muskeln aufbauen möchten. Mit sanften, aber effektiven Bewegungen verbessern Sie Ihre Mobilität, lösen Verspannungen und unterstützen Ihre Gelenke. Ganzheitlich, alltagstauglich und vor allem: nachhaltig wirksam.

So trainieren Sie am effektivsten

Zwei entscheidende Faktoren sollten Sie bei Ihrem Training beachten: Ihre aktuelle Leistungsfähigkeit und – natürlich – das Thema Schmerz. Denn Hand aufs Herz: Nicht jeder Tag ist gleich und nicht jedes Gelenk spielt immer brav mit. Deshalb gilt die goldene Regel: Trainieren Sie innerhalb Ihrer Möglichkeiten! Für ein effektives Kraftausdauertraining setzen Sie auf 15 bis 25 Wiederholungen mit dem eigenen Körpergewicht in 1 bis 2 Runden. Wollen Sie mehr Kraft und Muskeln aufbauen? Dann machen Sie es wie folgt: Absolvieren Sie 8 bis 12 Wiederholungen und steigern Sie dabei gezielt den Widerstand.

Da die Wiederholungszahl geringer ist, sollte die Intensität dennoch spürbar sein – scheuen Sie sich nicht, bewusst etwas mehr Gewicht einzusetzen. Besonders geeignet für die Kraftübungen der jeweiligen Muskelgruppe können Kurzhantel, Wasserflaschen, Bücher oder Widerstandsbänder (Minibands) sein. Und falls Sie sich fragen, ob ein zusätzliches Gewicht nötig ist – Ihr Körper wird es Ihnen ganz schnell sagen! Fordern Sie sich, ohne sich zu überfordern. Erfolg braucht Kontinuität – kleine Schritte führen zum Ziel. Aus Studien geht hervor, dass die Reizsetzung am effektivsten ist, wenn Sie sie zwischen zwei- und viermal pro Woche ausüben.[5] Doch eins ist klar: Sie sollen sich nach dem Training besser fühlen, nicht schlechter. Hören Sie auf Ihren Körper, werden Sie Ihr eigener Coach und finden Sie Ihr persönliches Wohlfühlmaß! Machen Sie den ersten Schritt – für ein Leben in Bewegung!

ZUSAMMENHÄNGE BEHANDELN, NICHT NUR SYMPTOME

Indem Sie eine gesamte Region behandeln, sorgen Sie dafür, dass nicht nur der offensichtliche Schmerzpunkt, sondern auch die angrenzenden Strukturen wieder optimal arbeiten können. Dies fördert eine langfristige Verbesserung und verhindert, dass sich Spannungen oder Einschränkungen in benachbarten Bereichen ausbreiten. Sie haben ja bereits in den ersten Kapiteln gelernt, welche Auswirkungen Schmerzen oder Restriktionen auf den ganzen Körper haben können. Kurz gesagt: Eine Region im Gleichgewicht bringt den ganzen Körper in Einklang – und das macht den Unterschied.

Fangen Sie an und erzielen Sie nicht nur punktuell bei akuten Schmerzen eine Verbesserung, sondern sorgen Sie mit einem ganzheitlichen Programm aus osteopathischen Griffen, Sportübungen und Ergänzungen aus der Naturheilkunde dafür, dass diese auch langfristig nicht mehr auftreten. Nachfolgend erwarten Sie sieben sorgfältig entwickelte Programme, die jeweils auf ein typisches Beschwerdebild abgestimmt sind. Jedes Programm vereint mein osteopathisches Fachwissen mit bewährten Übungskonzepten und ergänzenden naturheilkundlichen Ansätzen.

Zu Beginn jedes Kapitels finden Sie eine verständliche Einführung in die angewandten osteopathischen Techniken. Darauf folgen gezielte Muskelübungen, die Sie einfach in Ihre Selbstbehandlung integrieren können – leicht umsetzbar, auch in den eigenen vier Wänden. Und weil der Körper im Einklang mit der Natur am besten heilen kann, erhalten Sie zusätzlich praktische Tipps, wie Sie mit naturheilkundlichen Mitteln Ihre Regeneration und Gesundheit fördern können.

Diese Programme sollen Ihnen dabei helfen, aktiv, schmerzfrei und selbstbestimmt durch den Alltag zu gehen – Schritt für Schritt, Muskel für Muskel.

Programm 1

Kniehilfe bei Arthrose

OSTEOPATHISCHE TECHNIKEN

Feinfühligkeit entwickeln – bewusstes Wahrnehmen

Material: Stuhl • **Dauer:** 3 bis 5 Minuten

1. Setzen Sie sich entspannt hin. Fassen Sie mit beiden Händen die Haut und das fasziale Gewebe rund um Ihr Knie.
2. Bewegen Sie diese Hautrolle hin und her und spüren Sie in Ihren Schmerz. Rollen Sie so lange, bis Sie merken, dass der Schmerz angenehmer und die Haut um das Knie weicher wird.

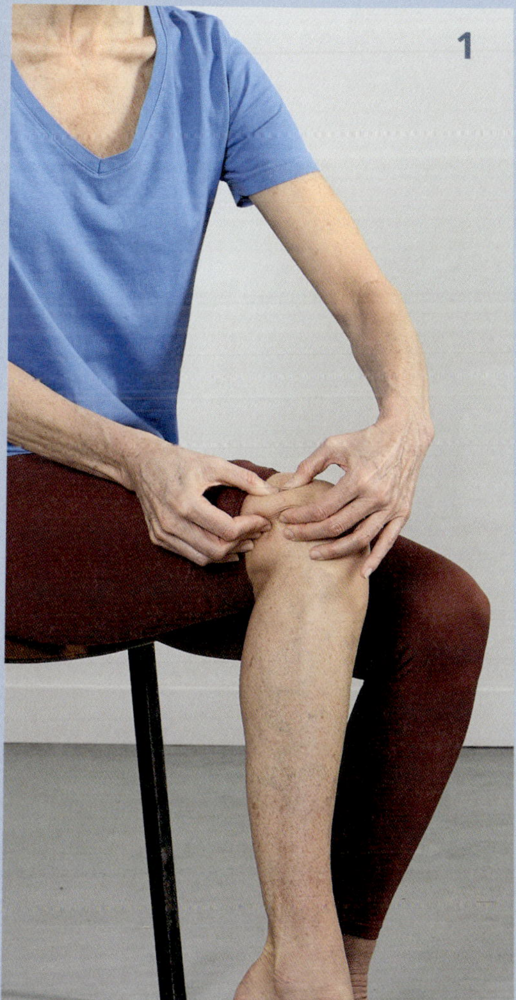

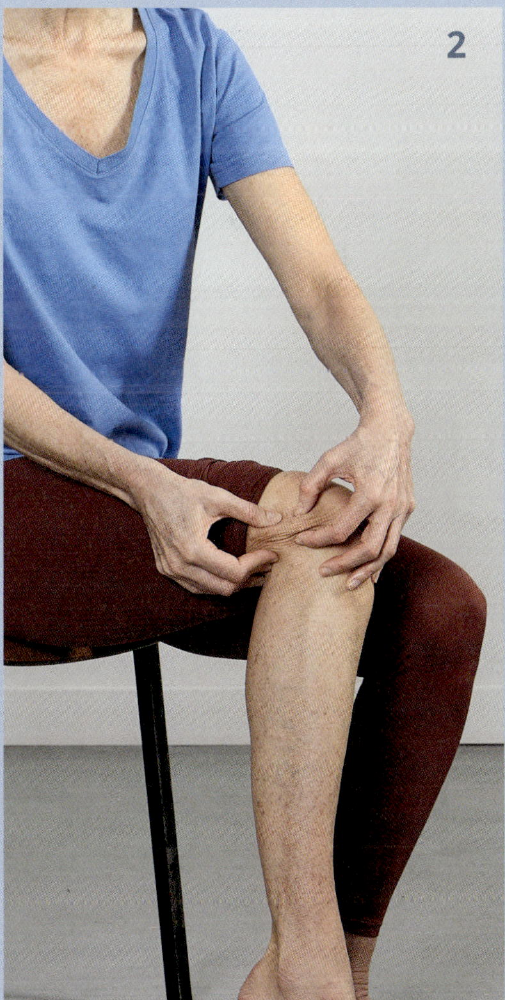

Mehr Bewegungsfreiheit: Knie-Mobilisierung

Material: Tisch oder Stuhl, optional: schwere Schuhe • **Dauer:** 5 bis 10 Minuten

1. Setzen Sie sich auf einen Stuhl oder einen Tisch und heben Sie ein Knie so an, dass Ihre Füße keinen Bodenkontakt haben. Um die Übung zu verstärken, können Sie auch schwere Schuhe anziehen.
2. Nun baumeln Sie mit Ihren Füßen vor und zurück und erzeugen Bewegung in Ihren Knien.

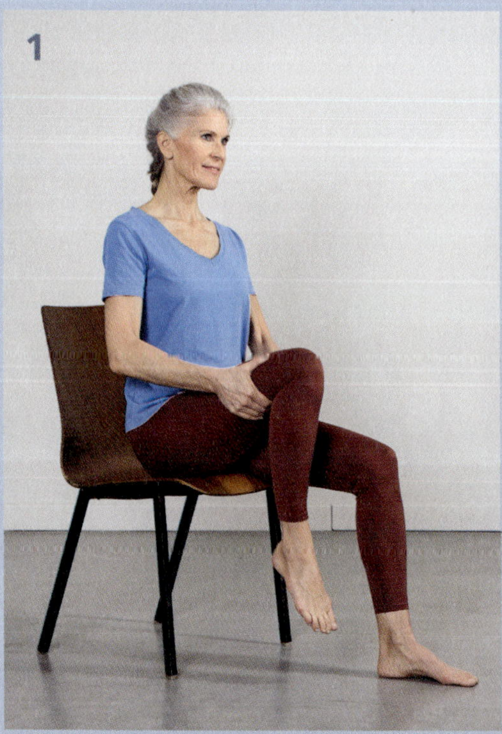

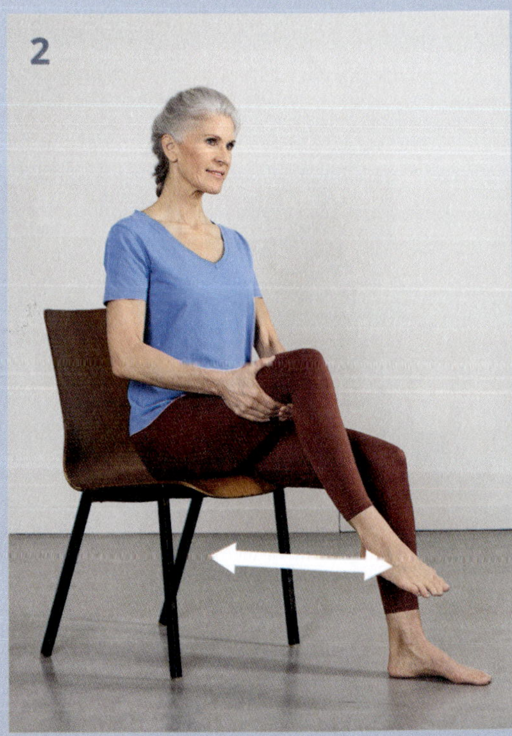

Bewegungskontrolle durch Balanceübungen

Material: nicht notwendig • **Dauer:** 10 Minuten

1. Stellen Sie sich mit beiden Beinen hüftbreit auf.
2. Stellen Sie sich auf die Fußspitzen.
3. Pendeln Sie dann auf die Fersen. Wenn dies gut klappt, versuchen Sie es einmal mit geschlossenen Augen und halten Sie sich notfalls an einem Tisch oder Stuhl fest.
4. Kommen Sie in einen Einbeinstand und schreiben Sie mit dem angewinkelten Bein Ihren Namen vorwärts oder rückwärts, schreiben Sie Zahlen oder das ABC. Ziel ist es, Sie bewusst aus dem Gleichgewicht zu bringen. Wenn Sie all diese Übungen schon gut beherrschen, versuchen Sie diese in einer schwereren Stufe, zum Beispiel auf einem Handtuch, Kissen oder Bosu.
5. Versuchen Sie als Nächstes eine Standwaage. Stellen Sie sich wieder auf ein Bein, strecken Sie das andere Bein nach hinten und richten Sie Ihren Oberkörper so gut es geht parallel zum Boden aus. Wiederholen Sie diesen Vorgang gern einige Male mit dem gleichen Bein.

Führen Sie alle Übungen auch auf dem anderen Bein aus.

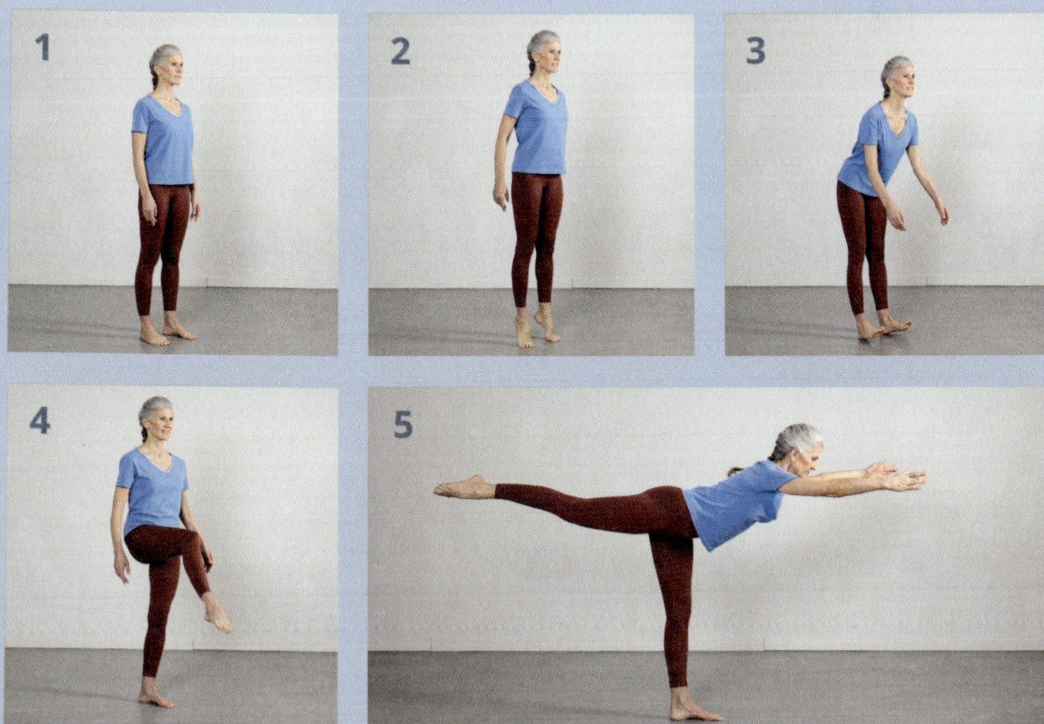

MUSKELÜBUNGEN

Klassische Kniebeuge

Material: Stuhl • **Dauer:** 8 bis 12 Minuten

1. Stellen Sie die Füße schulterbreit parallel auf den Boden. Ein Stuhl steht hinter Ihnen in erreichbarer Nähe.
2. Schieben Sie Ihr Gesäß mit nach vorn gestreckten Armen weit nach hinten und deuten Sie an, sich auf den Stuhl zu setzen, ohne dies wirklich zu tun.

Fortgeschrittene stellen sich etwas breiter als schulterbreit hin, die Füße zeigen nach außen wie auf einem Ziffernblatt, welches auf 10 nach 10 Uhr steht, und führen die weite Kniebeuge aus.

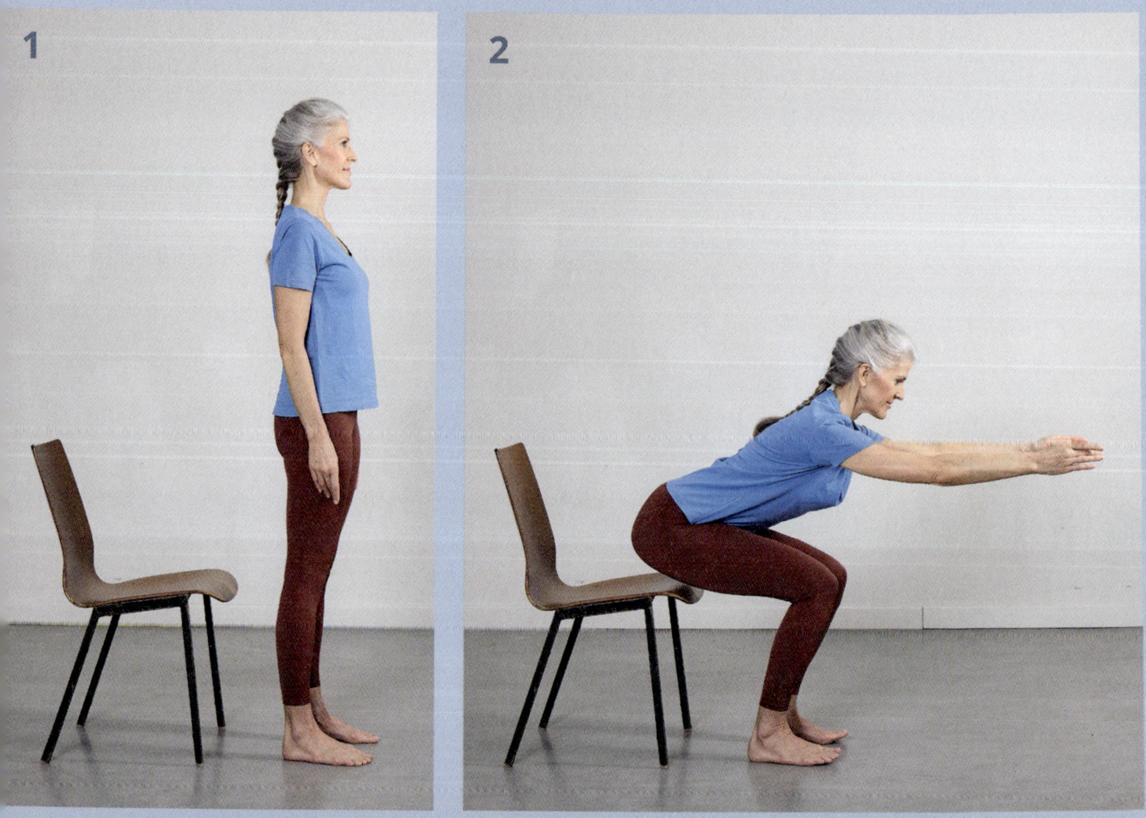

Kniebeuge mit Miniband

Material: Stuhl, Miniband (oder Theraband) • **Dauer:** 8 bis 12 Minuten

1. Stellen Sie sicher, dass Sie beim Anziehen des Minibands nicht umfallen können. Ziehen Sie es je nach Kniebeschwerden über die Fußknöchel (schwerer) oder über die Knie (leichter).
2. Schieben Sie Ihr Gesäß weit nach hinten, so als wollten Sie sich hinsetzen.

Wiederholen Sie so lange diese Übung, bis Ihr Gesäß anfängt zu brennen, und machen Sie erst dann eine Pause. Es gibt hier verschiedene Stärken. Je stärker das Band ist, desto schwerer ist es für Sie, die Übung auszuführen. Wählen Sie eine Bandstärke, mit der Sie die Übung maximal 3 Runden à 8 bis 12 Wiederholungen ausführen können.

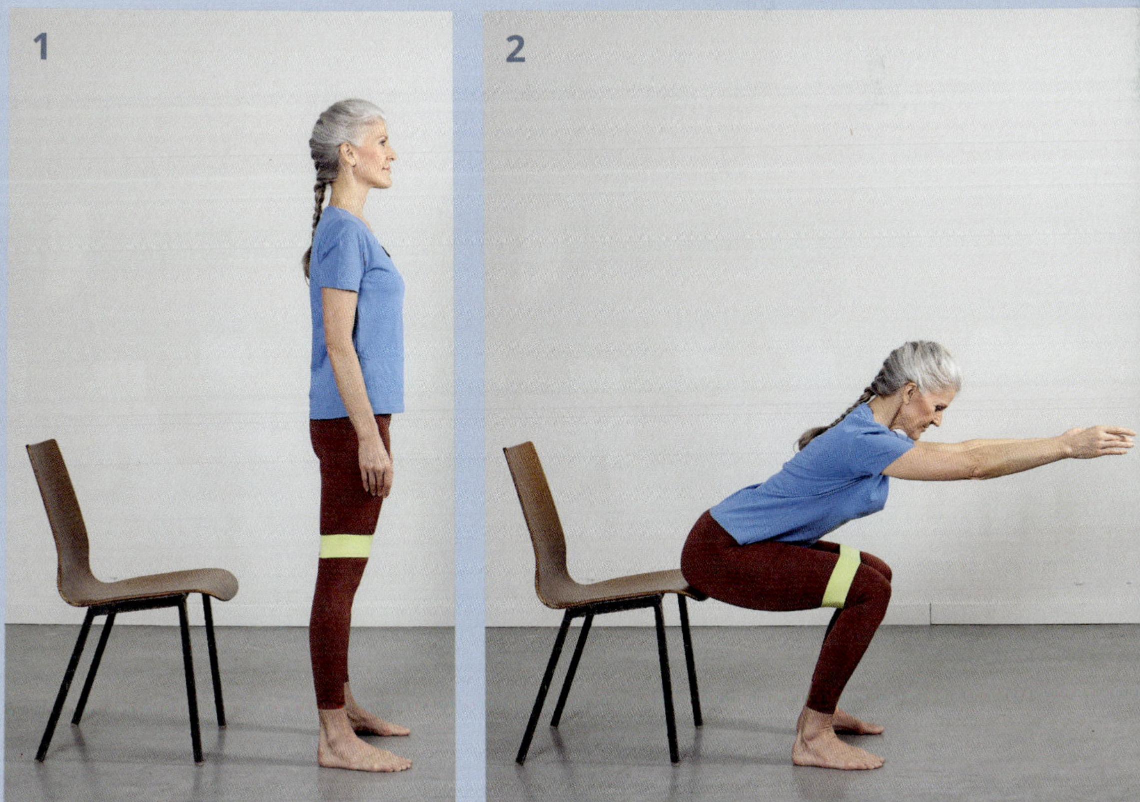

Hüftheben für Anfänger

Material: Matte • **Dauer:** 5 bis 8 Minuten

1. Legen Sie sich in Rückenlage. Stellen Sie Ihre Beine im rechten Winkel auf den Boden, halten Sie die Knie parallel.
2. Bringen Sie nun Ihre Hüfte nach oben, sodass Knie, Beckenknochen und Schultern eine Diagonale bilden.

Wiederholen Sie diesen Vorgang 2- bis 3-mal mit je 15 bis 25 Wiederholungen.

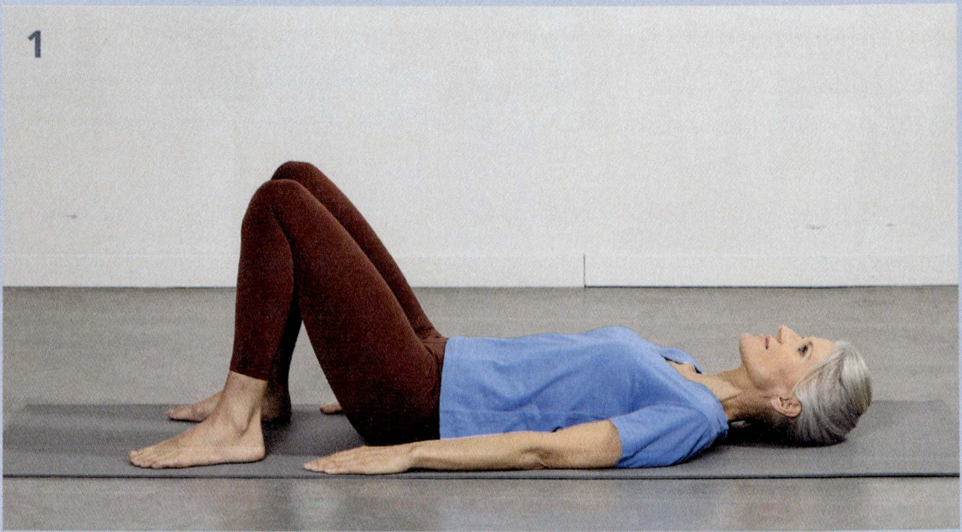

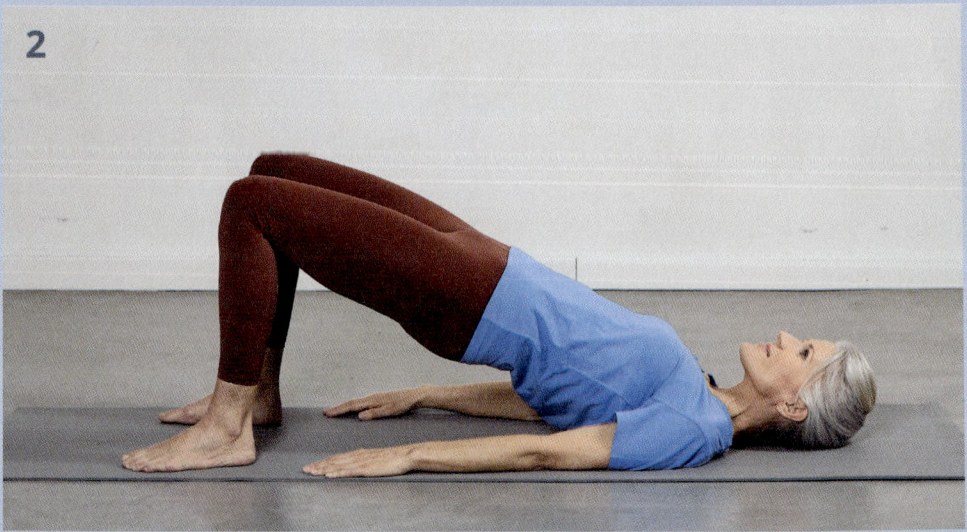

Hüftheben für Fortgeschrittene

Material: Matte • **Dauer:** 5 bis 8 Minuten

1. Nehmen Sie die gleiche Ausgangsposition ein. Stellen Sie ein Bein auf und strecken Sie das andere nach vorn aus.
2. Bringen Sie nun einbeinig die Hüfte nach oben und wiederholen Sie den Vorgang für mindestens 2 Runden mit je 15 bis 25 Wiederholungen.

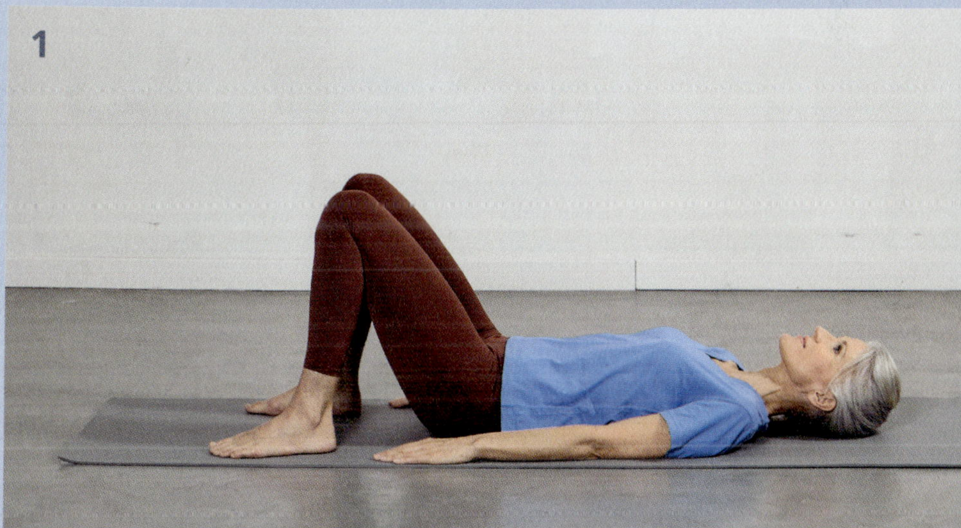

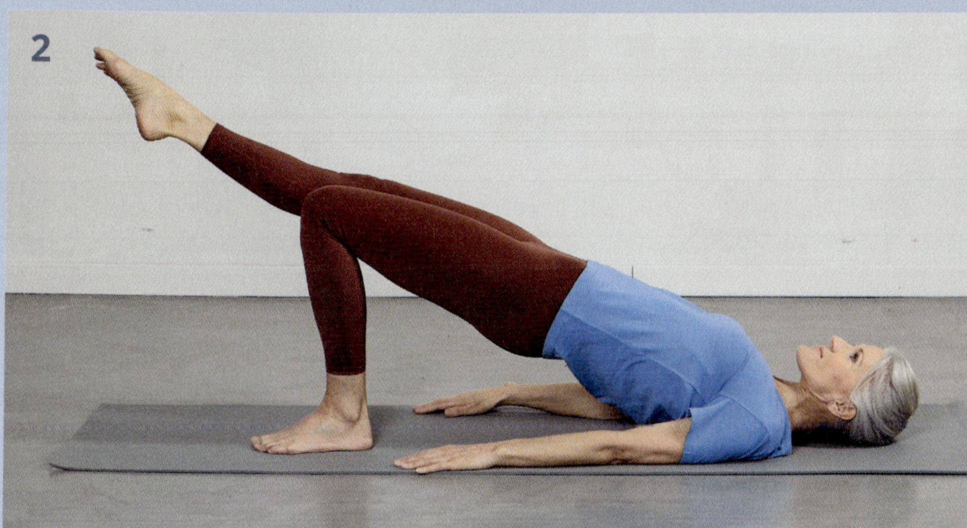

Unterschenkelzug mit Miniband

Material: Miniband, Matte • **Dauer:** 8 bis 10 Minuten

1. Legen Sie sich in Bauchlage.
2. Stecken Sie die Füße durch ein Miniband (es gibt verschiedenen Stärken) und heben Sie einen Fuß um 90 Grad an. Statt um den zweiten Fuß können Sie das Band auch um ein (stabiles) Tischbein legen.
3. Ziehen Sie die Ferse des oberen Fußes Richtung Gesäß.

Wiederholen Sie diese Übung für mindestens 2 Runden je 15- bis 25-mal.

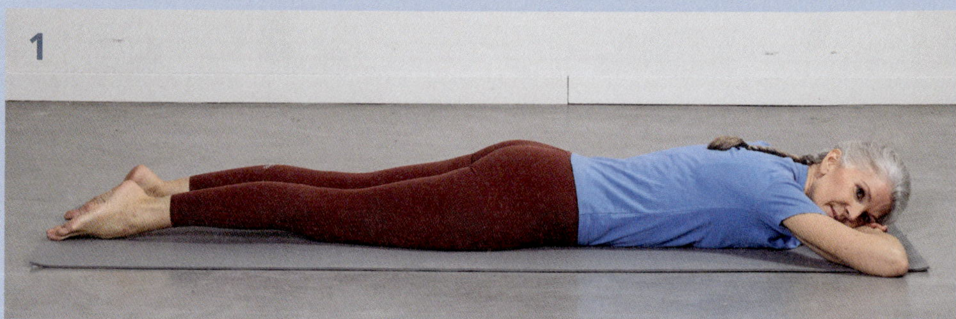

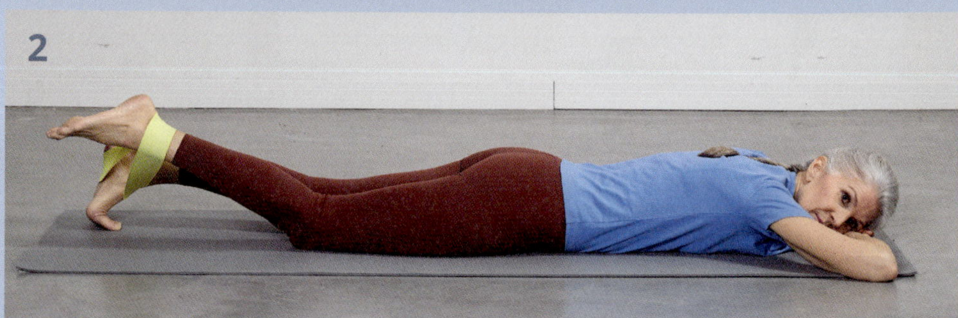

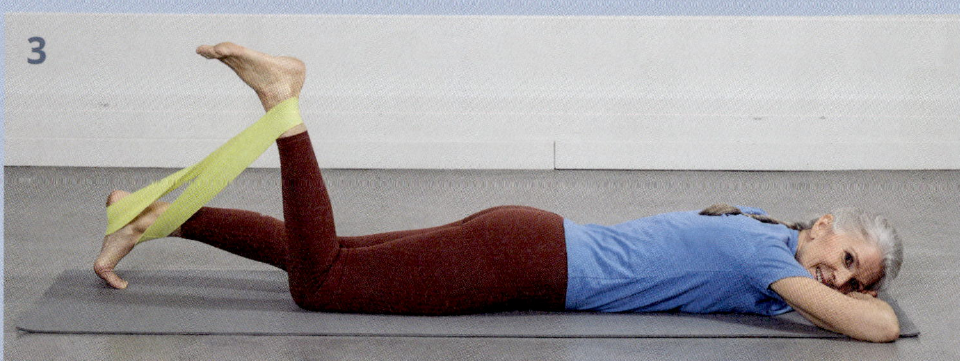

Ausfallschritte

Material: nicht notwendig • **Dauer:** 8 bis 10 Minuten

1. Stellen Sie sich gerade hin, die Füße etwa hüftbreit auseinander. Halten Sie den Rücken gerade, die Schultern entspannt und den Blick nach vorn gerichtet. Die Arme können seitlich herabhängen oder in die Hüften gestützt werden.
2. Machen Sie mit einem Bein einen großen Schritt nach hinten, wobei das Gewicht gleichmäßig zwischen beiden Beinen verteilt wird. Achten Sie darauf, dass Ihre Füße in der Breite Ihrer Hüften bleiben, um Stabilität zu gewährleisten.
3. Senken Sie den Körper kontrolliert ab, indem Sie das hintere Knie in Richtung Boden führen. Das vordere Knie sollte dabei einen 90-Grad-Winkel erreichen. Vermeiden Sie es, das vordere Knie über die Zehenspitzen hinauszuschieben. Ihr Gewicht sollte gleichmäßig auf dem vorderen Fuß und dem hinteren Ballen verteilt sein. Das hintere Knie berührt nicht den Boden, sondern bleibt knapp darüber.
4. Drücken Sie sich aus der Ferse des vorderen Beins wieder nach oben in die Ausgangsposition zurück. Achten Sie darauf, dass Ihr Oberkörper aufrecht bleibt und die Hüfte stabil.

Wiederholen Sie den Ausfallschritt auf der anderen Seite. Je nach Fitnesslevel können Sie 15 bis 25 Wiederholungen pro Bein in 2 bis 3 Runden durchführen oder auch Gewicht dazunehmen.

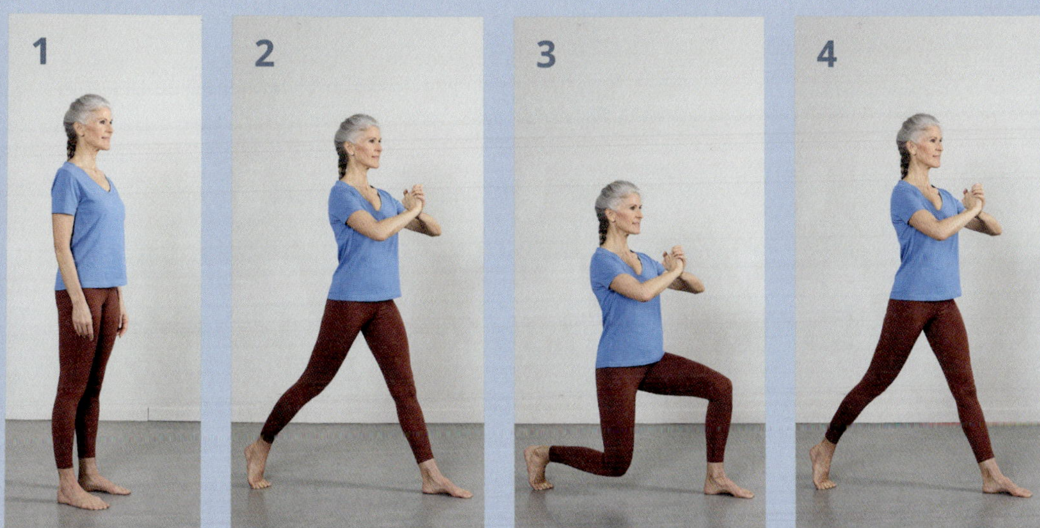

NATURHEILKUNDE

Entzündungshemmende Ernährung

- **Reduzieren Sie:** entzündungsfördernde Lebensmittel wie Zucker, Weißmehlprodukte und gesättigte Fette.
- **Entzündungshemmende Nahrungsmittel:** zum Beispiel Kurkuma, Ingwer, grünes Blattgemüse, Beeren und fettreichen Fisch, zum Beispiel Lachs, verzehren.

Natürliche Nahrungsergänzung

- **Omega-3-Fettsäuren:** unterstützen die Gelenkgesundheit und wirken entzündungshemmend.
- **Glucosamin und Chondroitin:** können helfen, den Knorpel zu stärken und Abnutzungserscheinungen vorzubeugen.
- **Hagebuttenpulver:** wirkt nachweislich entzündungshemmend und unterstützt die Gelenkfunktion.

Heilpackungen und Kräuteranwendungen

- **Quarkwickel:** ziehen die Wärme aus schmerzenden oder entzündeten Kniegelenken und fördern die Durchblutung.
- **Arnikagel:** wirkt entzündungshemmend und schmerzlindernd.
- **Teufelskralle:** wirkt bei chronischen Beschwerden (als Tee oder Kapsel).
- **Euphrasia officinalis D3 bis D6:** 3-mal täglich 5 bis 10 Tropfen in ein Glas warmes Wasser geben.
- **Symphytum D6:** 3- bis 5-mal 5 bis 10 Tropfen bei Gelenkbeschwerden einnehmen.
- **Misteltee:** 2 gehäufte Teelöffel Mistel mit kaltem Wasser übergießen, nach 10 bis 12 Stunden abseihen. 2 Tassen pro Tag sind die richtige Dosierung.

Wärme- und Kälteanwendungen

- **Bei akuten Schwellungen oder Schmerzen:** Kühlpacks oder kalte Wickel auflegen.
- **Bei chronischen Beschwerden oder Verspannungen:** Wärmekissen oder wohltuende Moorpackungen anwenden, um die Durchblutung zu fördern.

Programm 2

Hüftarthrose behandeln

OSTEOPATHISCHE TECHNIKEN

Psoas-Dehnung

Material: nicht notwendig • **Dauer:** 5 bis 8 Minuten

1. Stellen Sie sich in eine Schrittstellung, halten Sie Ihren Oberkörper aufrecht und senken Sie Ihr hinteres Bein mit einem 90 Grad Winkel etwas zu Boden. Stellen Sie sich auf Ihrem Unterbauch ein Ziffernblatt vor, wobei 6 Uhr Richtung Schambein zeigt, 12 Uhr Richtung Brustbein und 9 und 3 Uhr jeweils nach rechts und links. Kippen Sie jetzt bewusst Ihr Becken von 6 Uhr in Richtung 12 Uhr und wieder zurück. Spüren Sie dabei den Zug, der in Ihrer Leiste entsteht.
2. Halten Sie diese oben genannte Ausgangsposition und strecken Sie den Arm auf der Seite des gebeugten hinteren Beins nach oben. Neigen Sie sich jetzt diagonal nach hinten Richtung der gegenüberliegenden Seite und ziehen Sie die Seite mit dem nach oben gestreckten Arm lang. Ziehen Sie wie an einem Gummiband und federn Sie diagonal nach hinten.

Wiederholen Sie diese Übung mehrere Male für 30 bis 40 Sekunden und üben Sie mit beiden Beinen regelmäßig. So können Sie den Druck über Züge, die vom Hüftbeuger ausgehen, optimieren.

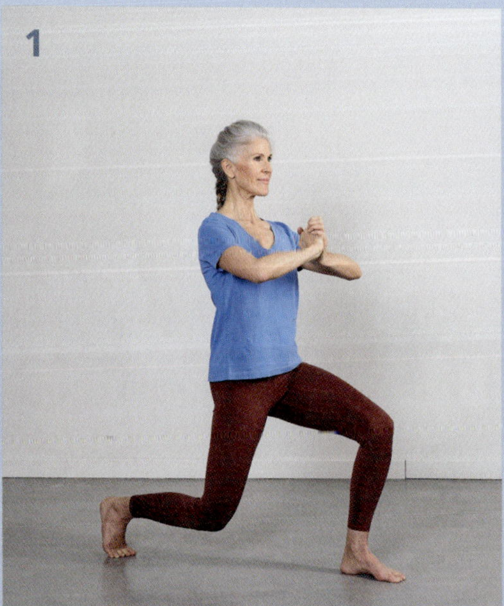

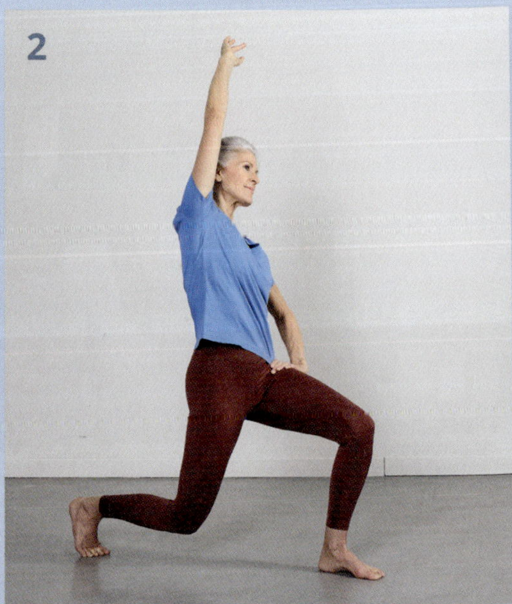

Fasziale Übung für die Bauchdecke

Material: Matte • **Dauer:** 3 bis 5 Minuten

1. Gehen Sie den Vierfüßlerstand, die Fußspitzen bleiben aufgestellt und die Händen stehen genau unter den Schultern.
2. Bringen Sie Ihren Rücken in eine neutrale gerade Ausgangsposition und ziehen Sie Ihren Bauch nach innen. Senken Sie nun Ihren Bauch in Richtung Boden, ohne die Spannung zu verlieren. Vermeiden Sie ein Hohlkreuz und beginnen Sie die Knie fest in den Boden zu drücken. Halten Sie diese Spannung für einige Sekunden, um sie anschließend wieder zu lösen und den Vorgang zu wiederholen.

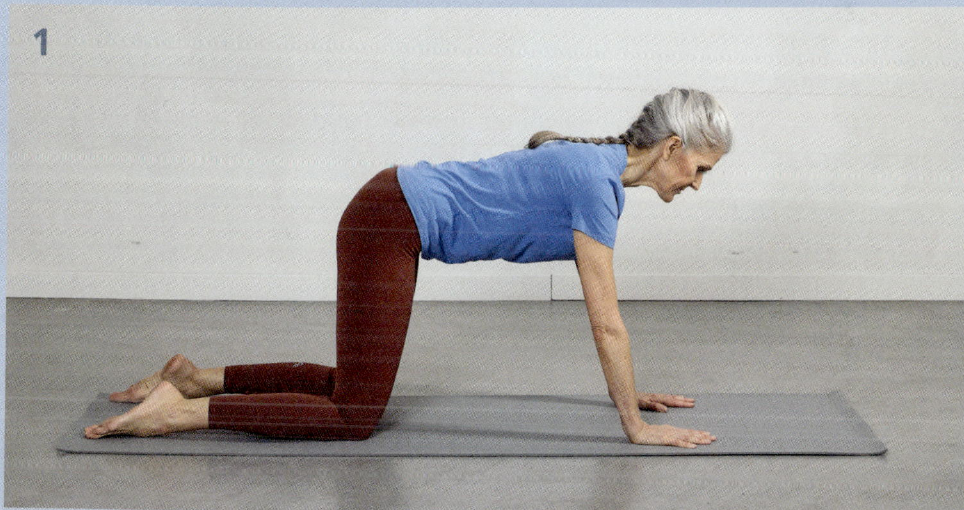

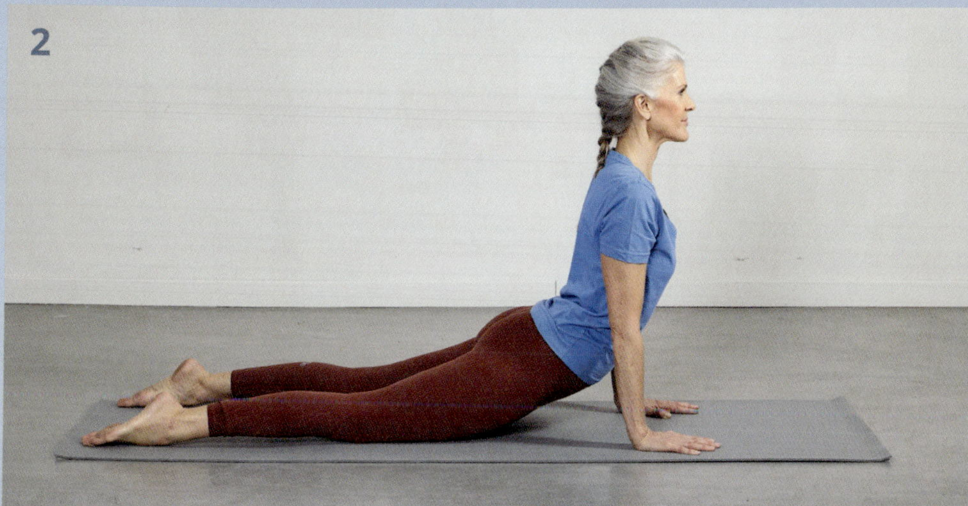

Spannung aufbauen, Entspannung spüren

Material: Matte • **Dauer:** 10 bis 15 Minuten

1. Setzen Sie sich bequem auf den Boden. Haben Sie Probleme mit Ihrer rechten Hüfte, so bringen Sie das rechte Bein nach vorn und das linke Bein nach hinten in eine entspannte Position. Richten Sie Ihren Oberkörper auf, sodass Sie gerade sitzen. Drücken Sie jetzt den Knöchel und das Knie des rechten Beins fest in den Boden und halten Sie diese Spannung bewusst für etwa 10 bis 15 Sekunden. Konzentrieren Sie sich darauf, die Anspannung zu spüren. Lassen Sie die Spannung nach der Haltezeit kontrolliert los und entspannen Sie sich für einen Moment. Beugen Sie nun den Oberkörper leicht nach vorn, in Richtung des vorderen rechten Knies.
   - Zweite Spannung aufbauen: Drücken Sie erneut den Knöchel und das Knie des rechten Beins fest in den Boden und halten Sie diese Spannung wieder für 10 bis 15 Sekunden.
   - Spannung wieder lösen: Entspannen Sie erneut und lösen Sie die Anspannung.
2. Beugen Sie sich nun ein Stück weiter nach vorn über das rechte Knie. Ziel ist es, mit jedem Durchgang etwas näher Richtung Boden zu kommen.

Wiederholen Sie diesen Vorgang (Druck aufbauen, halten und lösen) mehrmals, wobei Sie sich Schritt für Schritt weiter nach vorn in Richtung Boden neigen. Wiederholen Sie die Übung gern auch auf der zweiten Seite und bringen Sie das linke Bein nach vorn, um weiterhin auch beide Hüftgelenke mobil zu halten.

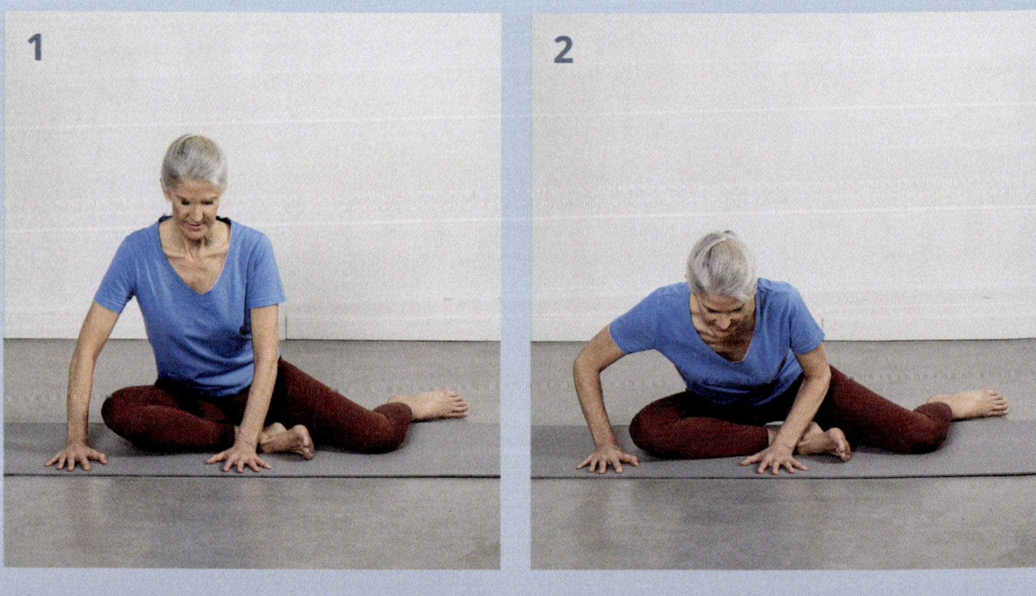

Hüftöffner

Material: Matte • **Dauer:** 3 bis 5 Minuten

1. Gehen Sie in den Vierfüßlerstand, sodass Ihre Hände flach auf dem Boden unter Ihren Schultern und Ihre Knie hüftbreit auseinander positioniert sind.
2. Schieben Sie nun langsam die Knie weiter nach außen, sodass Sie eine angenehme Dehnung an den Innenseiten Ihrer Oberschenkel spüren. Halten Sie dabei den Rücken gerade und das Becken stabil. Schieben Sie Ihr Becken vorsichtig nach vorn. Hier geht es nicht darum, besonders tief zu gehen, sondern die Hüfte sanft nach vorn zu drücken, um die Dehnung zu verstärken.
   - Heben Sie nun Ihre Knie ein kleines Stück an – Sie müssen sich nur vorstellen, dass Sie sie anheben, während Sie gleichzeitig das Gesäß fest anspannen. Halten Sie diese Spannung und spüren Sie, wie die Muskeln arbeiten.
   - Lösen Sie die Anspannung in den Knien und im Gesäß vorsichtig und schieben Sie Ihr Becken etwas weiter nach unten und nach vorn. Sie sollten eine intensivere Dehnung spüren.
   - Heben Sie die Knie wieder sanft an und spannen Sie erneut das Gesäß an. Halten Sie diese Position und Spannung für 30 bis 40 Sekunden. Spüren Sie bewusst die Dehnung und Muskelarbeit in Ihren Adduktoren und der Hüfte.
3. Nach der Haltezeit lösen Sie die Spannung. Versuchen Sie, sich noch ein wenig tiefer in die Position zu senken, um die Dehnung weiter zu vertiefen.

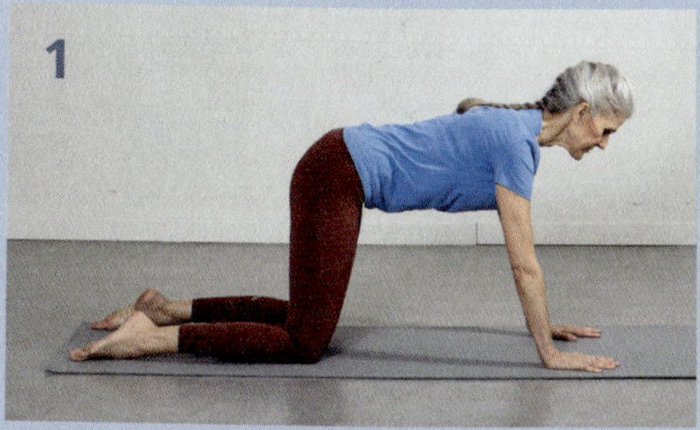

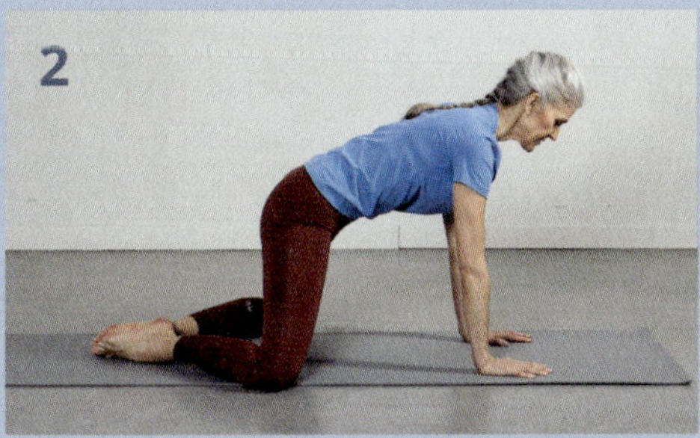

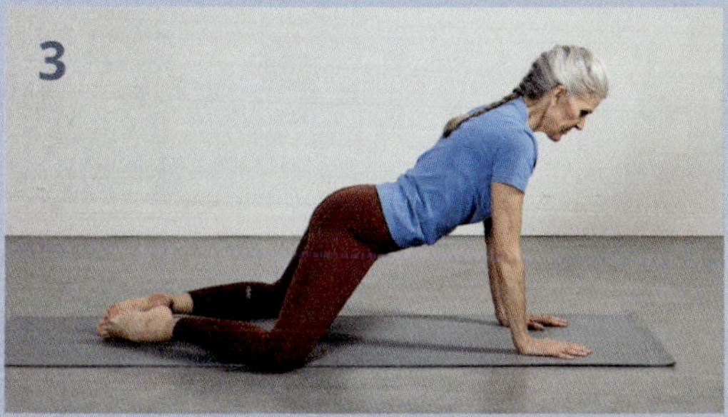

Hüftpendel

Material: Matte • **Dauer:** 2 bis 3 Minuten

1. Setzen Sie sich auf den Boden und stützen Sie Ihre Hände hinter dem Körper ab. Die Fingerspitzen zeigen dabei nach vorn in Richtung Ihrer Füße. Halten Sie Ihren Oberkörper gerade und stabil. Stellen Sie beide Beine angewinkelt auf, sodass Ihre Füße flach auf dem Boden stehen und die Knie etwa hüftbreit auseinander sind.
2. Beginnen Sie die Knie wie ein Pendel abwechselnd zur Seite zu bewegen: Zuerst legen Sie beide Knie kontrolliert zur rechten Seite ab. Orientieren Sie sich dabei so, dass das linke Knie auf Höhe der Ferse des rechten Fußes landet.
3. Kehren Sie zur Mitte zurück. Lassen Sie nun beide Knie zur linken Seite sinken. Auch hier sollte das rechte Knie sich etwa auf Höhe der linken Ferse befinden.
4. Pendeln Sie mit den Knien in einer gleichmäßigen, langsamen Bewegung abwechselnd von rechts nach links. Achten Sie darauf, dass Sie die Bewegung kontrolliert und ohne Eile ausführen. Bleiben Sie während der Übung entspannt und atmen Sie ruhig weiter. Versuchen Sie die Knie mit jeder Wiederholung etwas tiefer in Richtung Boden zu bringen, um die Beweglichkeit zu fördern.

Führen Sie diese Übung mit 15 bis 25 Wiederholungen durch.

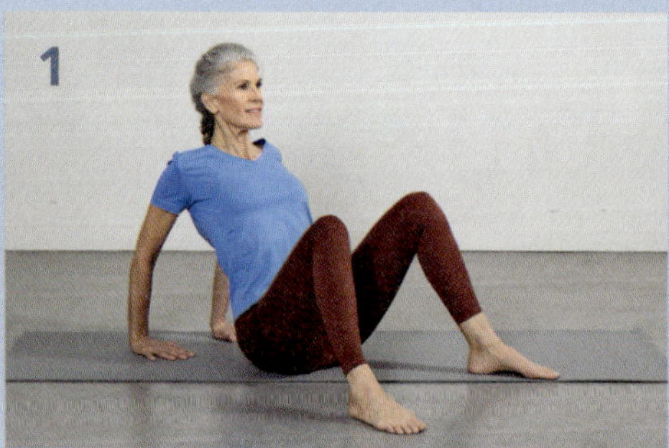

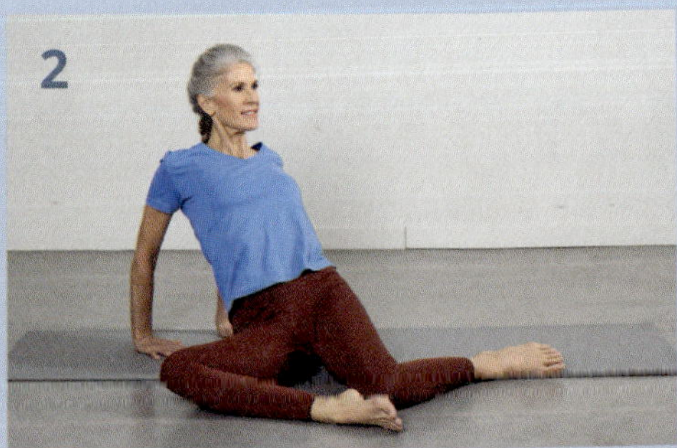

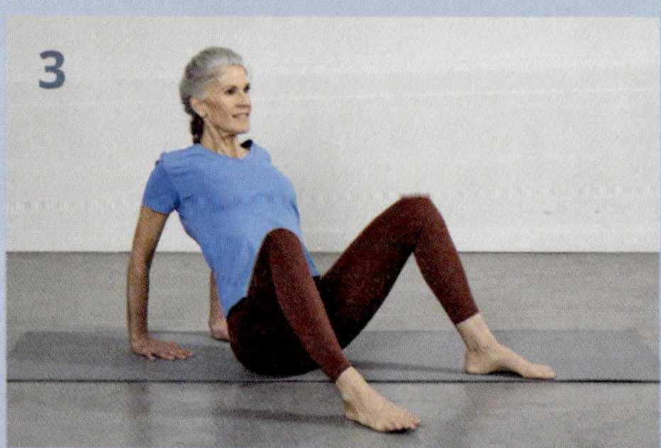

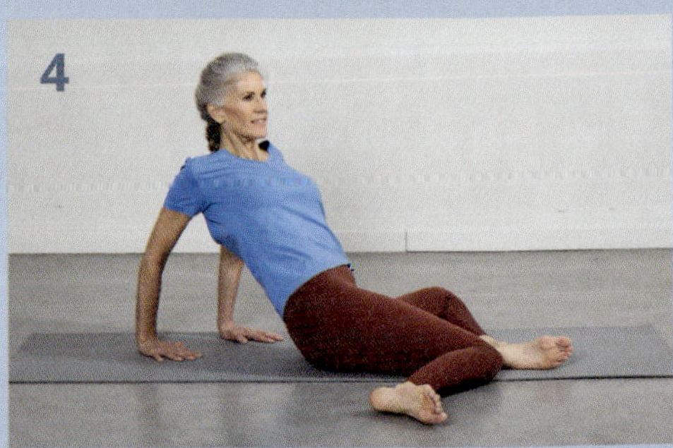

MUSKELÜBUNGEN

Hüftheben

Material: Matte • Dauer: 10 bis 15 Minuten

1. Legen Sie sich auf den Rücken, die Knie sind angewinkelt und die Füße hüftbreit aufgestellt.
2. Drücken Sie die Fersen in die Matte und heben Sie langsam das Becken an, bis Oberschenkel und Rumpf eine Linie bilden. Rollen Sie die Wirbelsäule anschließend Wirbel für Wirbel wieder ab, bis das Becken den Boden berührt.
3. **Variation:** Stellen Sie nun ein Bein an.
4. Heben Sie das andere Bein in die Luft und führen Sie die Bewegung nur mit einem Bein aus. Achten Sie dabei auf eine stabile Hüftposition.

Machen Sie 1 bis 2 Runden mit je 15 bis 25 Wiederholungen.

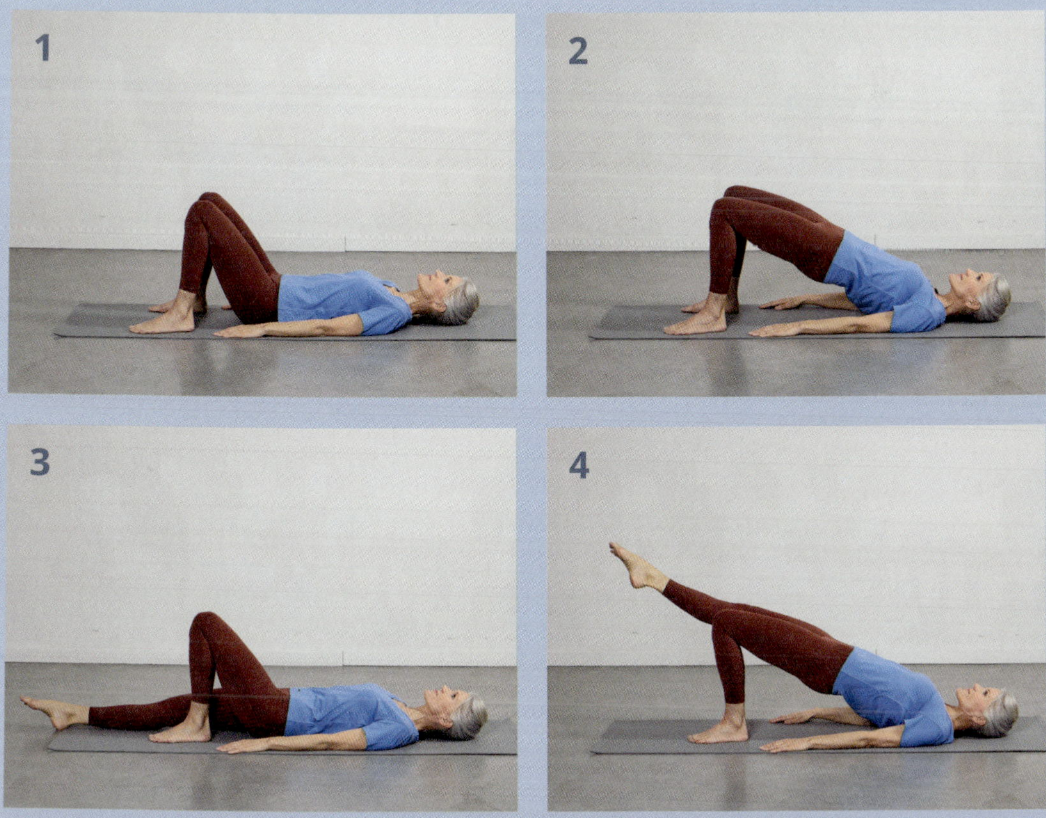

Seitliches Beinheben für Anfänger

Material: Matte • **Dauer:** 3 bis 5 Minuten

1. Legen Sie sich entspannt auf die linke Seite, der Kopf ruht auf Ihrem linken Arm. Die Beine sind angewinkelt, die Knie zeigen nach vorn.
2. Heben Sie das obere Knie langsam nach hinten oben, ohne dass das Becken nach vorn kippt. Und senken Sie das Knie wieder kontrolliert ab.

Vergessen Sie nicht die andere Seite. 15 bis 25 Wiederholungen sind gut.

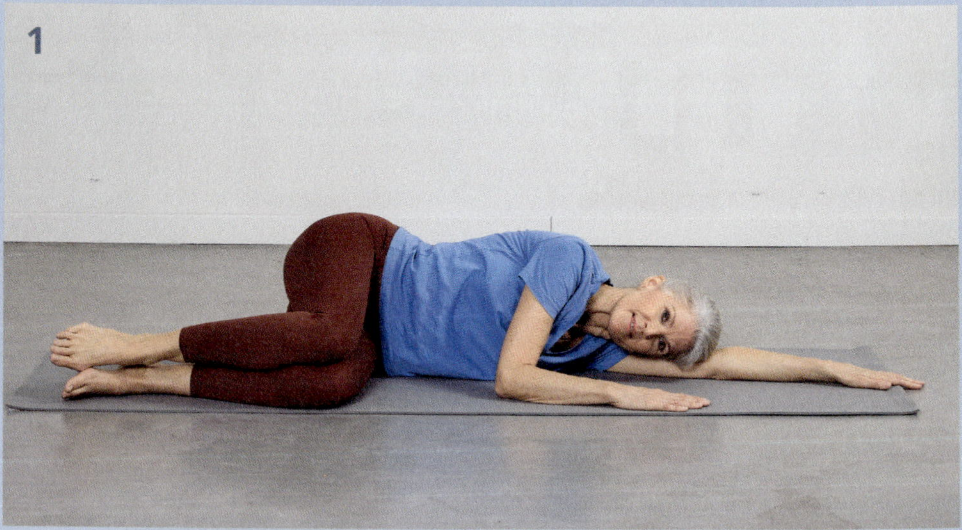

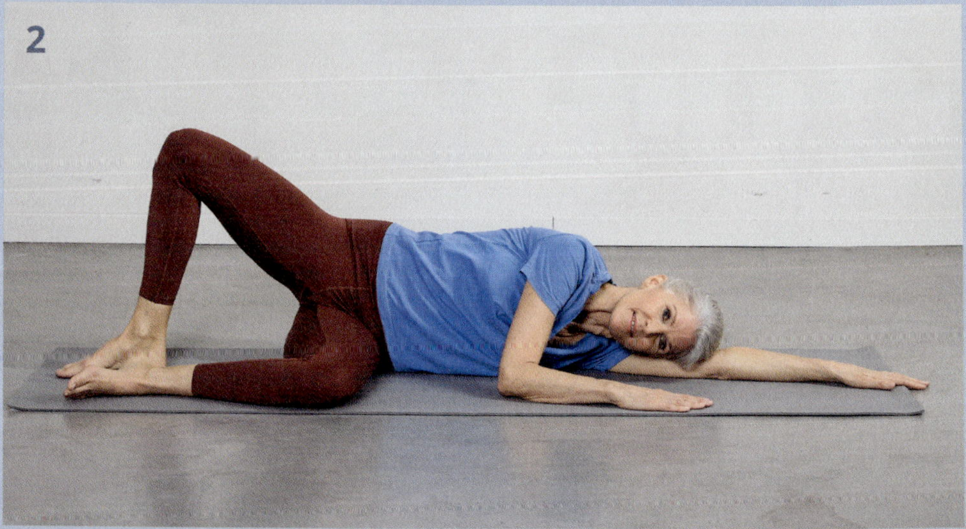

Seitliches Beinheben mit Miniband

Material: Miniband, Matte • **Dauer:** 3 bis 5 Minuten

1. Legen Sie sich ein Miniband um die Knie und nehmen Sie die Ausgangsposition wie zuvor ein.
2. Wiederholen Sie die vorherige Übung 1 bis 3 Runden mit je 8 bis 12 Wiederholungen.

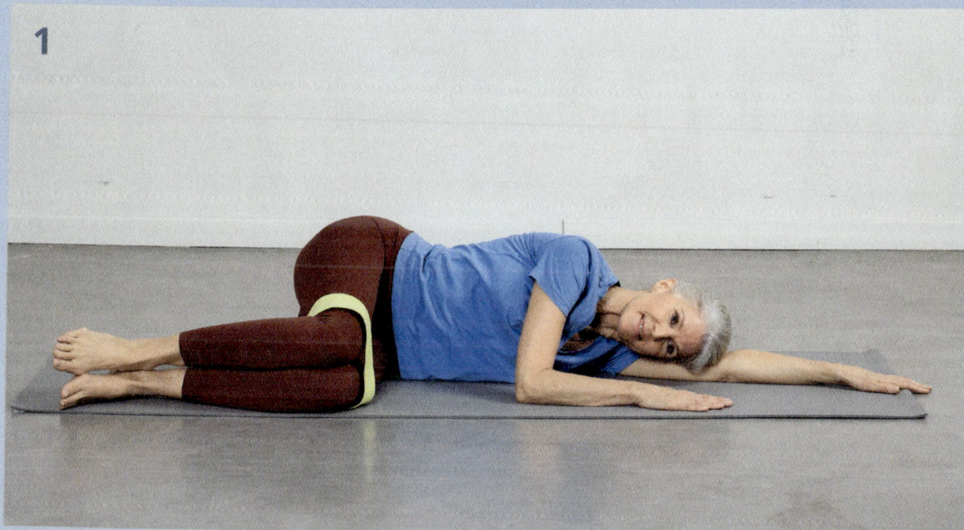

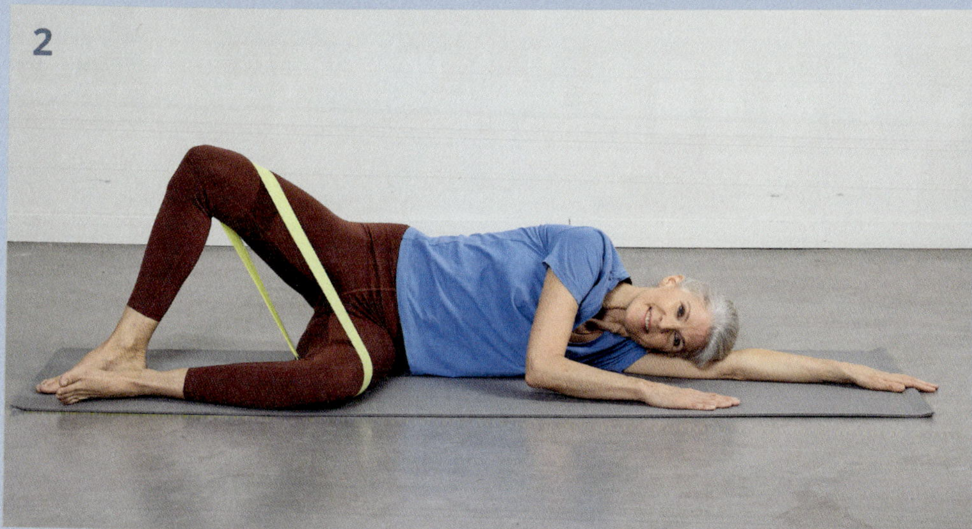

eitliches Beinheben für Fortgeschrittene

Material: Matte • **Dauer:** 3 bis 5 Minuten

1. Legen Sie sich entspannt auf die linke Seite, der Kopf ruht auf Ihrem linken Arm. Beide Beine sind angewinkelt und liegen im rechten Winkel vor Ihrem Körper.
2. Heben Sie anschließend Ihr oberes Bein etwas an und legen Sie es zurück auf Ihr unteres Bein.

Wiederholen Sie diese Übung zwischen 15- und 25-mal je Seite.

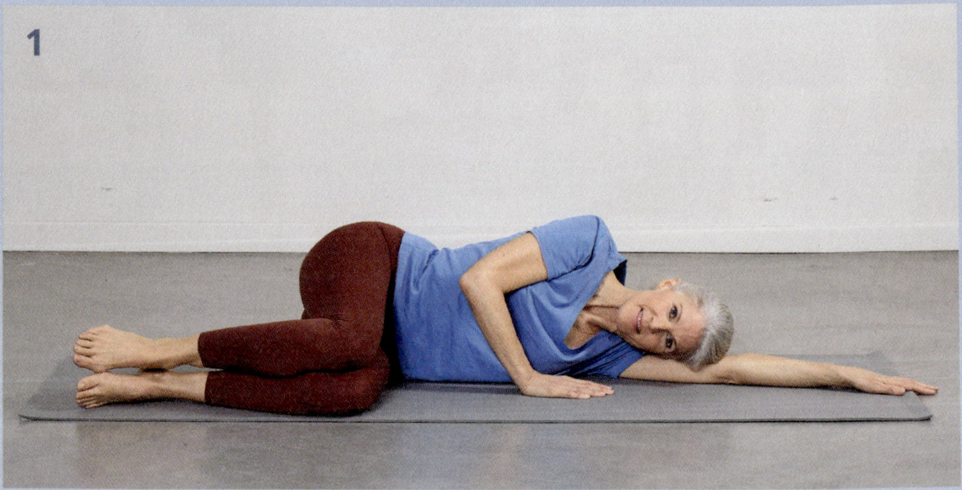

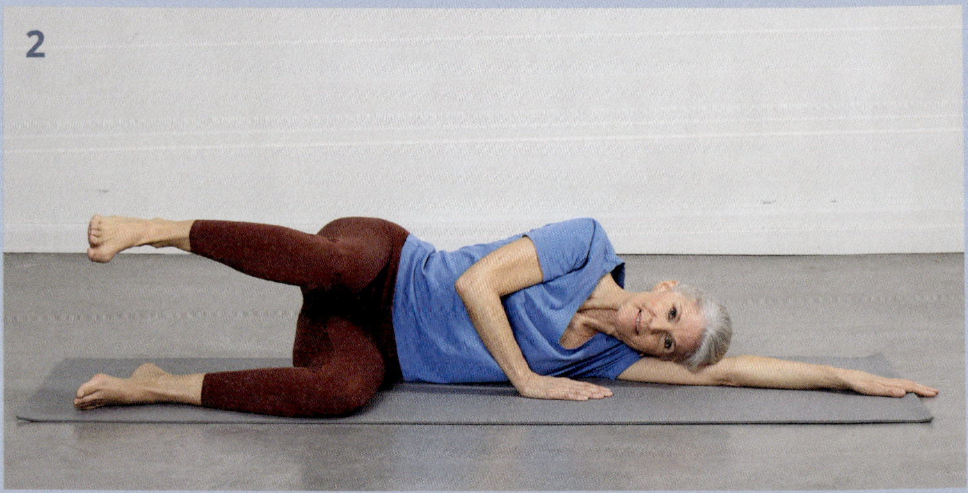

Beinrückführung mit Miniband

Material: Miniband • **Dauer:** 3 bis 5 Minuten

1. Legen Sie ein Miniband um Ihre Oberschenkel oder Unterschenkel (je nach gewünschter Intensität).
2. Wählen Sie einen stabilen Stand und führen Sie ein Bein gestreckt langsam nach hinten, ohne dabei ins Hohlkreuz zu fallen. Kehren Sie anschließend kontrolliert in die Ausgangsposition zurück.

Wiederholen Sie die Übung in 1 bis 3 Runden zwischen 8- und 15-mal und vergessen Sie nicht das andere Bein.

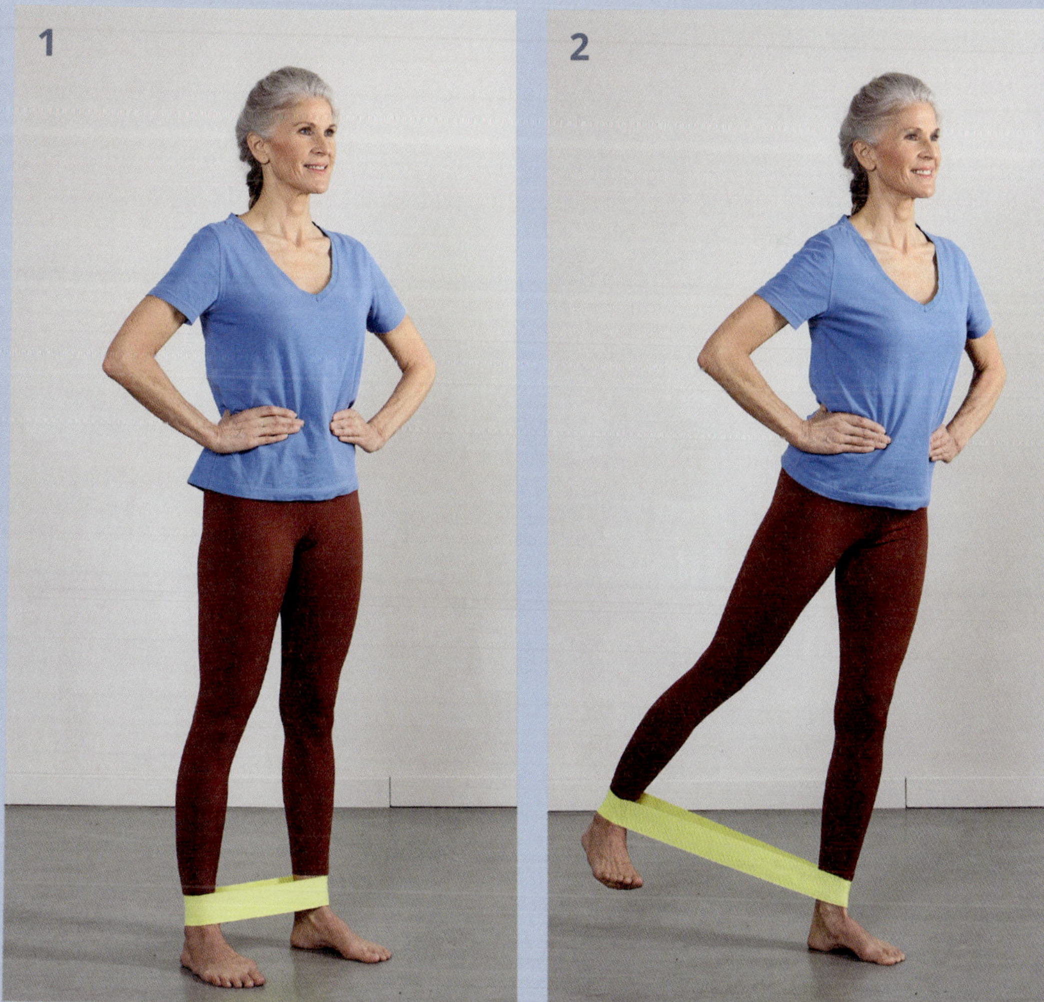

NATURHEILKUNDE

Entzündungshemmende Ernährung

- **Reduzieren Sie:** entzündungsfördernde Lebensmittel wie Zucker, Fertigprodukte und tierische Fette.
- **Frische Lebensmittel:** haben entzündungshemmende Eigenschaften.
  - Omega-3-Fettsäuren aus Fisch, Leinsamen oder Walnüssen.
  - Kurkuma und Ingwer, die als natürliche Entzündungshemmer wirken.
  - Grünes Blattgemüse, Brokkoli und Beeren für Antioxidantien.
- **Hydration:** eine ausreichende Menge Wasser trinken, um den Stoffwechsel in den Gelenken zu unterstützen.

Heilpflanzen und Kräuteranwendungen

- **Teufelskralle:** Als Tee oder Kapsel eingenommen, wirkt sie entzündungshemmend und schmerzlindernd.
- **Brennnesseltee:** fördert die Entwässerung und kann helfen, Ablagerungen in den Gelenken zu reduzieren.
- **Arnikagel:** äußerlich bei Schmerzen und Entzündungen im Hüftbereich anwenden.
- **Schwarzkümmelöl:** unterstützt den Gelenkstoffwechsel und wirkt regulierend auf das Immunsystem.
- **Euphrasia officinalis D3 bis D6:** 3-mal täglich 5 bis 10 Tropfen in ein Glas warmes Wasser geben.
- **Symphytum D6:** 3- bis 5-mal 5 bis 10 Tropfen bei Arthrose und Gelenkbeschwerden einnehmen.
- **Misteltee:** 2 gehäufte Teelöffel Mistel mit kaltem Wasser übergießen, nach 10 bis 12 Stunden abseihen. 2 Tassen pro Tag sind die richtige Dosierung.

Basenfasten und Entsäuerung

- **Entsäuerung:** Viele Naturheilkundler sehen einen Zusammenhang zwischen einer Übersäuerung des Körpers und Gelenkbeschwerden.
- **Eine basenreiche Ernährung:** Viel Gemüse, Kartoffeln und Kräutertees können helfen, den Säure-Basen-Haushalt ins Gleichgewicht zu bringen.

Unterstützung durch natürliche Nahrungsergänzung

- **Glucosamin und Chondroitin:** bauen den Knorpel auf und unterstützen die Gelenkfunktion.
- **Hyaluronsäure:** fördert die Elastizität und Beweglichkeit der Gelenke.
- **Vitamin D und K2:** unterstützen die Knochengesundheit und den Erhalt der Gelenkstruktur.

Programm 3

Bandscheibenprobleme richtig bewältigen

OSTEOPATHISCHE TECHNIKEN

Bauchdeckenspannung lösen

Material: Matte • **Dauer:** 3 bis 5 Minuten

1. Setzen oder legen Sie sich bequem hin, sodass Ihr Bauch entspannt ist. Achten Sie auf eine aufrechte Haltung, wenn Sie sitzen, oder legen Sie sich flach auf den Rücken, falls das angenehmer ist. Legen Sie beide Hände um den Bereich Ihres Bauchnabels.
2. Greifen Sie das Gewebe Ihrer Bauchdecke mit den Fingerspitzen, sodass Sie es leicht anheben können. Ziehen Sie das Gewebe langsam und sanft von sich weg, bis Sie eine leichte Spannungsgrenze spüren. Halten Sie diese Position. Während der Einatmung ziehen Sie die Bauchdecke ein wenig weiter nach oben oder von sich weg. Mit der Ausatmung halten Sie die erreichte Spannungsgrenze, ohne den Zug zu verstärken.
3. Am Ende einer Ausatmung lassen Sie das Gewebe plötzlich los, sodass es entspannt in seine Ausgangsposition zurückkehrt.

Führen Sie diesen Vorgang insgesamt 3-mal durch. Nehmen Sie sich zwischen den Wiederholungen kurz Zeit, um die Entspannung zu spüren.

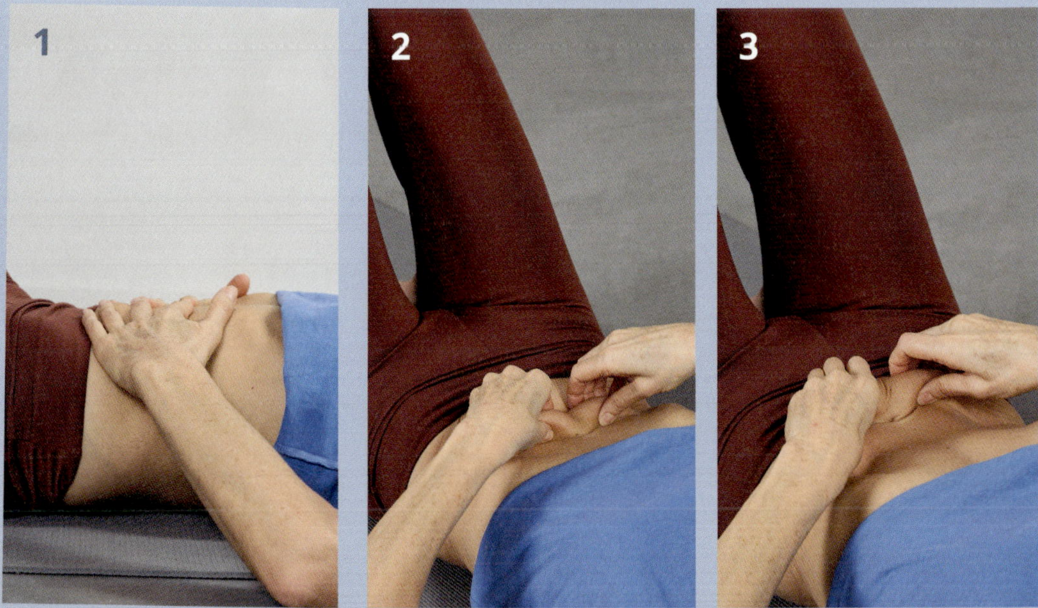

Geschmeidige Faszien: die Wirbelsäule als Perlenkette

Material: nicht notwendig • **Dauer:** 5 bis 10 Minuten

1. Nehmen Sie eine aufrechte Position im Stehen ein. Stellen Sie Ihre Füße etwa hüftbreit auseinander.
2. Strecken Sie die Arme senkrecht nach oben und lehnen Sie sich dabei im Oberkörper leicht nach hinten.
3. Rollen Sie anschließend Wirbel für Wirbel nach vorn Richtung Boden. So weit, wie es für Sie möglich ist.

Wiederholen Sie diese Bewegung schmerzfrei 5- bis 8-mal.

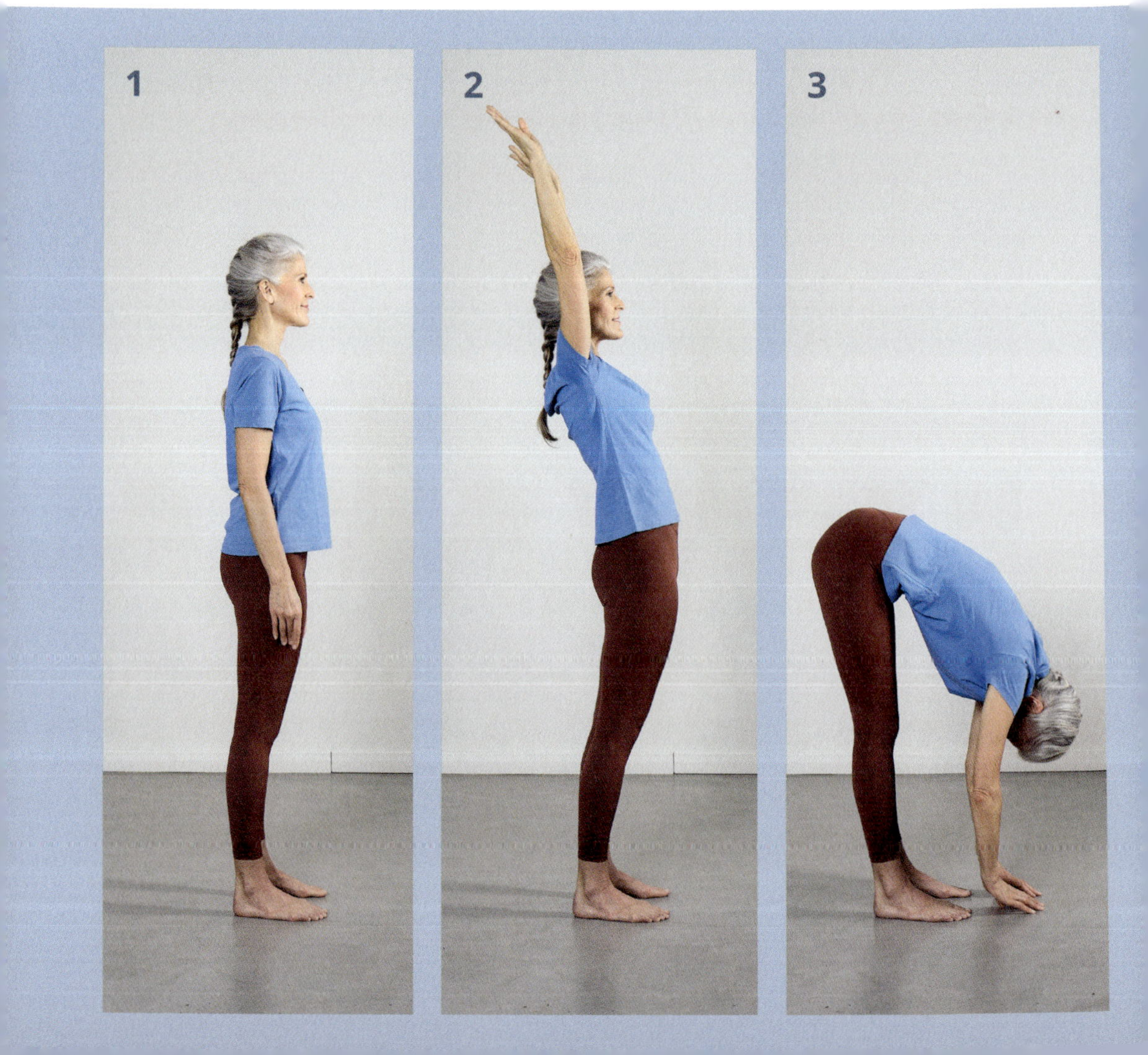

Rotation und Seitneigung der Wirbelsäule

Material: nicht notwendig • **Dauer:** 3 bis 5 Minuten

1. Stellen Sie sich aufrecht hin. Ihre Füße stehen stabil auf dem Boden. Legen Sie die Hände in den Nacken.
2. Rotieren Sie mit dem rechten Ellbogen nach rechts.
3. Neigen Sie Ihren Oberkörper leicht nach hinten. Dabei bewegt sich der linke Ellbogen automatisch nach oben. Kehren Sie zurück in die Ausgangsposition und wechseln Sie anschließend die Seite. Nach jeder Seitneigung verstärken Sie für einen kurzen Moment die Rotation, bevor Sie in die Ausgangsposition zurückkehren.

Wiederholen Sie diese Bewegung für jede Seite 3- bis 4-mal.

Tipp

Arbeiten Sie fließend und achtsam, sodass die Bewegungen harmonisch ineinander übergehen.

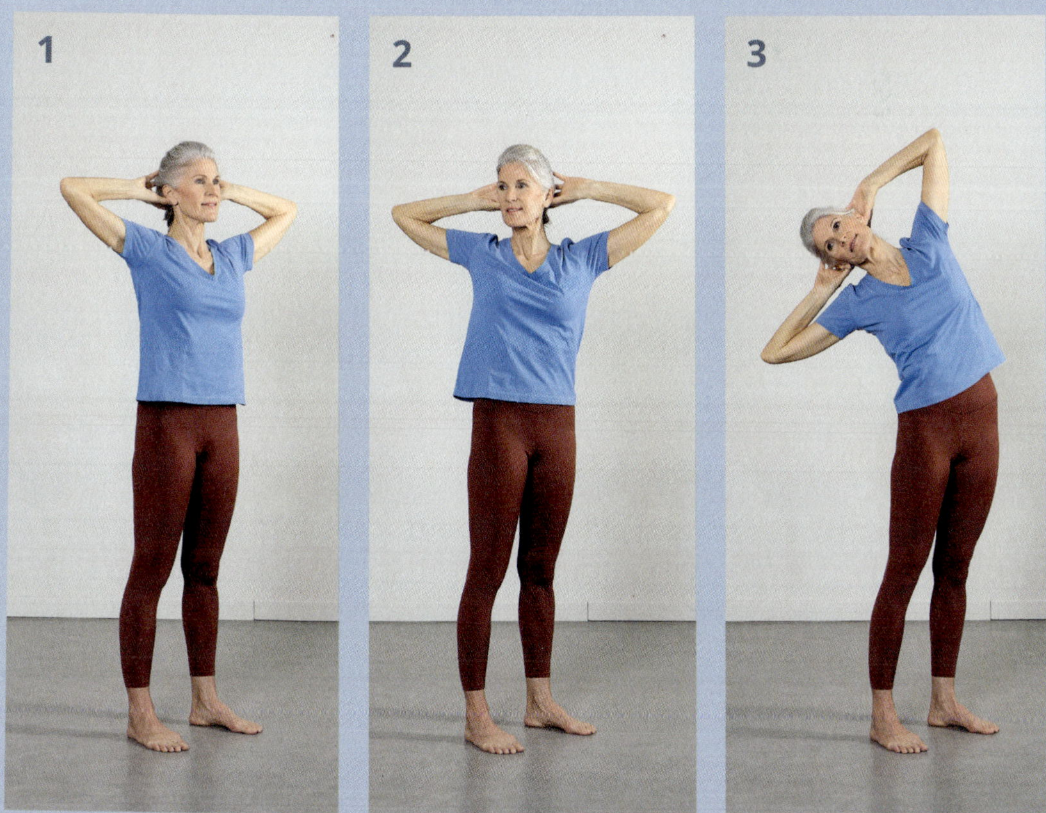

Mobilisation für den unteren Rücken

Material: nicht notwendig • **Dauer:** 3 bis 5 Minuten

1. Stellen Sie sich hüftbreit hin und stützen Sie Ihre Hände locker auf Ihre Knie. Achten Sie darauf, dass Ihre Schultern stabil bleiben und sich während der Bewegung nicht nach vorn oder hinten verschieben. Schieben Sie Ihren Po nach hinten heraus, sodass Ihre Wirbelsäule in ein sanftes Hohlkreuz kommt.
2. Rollen Sie dann langsam Ihre Wirbelsäule ein, sodass ein runder Rücken entsteht – wie ein Katzenbuckel.

Kehren Sie in die Hohlkreuzposition zurück und wiederholen Sie diese Bewegung 5- bis 6-mal.

Tipps

- **Ausführung, Atmung:** Achten Sie auf einen fließenden Übergang zwischen den Bewegungen und eine gleichmäßige Atmung.
- **Variation:** Alternativ können Sie die Übung auch für Ihre Kräftigung ausführen (siehe nächste Übung).

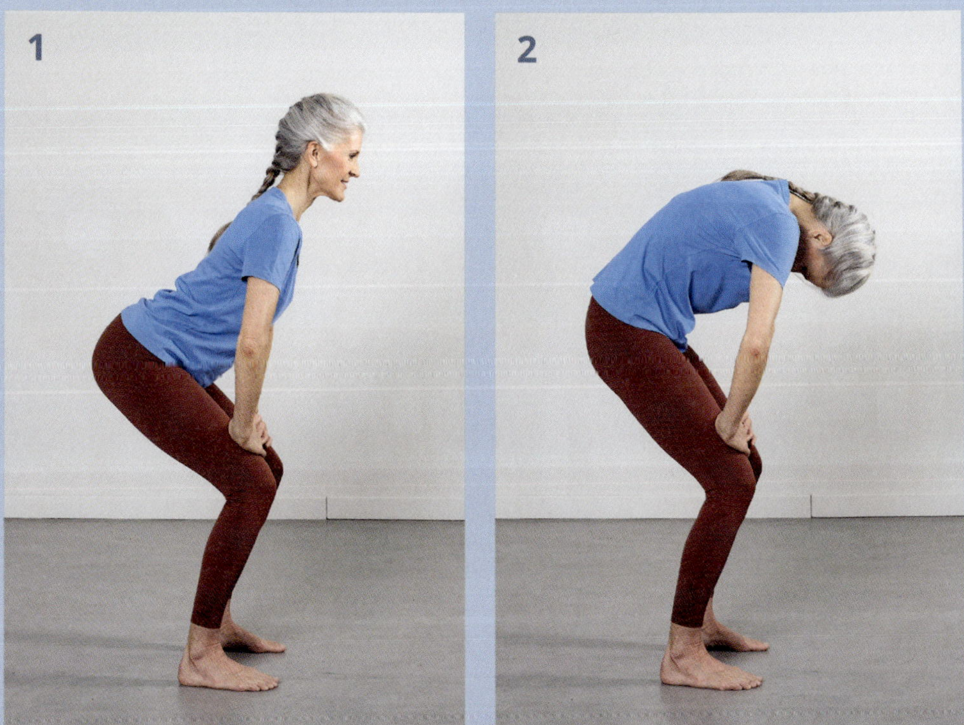

MUSKELÜBUNGEN

Kräftigung des unteren Rückens

Material: nicht notwendig • **Dauer:** 5 bis 8 Minuten

1. Nehmen Sie die gleiche Ausgangsposition wie bei der vorherigen Übung ein: hüftbreiter Stand und Hände auf den Knien. Platzieren Sie nun die Hände mit dem Handrücken an der Innenseite Ihrer Knie.
2. Mobilisieren Sie Ihren unteren Rücken, indem einen Katzenbuckel machen.
3. Formen Sie dann ein Hohlkreuz. Wiederholen Sie diese Bewegung 8- bis 12-mal.
4. Variieren Sie nun die Handposition: Bringen Sie Ihre Hände vor Ihren Brustkorb und wiederholen Sie die Bewegung.
5. Machen Sie mit verschränkten Armen wieder einen Katzenbuckel.
6. Strecken Sie dann die Arme vor Ihrem Körper aus und wiederholen Sie erneut.

Wichtig: Achten Sie darauf, dass sich Ihre Schultern und Ihr Oberkörper nicht in der Höhe verändern und Sie nur den Bereich der Lendenwirbelsäule bewegen.

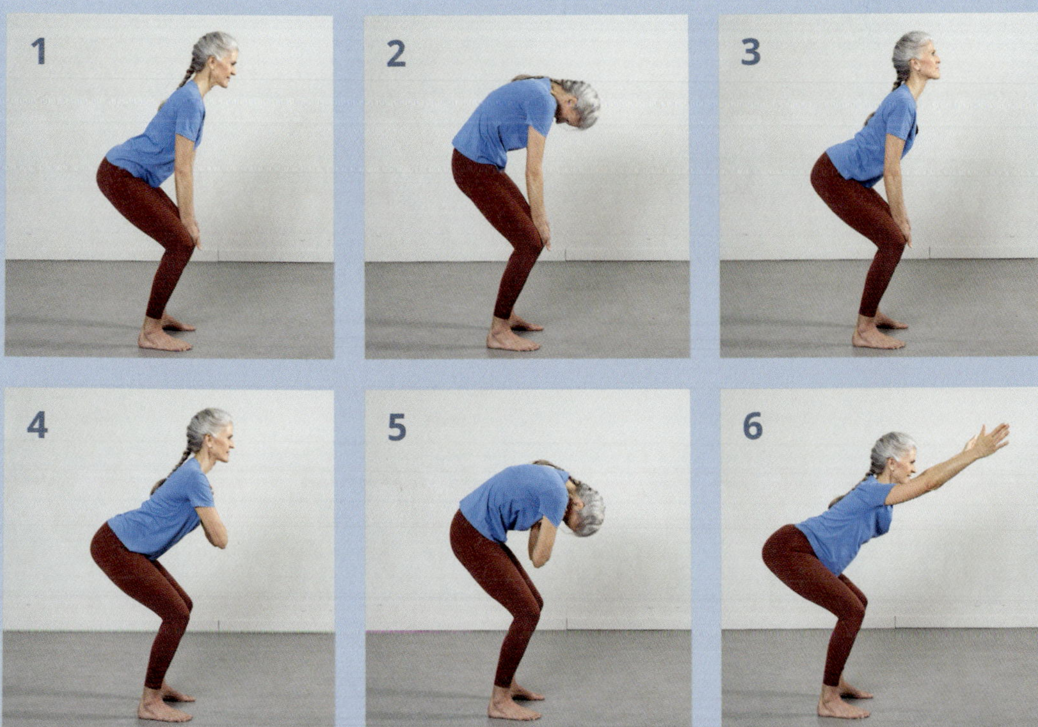

Aktivierung der Bauchmuskulatur im Unterarmstütz

Material: Matte • **Dauer:** 2 bis 3 Minuten

1. Gehen Sie in den Unterarmstütz, setzen Sie dabei Ihre Knie auf die Matte. Bringen Sie das Becken leicht nach vorn, ähnlich wie im Vierfüßlerstand, aber mit einer sanften Beckenneigung. Halten Sie Arme, Schultern und Beine entspannt. Vermeiden Sie eine übermäßige Anspannung in diesen Bereichen.
2. Stellen Sie sich vor, Sie würden Ihre Knie und Ellbogen zueinanderziehen, ohne dabei eine sichtbare Bewegung auszuführen. Spüren Sie die Aktivierung der Bauchmuskulatur, insbesondere des tiefen seitlichen Bauchmuskels. Halten Sie diese Spannung für etwa 5 Sekunden, während Sie ruhig und gleichmäßig weiteratmen. Lassen Sie die Spannung langsam los, bleiben Sie dabei in der Ausgangsposition.

Führen Sie diesen Vorgang 5- bis 6-mal durch.

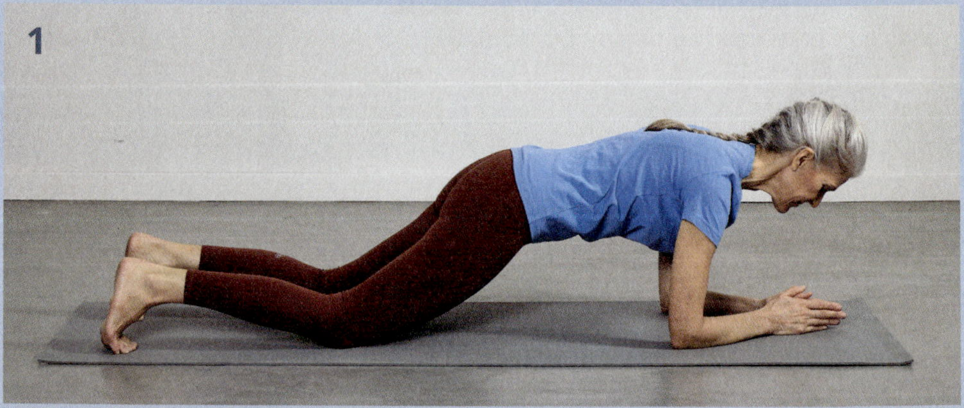

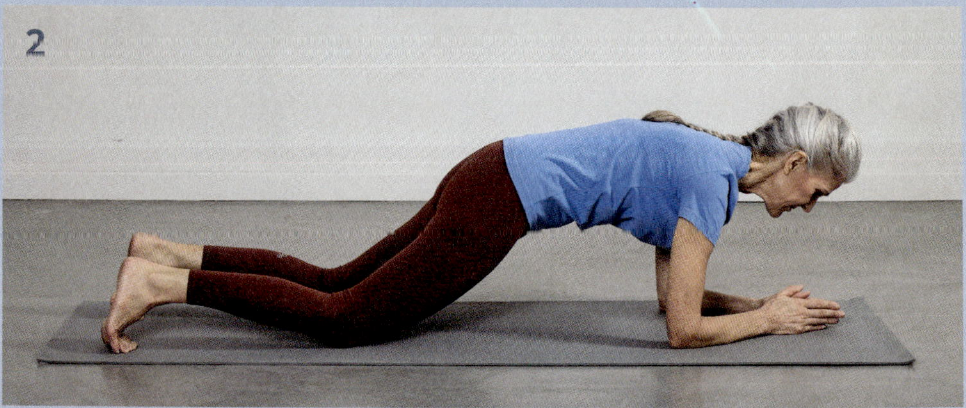

Aktivierung der Schulterblattmuskulatur im Stand

Material: nicht notwendig • **Dauer:** 3 bis 5 Minuten

1. Stellen Sie sich aufrecht hin, die Füße stehen stabil auf der Matte. Strecken Sie die Arme waagerecht zu den Seiten aus.
2. Ziehen Sie Ihre Schulterblätter sanft zusammen, sodass Sie in Richtung Ihrer Wirbelsäule gehen. Stellen Sie sich vor, Sie würden ein Blatt Papier zwischen Ihren Schulterblättern festhalten. Halten Sie die Position für einen Moment und lösen Sie sie dann langsam wieder.

Wiederholen Sie diese Bewegung 8- bis 12-mal.

Tipp

Arbeiten Sie bewusst und vermeiden Sie es, Ihre Schultern hochzuziehen. So bleiben Nacken und Oberkörper entspannt.

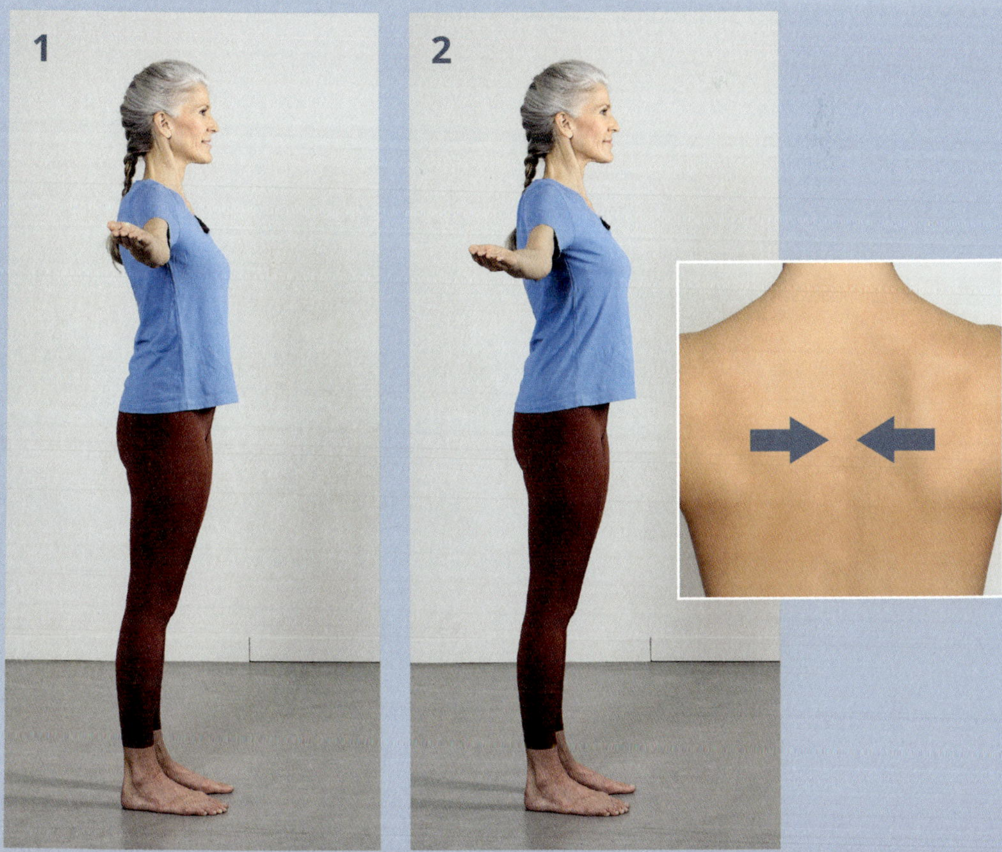

W-Übung

Material: nicht notwendig • **Dauer:** 5 bis 8 Minuten

1. Stellen Sie sich schulterbreit hin, die Knie leicht gebeugt, und schieben Sie das Gesäß leicht nach hinten. Beugen Sie Ihren Oberkörper etwas nach vorn und halten Sie die Spannung.
2. Legen Sie nun die Hände an Ihre Ohrenspitzen und strecken Sie die Arme anschließend in die Länge.

Wiederholen Sie diesen Vorgang 15- bis 25-mal in 1 bis 2 Runden.

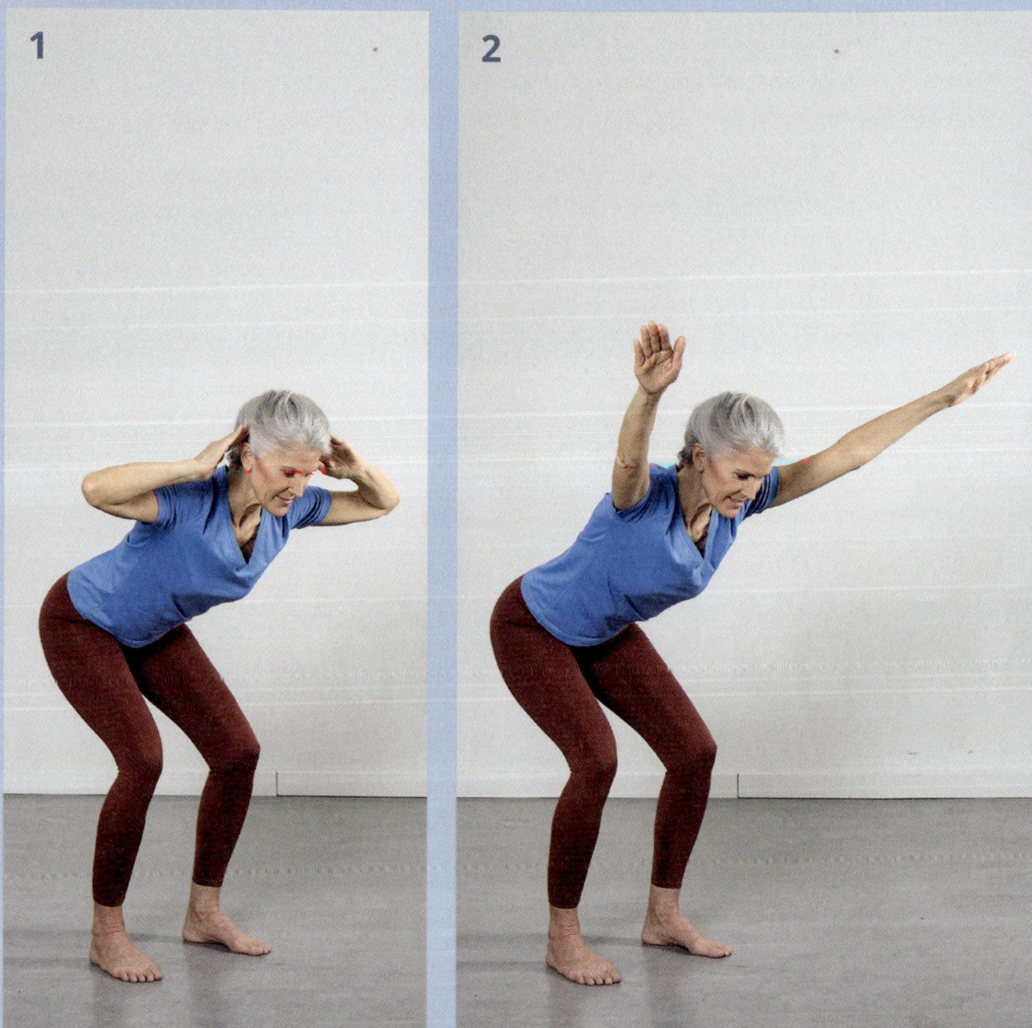

NATURHEILKUNDE

Ernährung für eine gesunde Wirbelsäule

- **Calcium und Vitamin D:** fördern die Knochengesundheit. Lebensmittel wie grüne Blattgemüse, Mandeln und fettarme Milchprodukte sind hervorragende Quellen.
- **Omega-3-Fettsäuren:** helfen, Entzündungen zu reduzieren. Zu finden in Fisch wie Lachs oder pflanzlichen Quellen wie Leinsamen und Walnüssen.
- **Hydration:** Genügend Wasser zu trinken ist wichtig, um die Bandscheiben elastisch und gut gepolstert zu halten.

Pflanzenheilkunde (Phytotherapie)

- **Teufelskralle:** lindert Rückenschmerzen und Entzündungen. Erhältlich als Tee, Kapseln oder Salbe.
- **Weidenrinde:** wird oft als natürliches Schmerzmittel bezeichnet. Kann als Tee oder in Kapselform eingenommen werden.
- **Arnika:** In Form von Salben oder Gels eignet sie sich hervorragend zur lokalen Anwendung bei Muskelverspannungen und Prellungen.

Ätherische Öle für die Wirbelsäule

- **Lavendelöl:** wirkt lindernd und kann Verspannungen im Bereich der Rückenmuskulatur lösen.
- **Pfefferminzöl:** hat eine kühlende Wirkung und kann bei akuten Rückenschmerzen oder Verspannungen helfen.
- **Rosmarinöl:** fördert die Durchblutung und eignet sich gut zur Massage der Wirbelsäule.
- **Anwendung:** Einige Tropfen des Öls mit einem Basisöl (zum Beispiel Mandelöl) verdünnen und sanft entlang der Wirbelsäule einmassieren.

Bewegung und Naturheilkunde kombinieren

- **Faszienrollen mit natürlichen Materialien:** Verwenden Sie Holz- oder Korkrollen für die Faszienmassage entlang der Wirbelsäule.

- **Yoga:** Sanfte Bewegungsformen wie Yoga stärken die Rückenmuskulatur, fördern die Beweglichkeit und helfen, Blockaden zu lösen. Besonders geeignet sind Übungen wie die Katze-Kuh-Bewegung oder der Herabschauende Hund.
- **Barfußgehen:** fördert die natürliche Ausrichtung der Wirbelsäule und stärkt die Fußmuskulatur, die eine wichtige Grundlage für die Haltung bildet.

Akupressur und Reflexzonenmassage

- **Fußreflexzonenmassage:** kann gezielt die Wirbelsäule ansprechen. Dies fördert die Durchblutung und aktiviert die Selbstheilungskräfte.
- **Akupressurmatten oder -kissen:** können im Liegen verwendet werden, um die Muskulatur entlang der Wirbelsäule zu entspannen.

Wärme und Kälte aus der Natur

- **Wärmeanwendungen:** Kirschkernkissen oder Wärmflaschen entspannen die Muskeln und fördern die Durchblutung.
- **Kälteanwendungen:** Kühlpacks oder Quarkwickel helfen bei akuten Entzündungen oder Schwellungen im Bereich der Wirbelsäule.

Homöopathie für die Wirbelsäule

- ***Rhus toxicodendron*:** hilft bei steifen Muskeln und Gelenken, insbesondere nach längerer Ruhe.
- ***Bryonia alba:*** kann bei stechenden Rückenschmerzen nützlich sein, die durch Bewegung verschlimmert werden.
- ***Arnica montana:*** hat sich bewährt bei Rückenschmerzen nach Verletzungen oder Überlastungen.

Achtsamkeit und Stressreduktion

- **Meditation:** fördert die Entspannung und kann helfen, stressbedingte Verspannungen zu lösen.
- **Progressive Muskelentspannung:** entlastet die gesamte Wirbelsäule durch bewusstes An- und Entspannen bestimmter Muskelgruppen.

Programm 4

Entspannung und Unterstützung bei Migräne

OSTEOPATHISCHE TECHNIKEN

Leichte Druckanwendungen im Bereich des Kopfes

Material: nicht notwendig • **Dauer:** 1 bis 2 Minuten

1. Legen Sie Ihre Fingerspitzen leicht auf das Hinterhauptbein (am Übergang zwischen Schädel und Nacken). Üben Sie sanften Druck aus und lösen Sie ihn nach 2 Sekunden wieder.
2. Legen Sie eine Hand nun auf das Stirnbein und wiederholen Sie den Ablauf.
3. Drücken Sie anschließend sanft mit zwei Fingern auf die Nasennebenhöhlen (rechts und links neben der Nase) und lösen Sie den Druck nach 2 Sekunden wieder.

Wiederholen Sie alle Punkte 4- bis 5-mal.

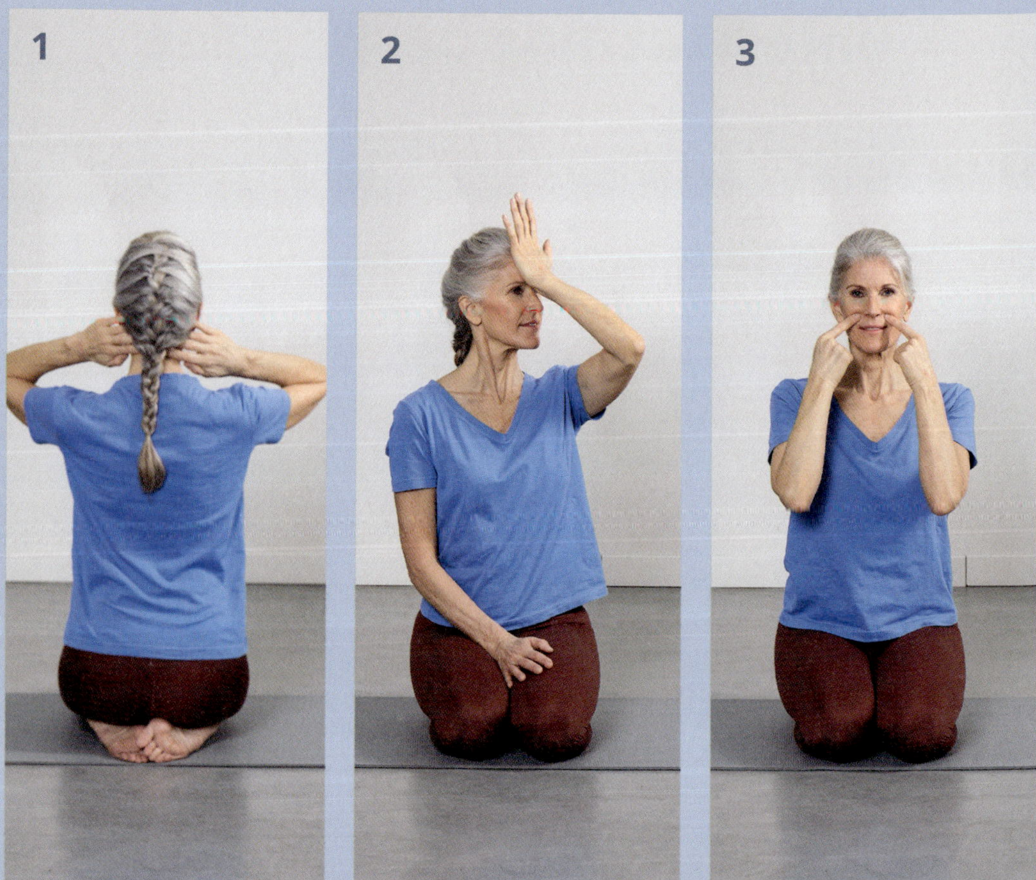

Kopfhaut-Zug

Material: nicht notwendig • **Dauer:** 2 bis 3 Minuten

Setzen oder legen Sie sich entspannt hin und greifen Sie sich mit den Händen in Ihren Haaransatz und ziehen Sie leicht daran. Über Ihre Kopfhaut werden Sie die Spannung direkt spüren. Ziehen Sie nur so fest, wie Sie es gut aushalten können. Nehmen Sie sich dabei Ihren gesamten Kopf vor und wiederholen Sie die Übung nach Belieben.

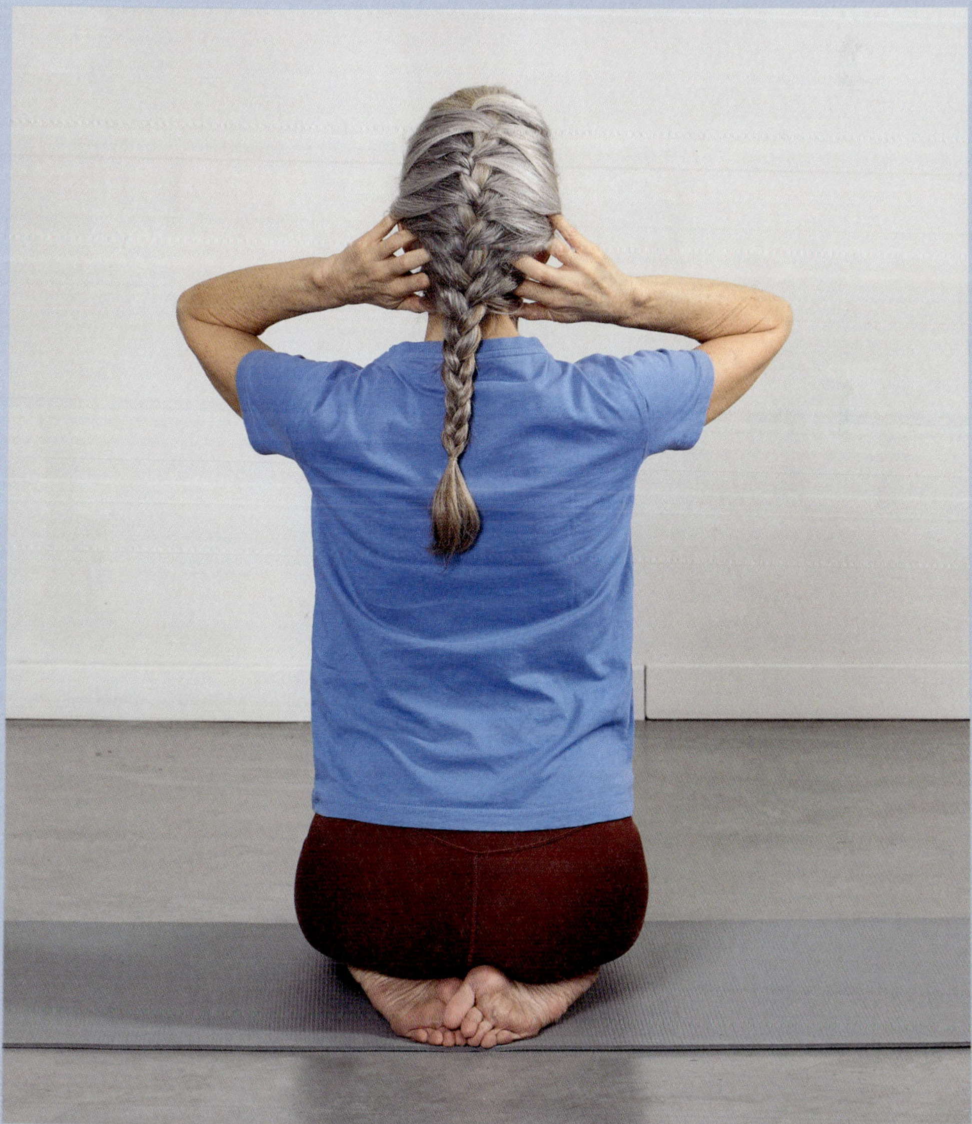

Kraniosakrale Entspannung

Material: Matte, Faszienrolle • **Dauer:** 4 bis 5 Minuten

1. Legen Sie sich auf den Rücken und positionieren Sie die Faszienrolle so, dass sie im Bereich des Nackens liegt. Lassen Sie den Kopf entspannt auf der Rolle ruhen.
2. Drehen Sie den Kopf langsam von links nach rechts.
3. Verharren Sie einige Sekunden an druckempfindlichen Stellen.

Wiederholen Sie die Drehbewegungen für insgesamt 4 bis 5 Minuten.

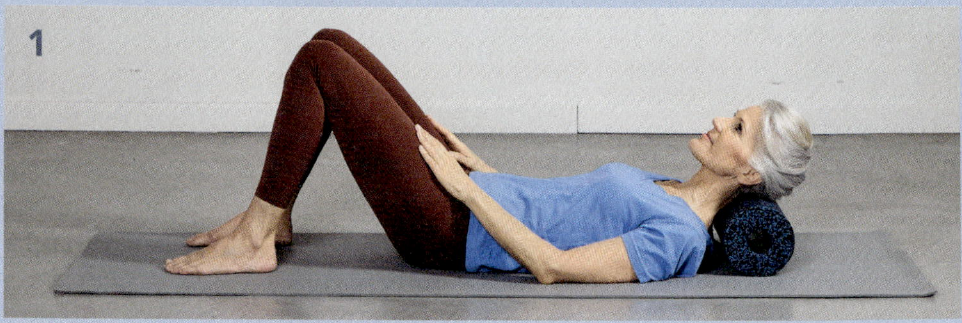

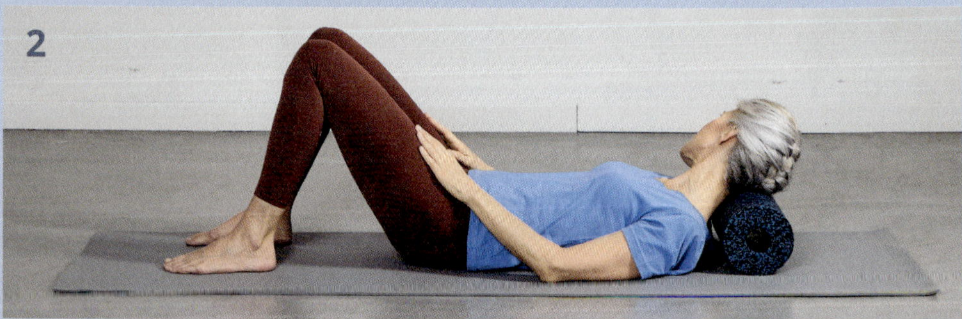

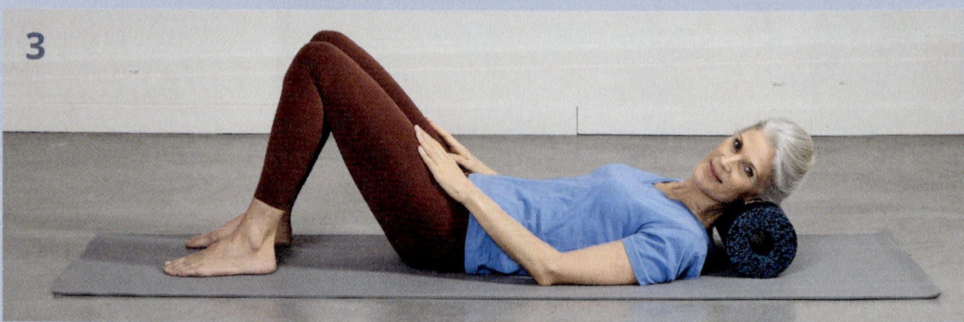

Spannungslösung des Vagusnervs

Material: Matte • Dauer: 3 bis 10 Minuten

1. Legen Sie sich bequem auf den Rücken, die Beine leicht angewinkelt, um den Bauchraum zu entspannen. Legen Sie die rechte Hand flach auf Ihren Bauch, kurz unter Ihren linken Rippenbogen.
2. Legen Sie, mit leichtem Druck, sanft Ihre rechte Hand unterhalb des Rippenbogens auf den Bauch und beginnen Sie mit einem leichtem Zug nach unten. Atmen Sie tief ein und aus, um den Effekt der Massage zu unterstützen. Spüren Sie dabei, wie sich der Bauch hebt und senkt. Falls Sie auf empfindliche Stellen stoßen, verweilen Sie dort für ein paar Sekunden und warten Sie auf Entspannung.

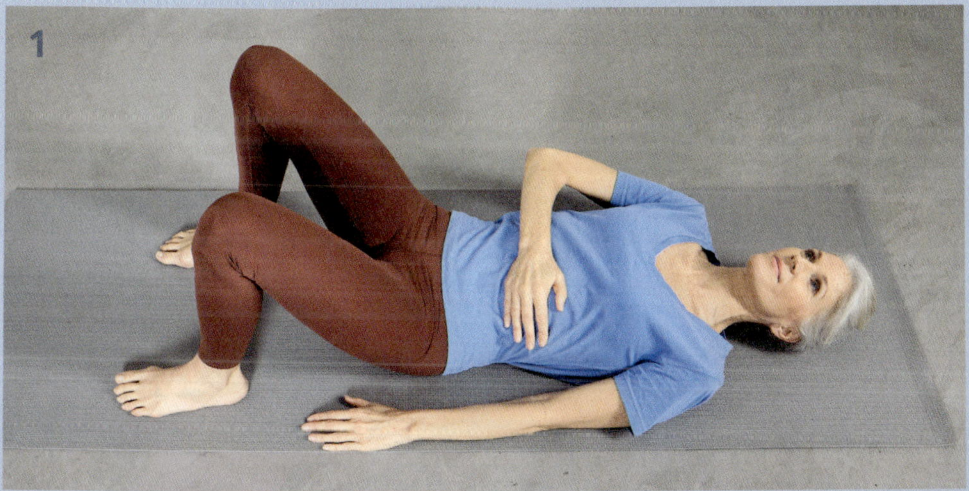

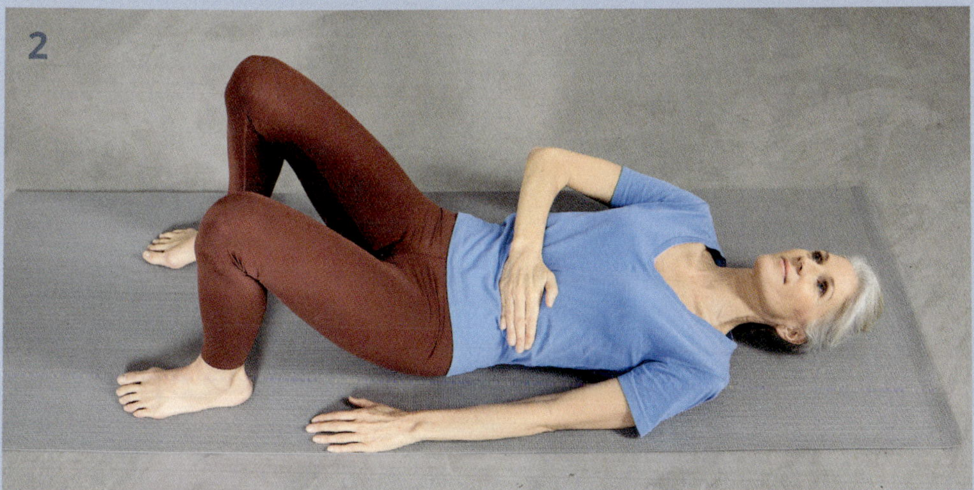

Atementlastung durch Zwerchfellentspannung

Material: Matte oder Stuhl • **Dauer:** 3 bis 5 Minuten

Legen Sie sich in Rückenlage oder setzen Sie sich entspannt auf einen Stuhl. Legen Sie Ihre Hände leicht unter Ihr Brustbein auf die Höhe Ihrer unteren Rippenbogen. Atmen Sie tief in Bauch und Brustkorb ein und spüren Sie, wie sich die Rippen weiten. Atmen Sie langsam aus und halten Sie einen leichten Zug Richtung Bauchnabel. Stellen Sie sich dabei vor, wie sich das Zwerchfell entspannt. Wiederholen Sie die Atemzüge für 3 bis 5 Minuten.

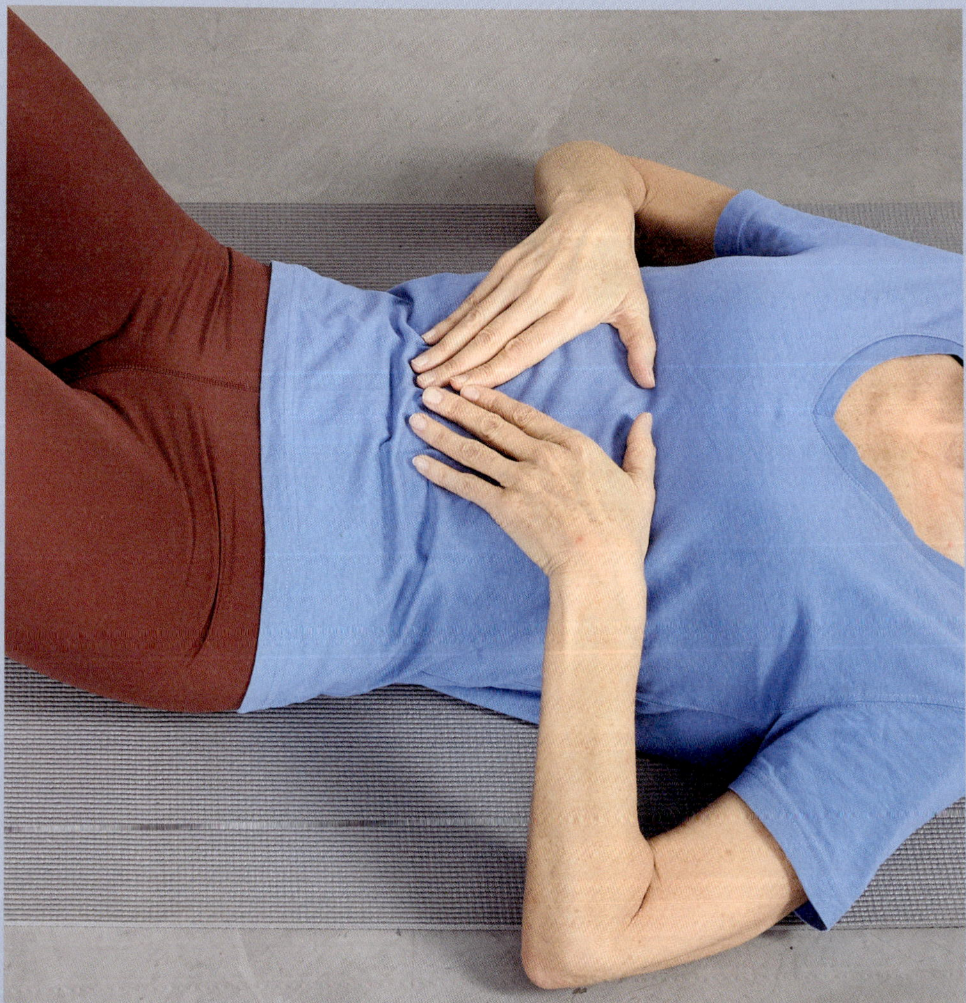

Myofasziale Entspannung des Nackens

Material: Matte, Faszienball • **Dauer:** 4 bis 5 Minuten

1. Platzieren Sie den Ball zwischen Wirbelsäule und Schulterblatt in Ihrer Muskulatur. Sparen Sie unbedingt Bereiche auf dem Knochen aus.
2. Lehnen Sie sich vorsichtig gegen den Ball und üben Sie sanften Druck aus – lassen Sie sich einfach auf den Ball sinken.
3. Bewegen Sie nun langsam den Arm auf der Ballseite bis neben Ihr Ohr.
4. Verharren Sie an schmerzhaften Stellen für einige Sekunden.

Wiederholen Sie den Vorgang für 4 bis 5 Minuten.

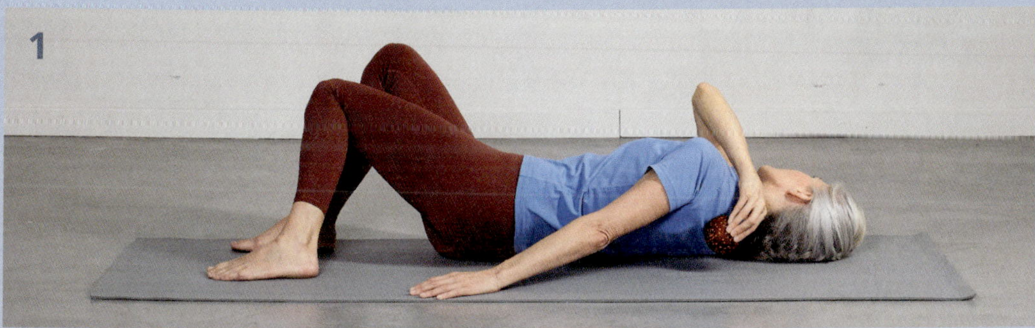

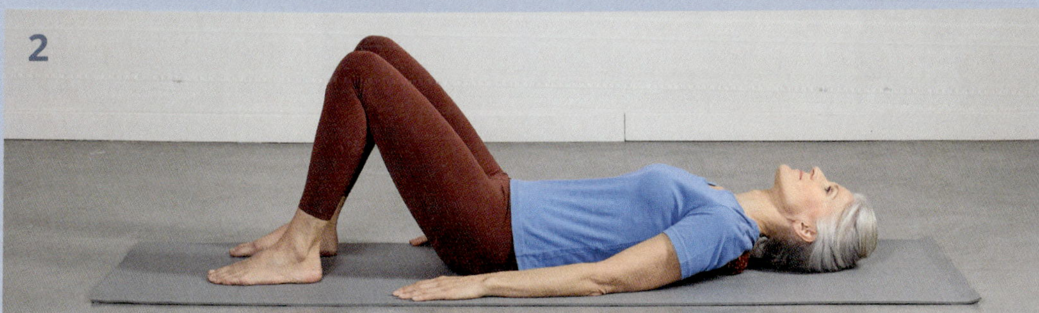

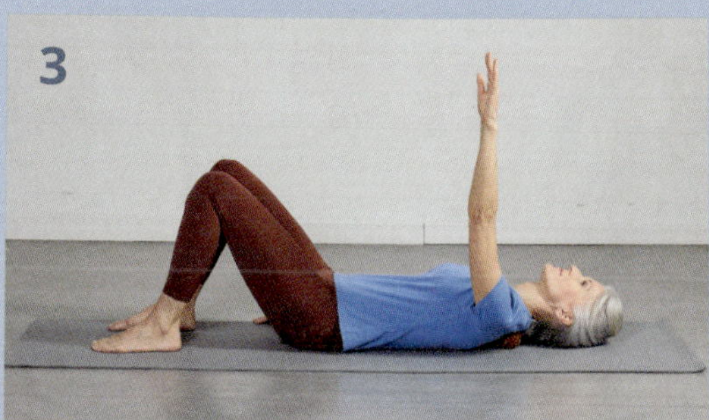

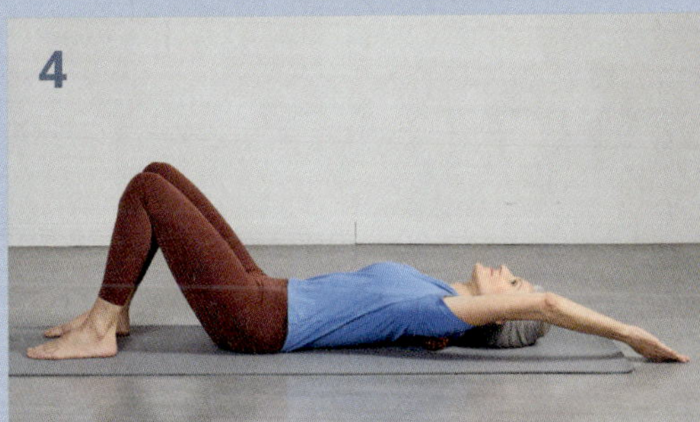

Unterstützung des vegetativen Nervensystems

Material: etwas Wasser, Stuhl oder Matte • **Dauer:** 3 bis 10 Minuten

1. Selbsthilfe durch Summen oder Gurgeln:
   - Atmen Sie tief ein und beginnen Sie mit einem angenehmen Ton zu summen. Konzentrieren Sie sich darauf, die Vibration im Bereich des Halses und Brustkorbs wahrzunehmen. Wiederholen Sie das Summen für 3 bis 5 Atemzüge.
   - Nehmen Sie einen Schluck Wasser und gurgeln Sie behutsam für etwa 10 bis 15 Sekunden. Spüren Sie, wie die Vibrationen entspannend wirken. Atmen Sie nach der Wasserentleerung wieder tief ein, halten Sie die Luft kurz an und lassen Sie sie langsam durch die Lippen entweichen, als ob Sie eine Kerze ausblasen würden. Diese Atemtechnik beruhigt das Nervensystem zusätzlich.
2. Entspannung des Vagusnervs am Hals:
   Fassen Sie mit beiden Händen seitlich an Ihren Hals und ziehen Sie oberhalb des großen Kopfwenders Ihre Finger mit leichtem Druck sanft auseinander. Anschließend lassen Sie die Arme entspannt sinken und verweilen Sie noch für einen Moment in der ruhigen Position, bevor Sie zur nächsten Aktivität übergehen.

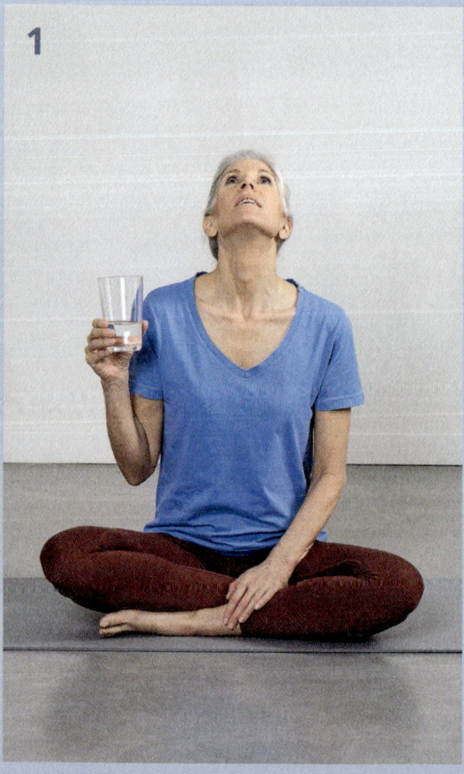

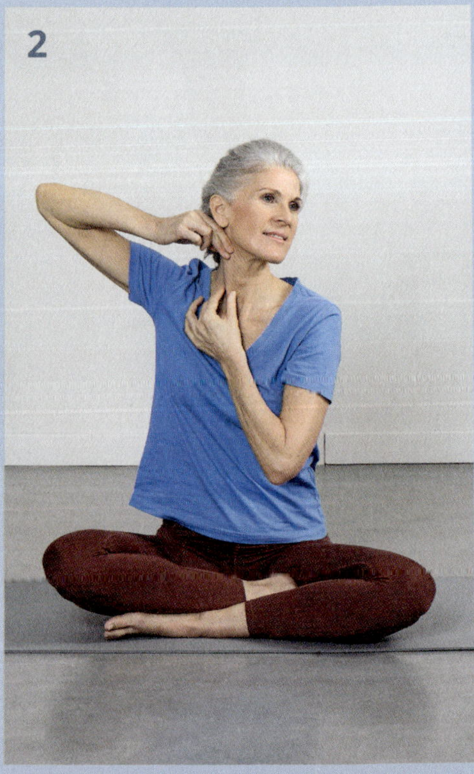

Gesichtsmuskulatur lockern

Material: nicht notwendig • **Dauer:** 1 bis 2 Minuten

Öffnen Sie leicht Ihren Mund, ohne sich anzustrengen. Massieren Sie mit den Fingerspitzen die Kaumuskulatur seitlich der Wangen, unterhalb der Schläfen. Bleiben Sie mit einem aushaltbaren Druck auf dem Punkt der Muskulatur unterhalb Ihres Kiefergelenks, um diese zu entspannen.

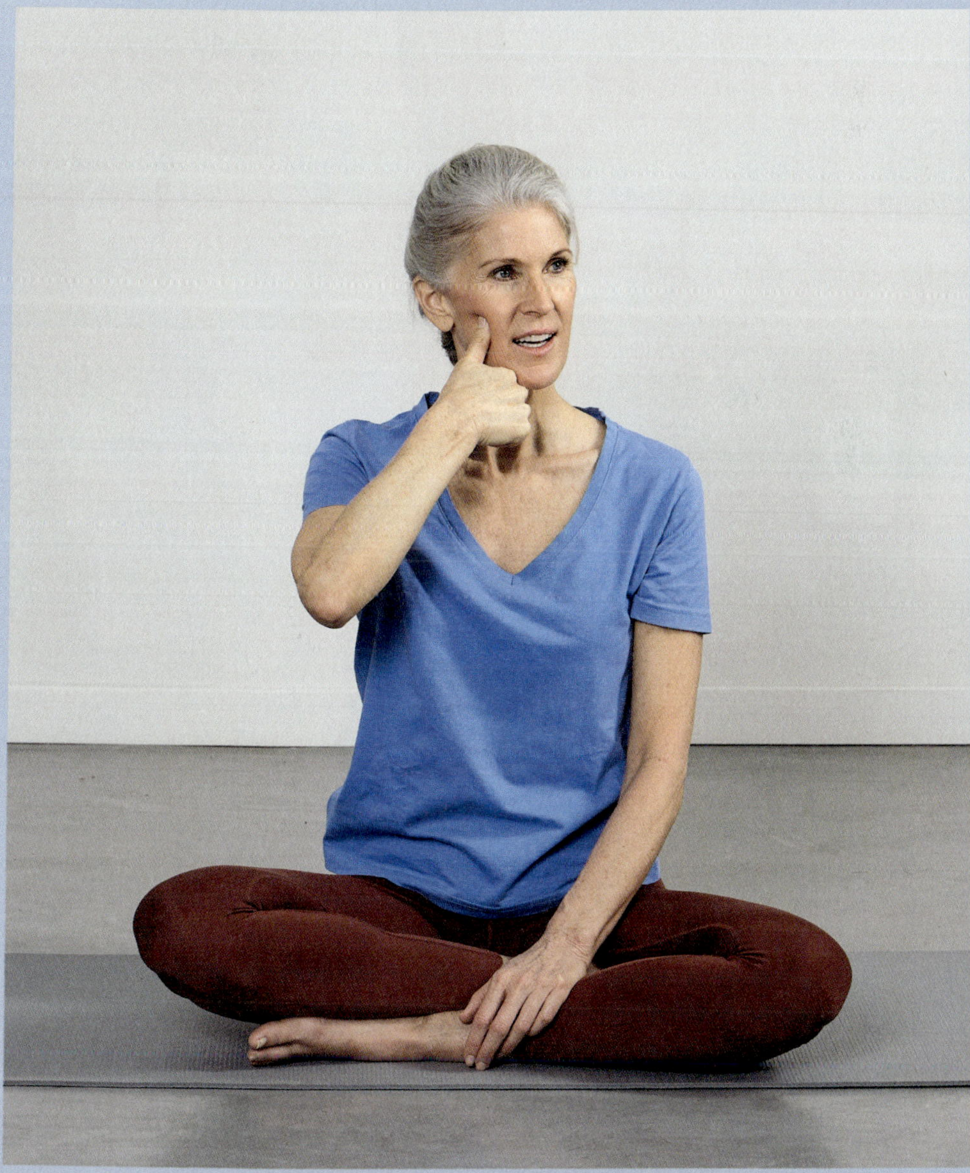

MUSKELÜBUNGEN

Schulter- und Nackenmobilisation

Material: nicht notwendig • **Dauer:** 2 bis 3 Minuten

1. Setzen oder stellen Sie sich aufrecht hin.
2. Ziehen Sie die Schultern langsam nach oben zu den Ohren. Halten Sie die Position für 3 Sekunden und lassen Sie die Schultern langsam wieder sinken.
3. Kreisen Sie anschließend die Schultern sanft nach hinten und dann nach vorn.

Wiederholen Sie diese Bewegungen 8- bis 15-mal.

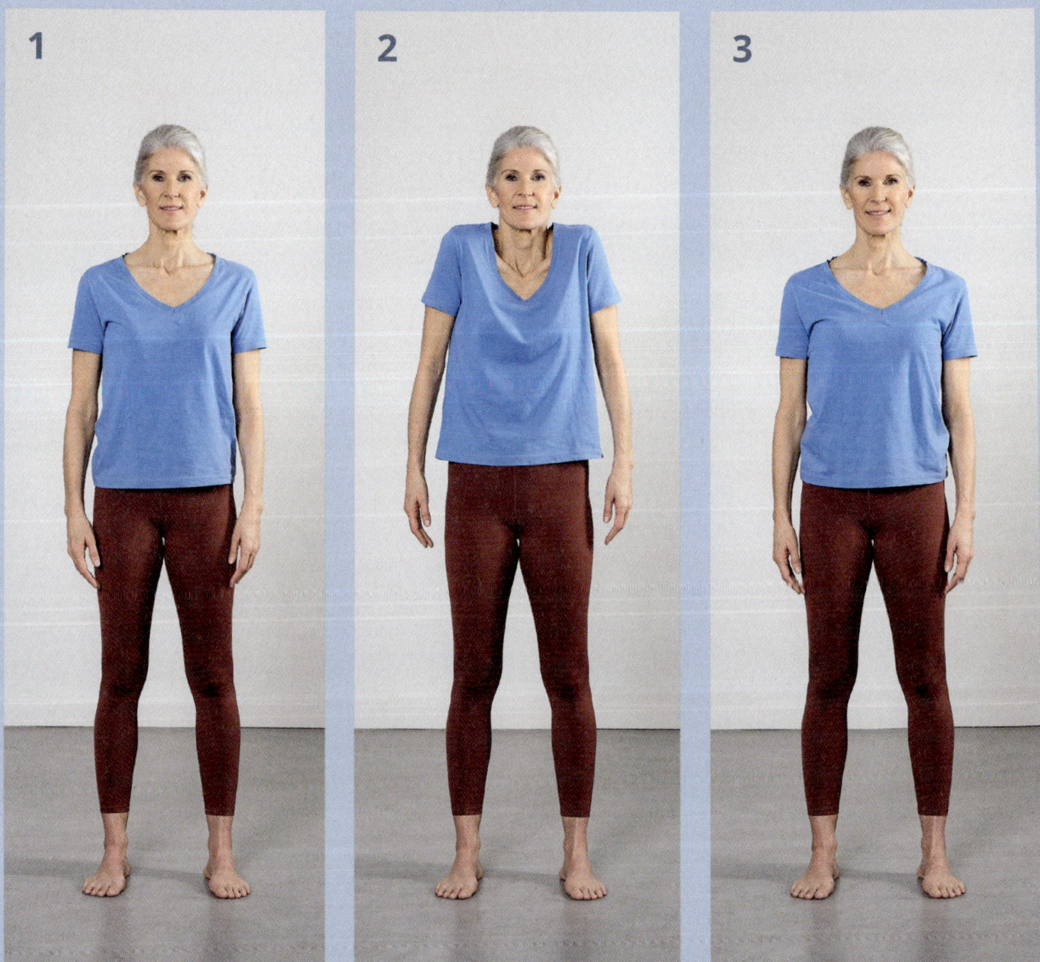

Isometrische Kräftigung der Nackenmuskulatur

Material: nicht notwendig • **Dauer:** 2 bis 3 Minuten

1. Setzen oder stellen Sie sich aufrecht hin. Legen Sie einen Zeigefinger gegen Ihr Kinn.
2. Drücken Sie leicht mit dem Kinn gegen den Finger. Gehen Sie gedanklich dabei die Halswirbelsäule von oben nach unten durch und drücken Sie immer wieder das Kinn gegen Ihren Finger. Die Kopfbewegung ähnelt dabei der eines Huhns.
3. Wiederholen Sie die Übung 4- bis 6-mal von oben nach unten.

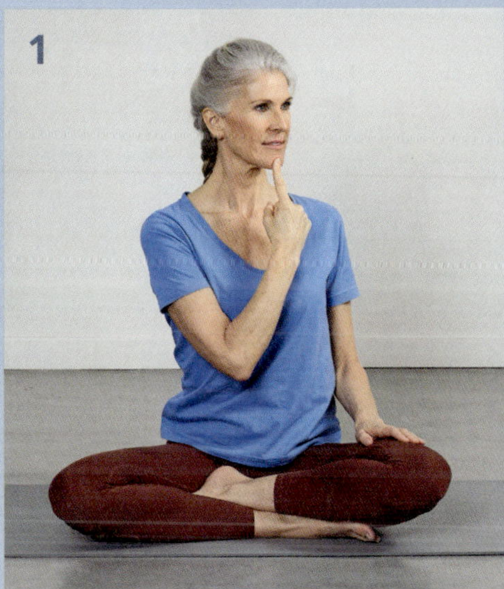

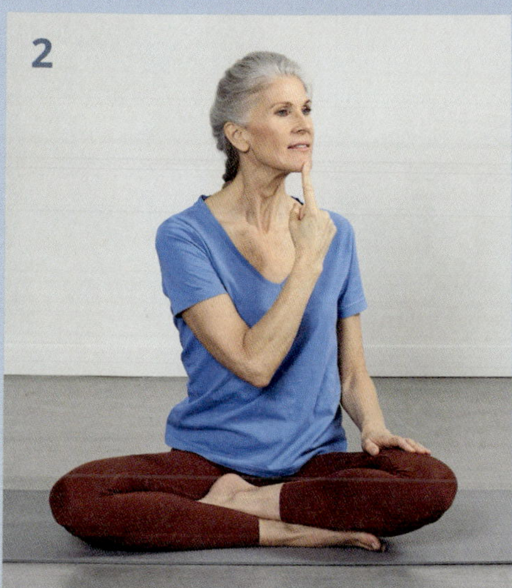

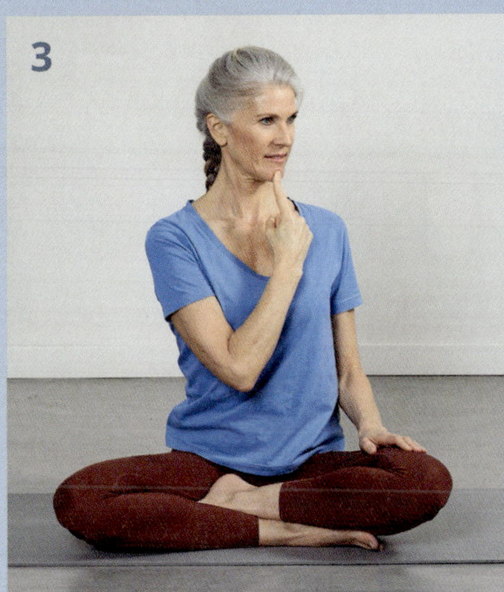

Progressive Muskelentspannung (PMR)

Material: Matte oder Stuhl • **Dauer:** 5 bis 7 Minuten

1. Legen oder setzen Sie sich bequem hin. Spannen Sie nacheinander einzelne Muskelgruppen an (zum Beispiel Füße, Beine, Bauch, Hände, Arme, Gesicht).
2. Halten Sie die Anspannung für 5 Sekunden und lassen Sie dann bewusst los.

Arbeiten Sie sich langsam durch alle Muskelgruppen.

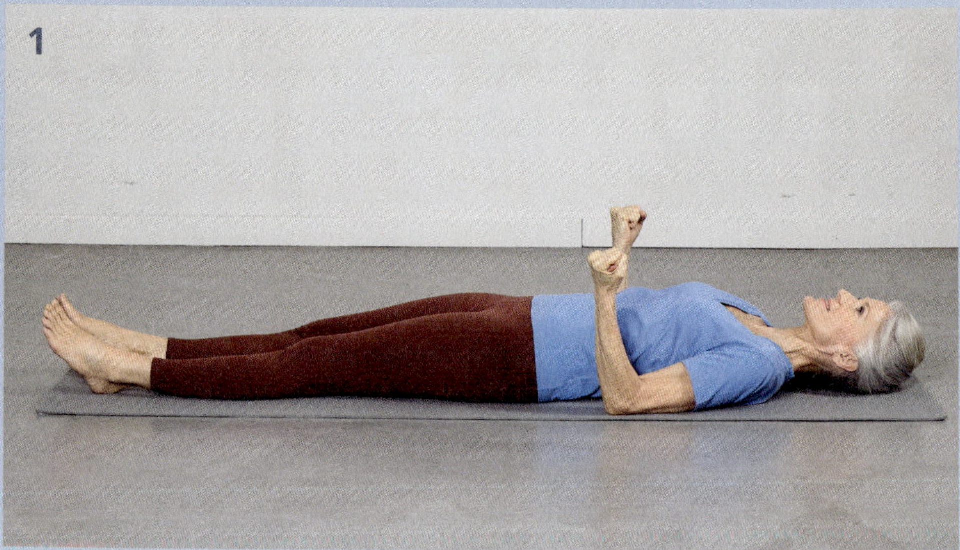

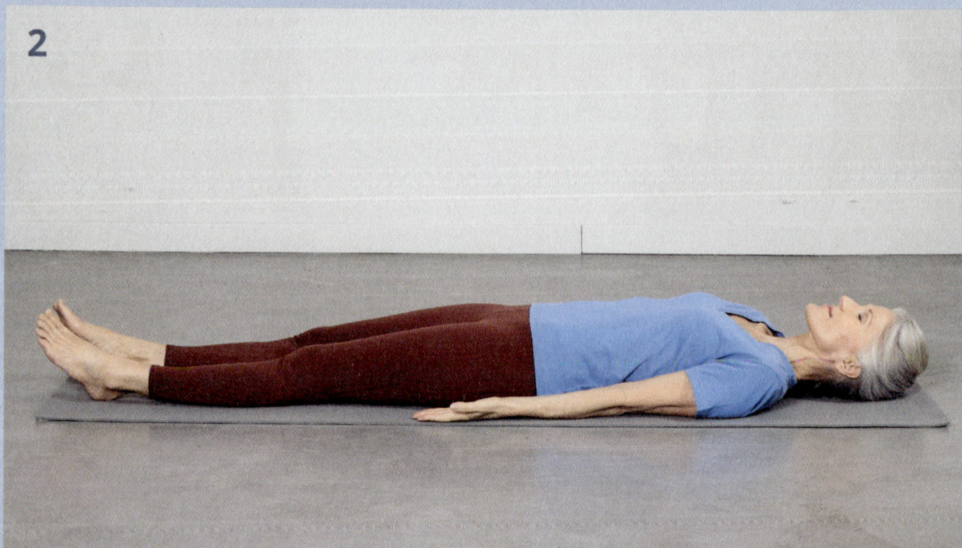

NATURHEILKUNDE

Ernährung bei Migräne

- **Trigger vermeiden:** Lebensmittel wie gereifter Käse, Schokolade, Rotwein oder koffeinhaltige Getränke können bei manchen Menschen Migräne auslösen. Das Führen eines Migräne-Tagebuchs kann helfen, individuelle Trigger zu identifizieren.
- **Magnesium:** ist bekannt dafür, Migräneanfälle zu reduzieren. Es kann über die Nahrung (zum Beispiel durch Nüsse, Samen, grünes Blattgemüse) oder als Nahrungsergänzungsmittel zugeführt werden.
- **Omega-3-Fettsäuren:** Diese fördern die Entzündungshemmung und können in Fisch (zum Beispiel Lachs) oder Leinsamen gefunden werden.

Heilpflanzen und Tees

- **Pfefferminzöl:** kann bei Spannungskopfschmerzen und Migräne helfen, wenn es sanft auf die Schläfen und den Nacken aufgetragen wird.
- **Fieberkraut (Tanacetum parthenium):** ist bekannt für seine migräneprophylaktischen Eigenschaften. Es sollte jedoch nur nach Rücksprache mit einem Experten eingenommen werden.
- **Ingwer:** Ingwertee oder Ingwerpräparate können Migränesymptome lindern, insbesondere Übelkeit.
- **Lavendel:** Lavendelöl oder Lavendeltee wirkt beruhigend und kann bei stressbedingten Migräneanfällen helfen. 2 gehaufte Teelöffel Lavendeltee auf ¼ Liter kochendes Wasser geben.
- **Küchenschelle (Pulsatilla):** D4 bis D12 bei akuten Beschwerden einnehmen, bei chronischen Störungen D30.
- **Steinklee (Melilotus) D4 bis D6:** Mehrmals täglich alle zwei Stunden 5 bis 10 Tropfen verdünnt einnehmen.
- **Tausendgüldenkraut (Bitterkraut):** 1 gehäuften Teelöffel zerschnittenes Kraut mit ¼ Liter kaltem Wasser 6 bis 10 Stunden ziehen lassen. Danach auf Trinktemperatur erwärmen.
- **Waldmeistertee:** 1 gehäuften Teelöffel Waldmeisterkraut mit ¼ Liter kochendem Wasser übergießen und 5 Minuten ziehen lassen. Auch geeignet gegen Menstruationsbeschwerden, Leberstauung und Schwermut.

Hydration und Entgiftung

- **Hydration:** Dehydration ist ein häufiger Trigger für Migräne. Trinken Sie ausreichend Wasser.
- **Basische Ernährung:** Eine säurearme Ernährung mit viel Obst und Gemüse unterstützt die Entgiftung und kann Migräneanfälle reduzieren.

Entspannungstechniken

- **Atemübungen:** Tiefe Bauchatmung kann das Nervensystem beruhigen und akute Anfälle abmildern.
- **Meditation und Yoga:** Regelmäßige Praxis von achtsamen Bewegungen und Entspannungsübungen kann die Stressresistenz erhöhen und Migräneanfälle reduzieren.
- **Autogenes Training:** hilft, Stress als häufigen Auslöser für Migräne besser zu kontrollieren.

Akupressur und Akupunktur

- **Akupunktur:** wird in der Naturheilkunde häufig zur Migräneprophylaxe eingesetzt und zeigt bei vielen Patienten eine deutliche Verbesserung.

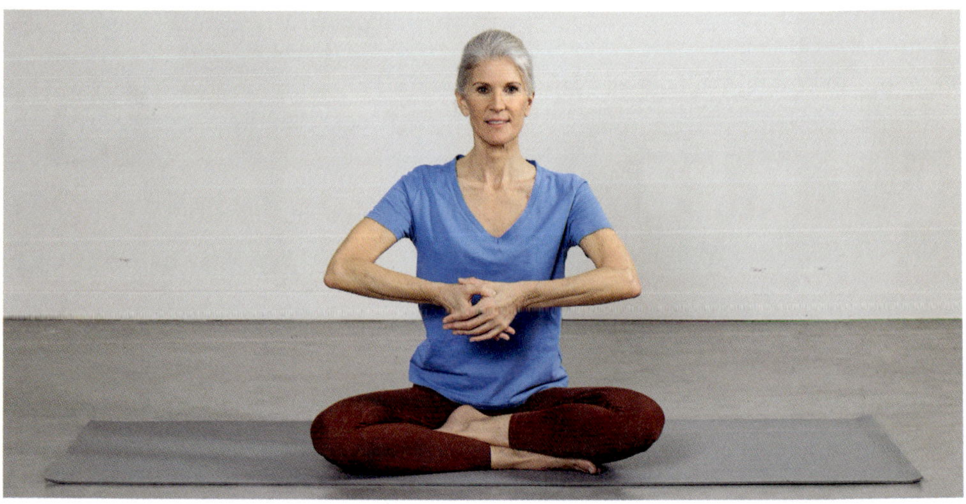

Der Akupressurpunkt »Hegu« (zwischen Daumen und Zeigefinger) kann bei Kopfschmerzen durch sanften Druck für einige Minuten Erleichterung schaffen.

Ätherische Öle und Aromatherapie

- **Lavendelöl:** fördert die Entspannung, kann sanft in Schläfen einmassiert werden.
- **Eukalyptusöl:** wirkt klärend und lindernd bei Kopfschmerzen, die durch Verspannungen oder Nebenhöhlenentzündungen ausgelöst werden.
- **Zitronenmelisse:** beruhigt das Nervensystem und kann in Form von Tee oder ätherischem Öl angewendet werden.

Homöopathie

- **Belladonna:** beruhigt plötzliche, stechende Kopfschmerzen.
- **Gelsemium:** hilft bei dumpfen, drückenden Schmerzen und Schwindelgefühl.
- ***Iris versicolor*:** wirkt bei Migräne mit Übelkeit und Erbrechen.
- **Hinweis:** Homöopathische Mittel sollten immer individuell und mit professioneller Beratung ausgewählt werden.

Bewegung und Entlastung der Muskulatur

- **Faszientraining:** Durch sanften Druck mit einer Faszienrolle können Verspannungen im Nacken- und Schulterbereich gelöst werden.
- **Spaziergänge:** Regelmäßige moderate Bewegung an der frischen Luft fördert die Durchblutung und Stressreduktion.

Schlafhygiene

- **Regelmäßiger Schlaf-Wach-Rhythmus:** Schlafmangel oder übermäßiges Schlafen können Migräne auslösen.
- **Rituale vor dem Schlafengehen:** Eine Tasse Kräutertee, ein warmes Bad oder Lavendelöl auf dem Kissen fördern eine entspannte Nachtruhe.

Naturheilkundliche Zusatztherapien

- **Schüßlersalze:** Besonders Nr. 7, *Magnesium phosphoricum* (»Heiße 7«), wird bei akuten Migräneanfällen eingesetzt.
- **Hydrotherapie:** Wechselbäder oder kalte Umschläge auf der Stirn können Migräneschmerzen lindern.

Programm 5

Mobil bleiben trotz Rheuma

OSTEOPATHISCHE TECHNIKEN

Mobilisation der Gelenke

Material: nicht notwendig • **Dauer:** 5 bis 10 Minuten

1. Setzen Sie sich bequem auf einen Stuhl oder legen Sie sich flach auf den Rücken. Beginnen Sie mit kleinen, sanften Kreisbewegungen der betroffenen Gelenke.
2. Kreisen Sie zum Beispiel Handgelenke, Knie oder Schultern.
3. Bewegen Sie das Gelenk in alle Richtungen, ohne Schmerzen zu provozieren.

Wiederholen Sie die Bewegungen 5- bis 10-mal je Richtung.

Atmen Sie ruhig und entspannt während der Übungen, um die Durchblutung zu fördern.

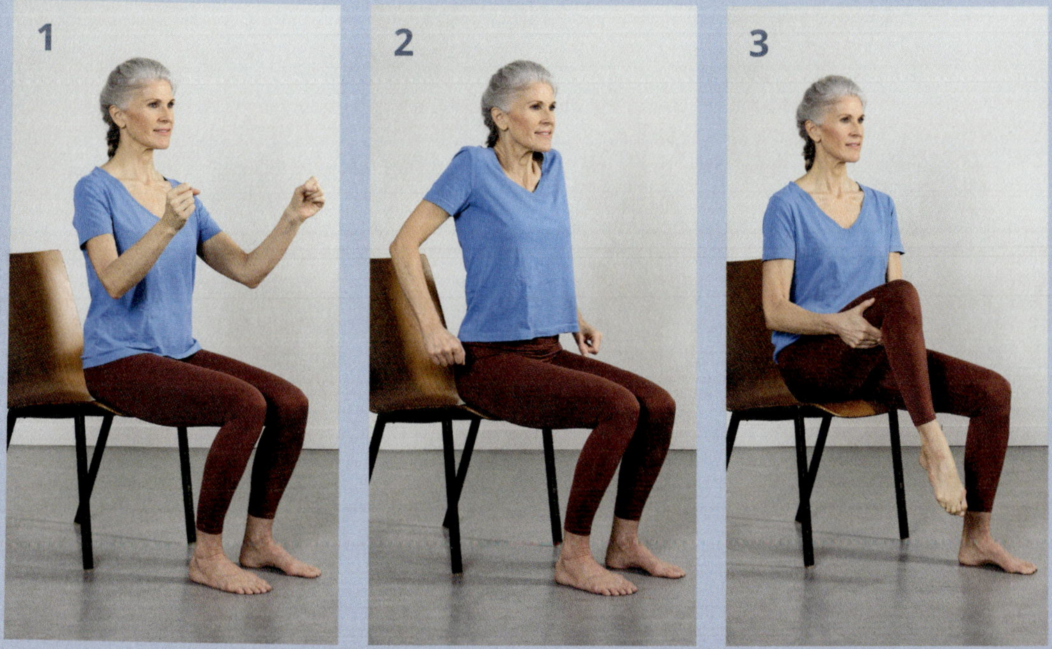

Aktivierung der Lymphzirkulation

Material: weiche Bürste (oder die Hände) • **Dauer:** 5 bis 7 Minuten

1. Beginnen Sie mit sanftem Streichen der Haut von den Händen in Richtung Achselhöhlen.
2. Arbeiten Sie sich von den Handgelenken nach oben vor. Streichen Sie auch von den Füßen nach oben in Richtung Leisten. Wiederholen Sie die Streicheleinheiten 2- bis 3-mal je Region.
3. Üben Sie keinen starken Druck aus, sondern streichen Sie mit leichtem Kontakt, um den Lymphfluss zu fördern.

Tipp

Trinken Sie danach ein Glas Wasser, um die Entgiftung zu unterstützen.

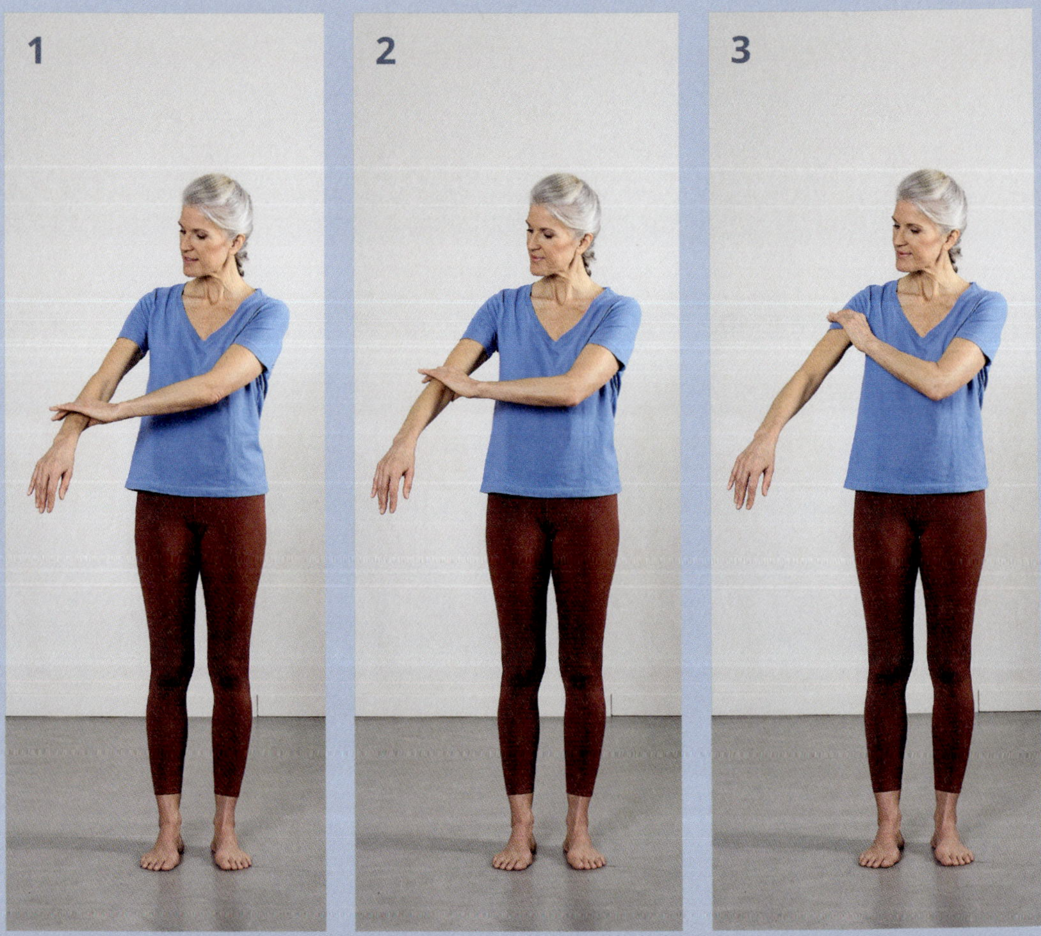

Wärme- und Kälteanwendung für Gelenke

Material: Wärmepackung oder Kühlpad, Tuch • **Dauer:** 10 Minuten

1. **Bei Entzündungen:** Wickeln Sie ein Kühlpad in ein dünnes Tuch und legen Sie es auf das schmerzende Gelenk.
2. **Bei Verspannungen:** Nutzen Sie eine Wärmflasche oder ein warmes Tuch und legen Sie die Packung auf die betroffene Stelle.

Verweilen Sie für 10 Minuten und achten Sie darauf, dass die Temperatur angenehm ist. Wiederholen Sie die Anwendung bei Bedarf 2- bis 3-mal täglich.

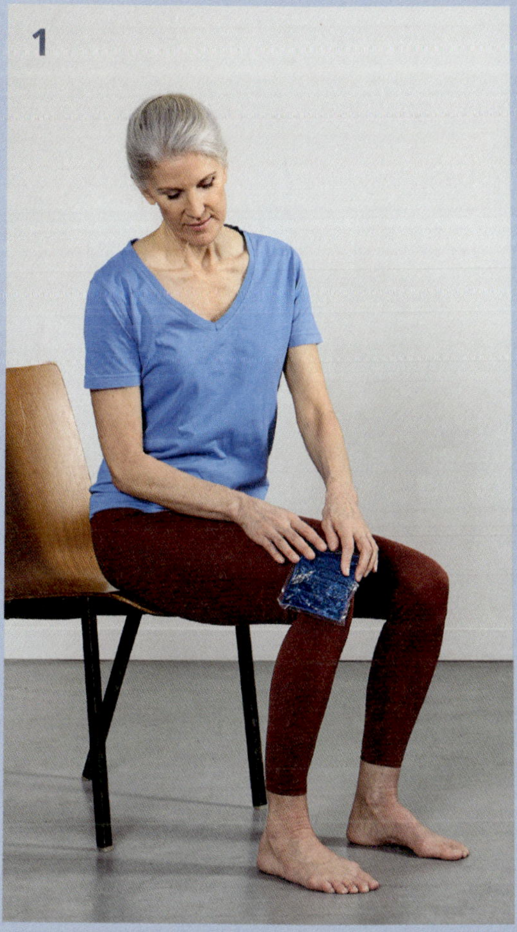
1

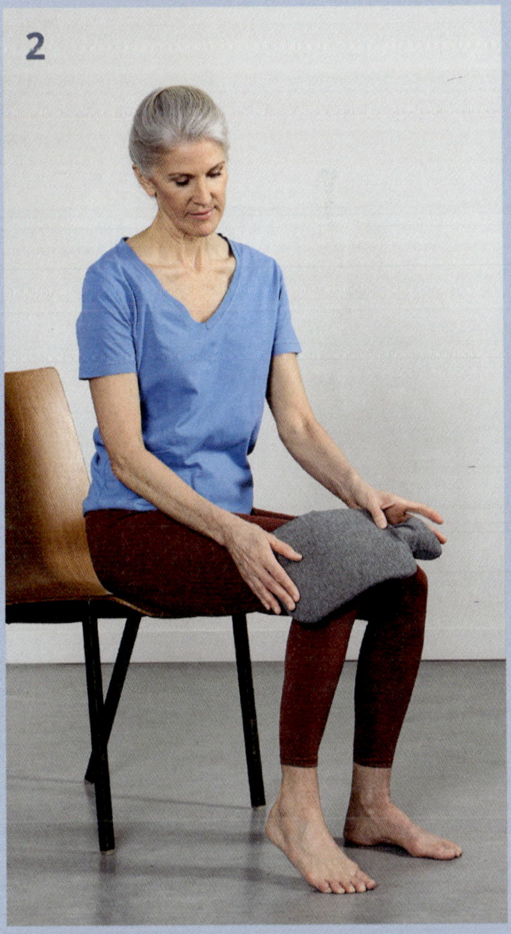
2

Kraniosakrale Entspannung

Material: Faszienrolle, Matte • **Dauer:** 5 bis 8 Minuten

1. Legen Sie sich auf den Rücken und platzieren Sie die Faszienrolle unter dem Kopf. Lassen Sie den Kopf entspannt ruhen und bewegen Sie ihn sanft in eine bequeme Position. Üben Sie minimalen Druck auf die Schädelbasis aus, indem Sie den Hinterkopf leicht in die Faszienrolle drücken. Halten Sie diese Position für 1 bis 2 Minuten, während Sie tief durchatmen.
2. Bewegen Sie den Kopf sanft nach rechts.
3. Drehen Sie den Kopf anschließend auf die linke Seite.

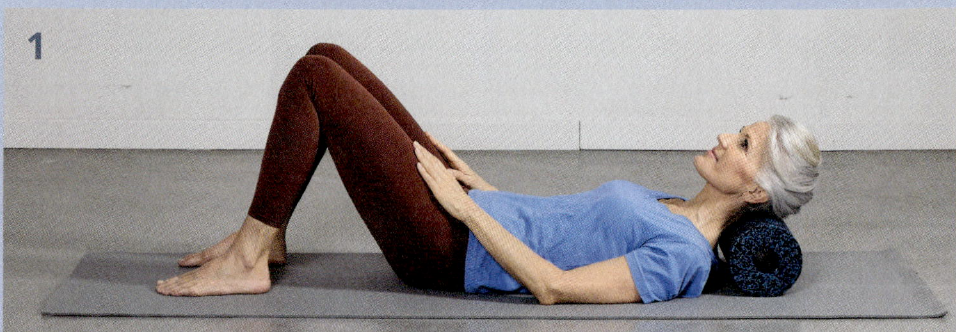

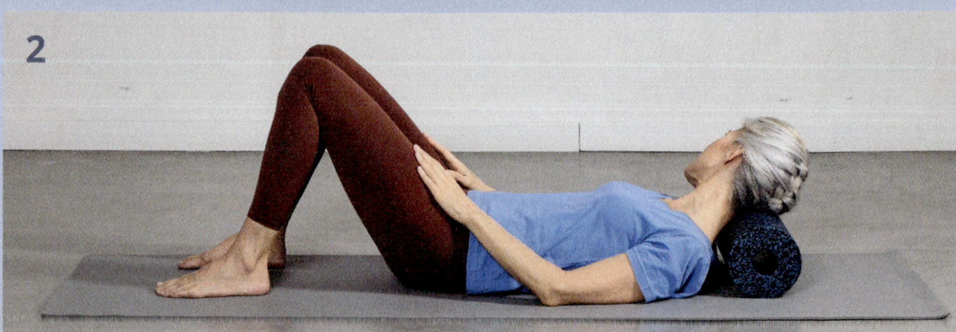

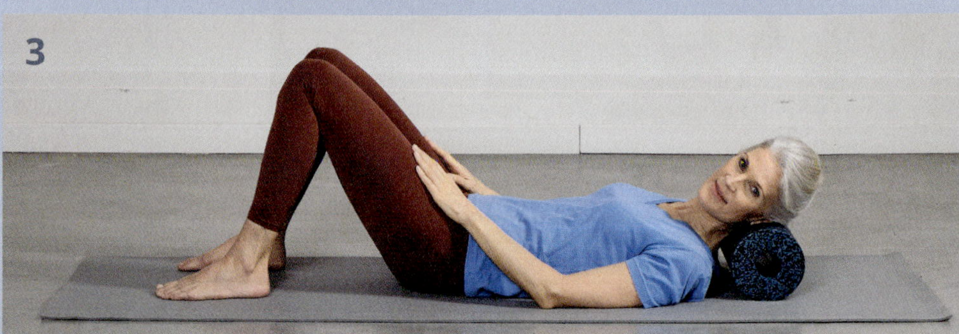

MUSKELÜBUNGEN

Finger- und Handkräftigung

Material: Stressball oder weicher Ball • **Dauer:** 5 Minuten

1. Setzen oder stellen Sie sich entspannt hin und halten Sie den Stressball in einer Hand.
2. Drücken Sie den Ball so fest wie angenehm, halten Sie den Druck 5 Sekunden und lösen Sie ihn langsam.

Wiederholen Sie die Übung 15- bis 25-mal je Hand. Anschließend strecken Sie die Finger weit auseinander und ziehen sie wieder zusammen.

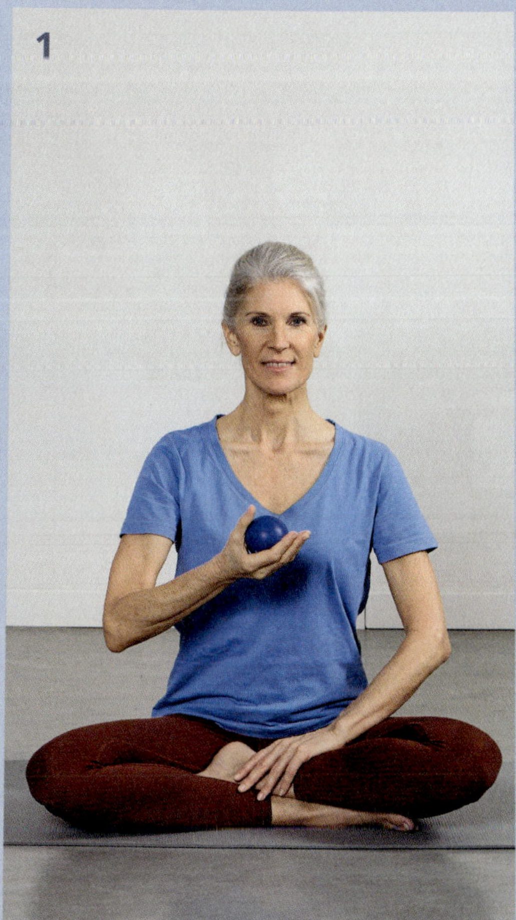

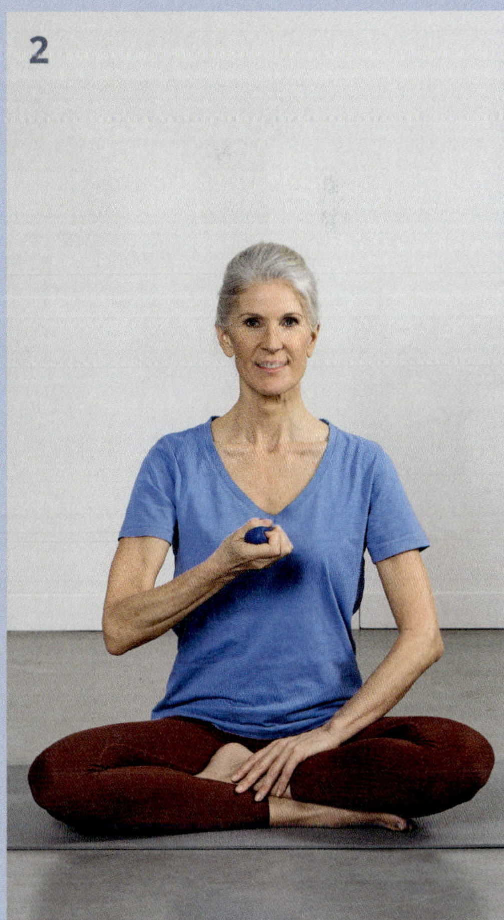

Beinheben zur Knie- und Hüftstabilität

Material: Matte • **Dauer:** 5 bis 10 Minuten

1. Legen Sie sich flach auf den Rücken und winkeln Sie optional ein Bein an und strecken Sie das andere Bein aus. Heben Sie das gestreckte Bein langsam an.
2. Heben Sie das Bein weiter an, so hoch es geht.
3. Halten Sie die Position für 5 Sekunden und senken Sie das Bein langsam ab.

Wiederholen Sie die Übung 15- bis 25-mal pro Seite.

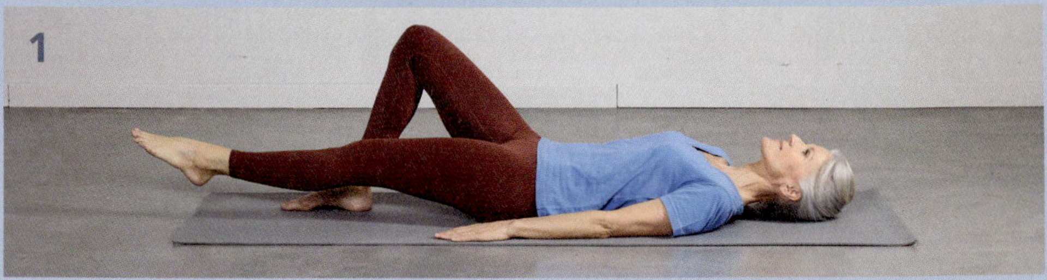

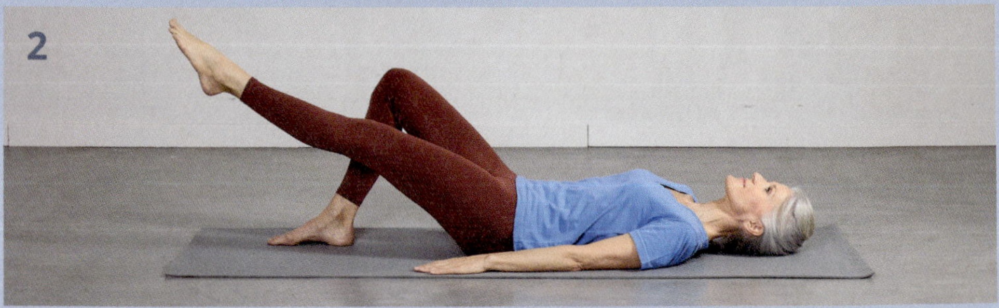

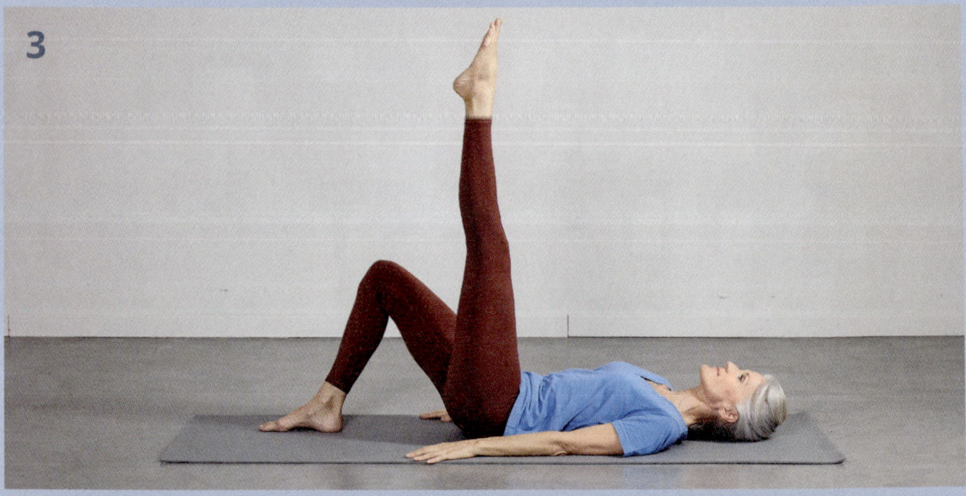

Wand- oder Tischliegestütze

Material: Wand oder Tisch • **Dauer:** 5 Minuten

1. Stellen Sie sich vor eine Wand, einen Stuhl oder einen stabilen Tisch. Legen Sie die Hände schulterbreit auf.
2. Beugen Sie langsam die Ellenbogen, während Sie den Körper nach vorn führen.
3. Drücken Sie sich langsam zurück in die Ausgangsposition.

Führen Sie 15 bis 25 Wiederholungen durch.

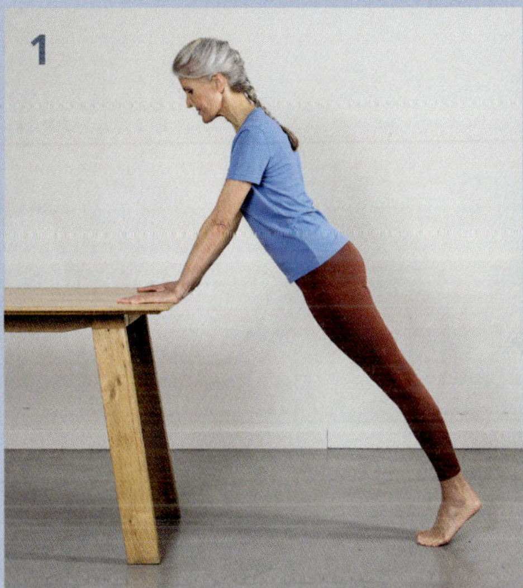

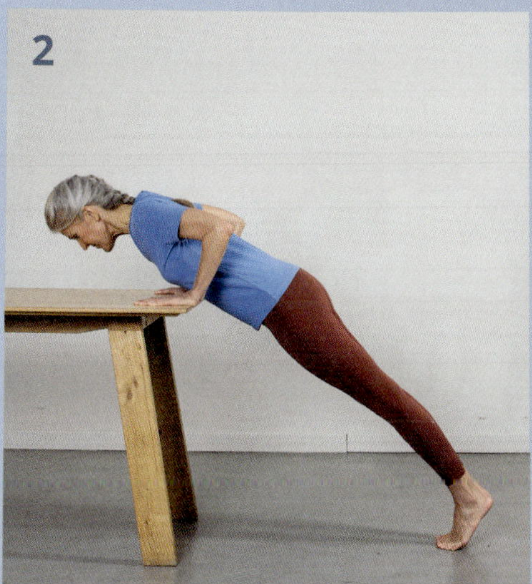

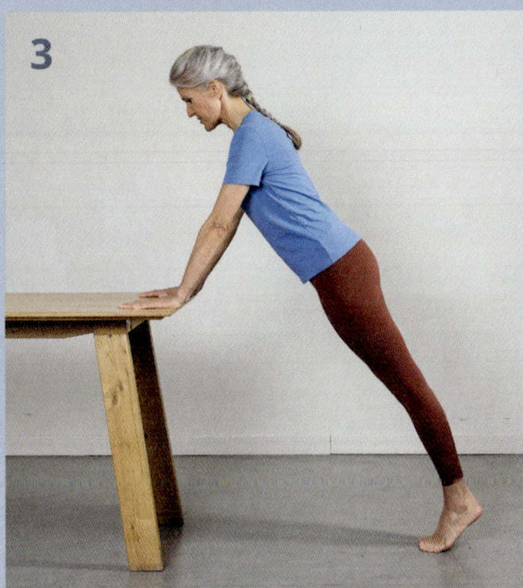

Durchblutung der Fußmuskulatur

Material: Faszienball oder kleiner Ball • **Dauer:** 5 Minuten

Setzen Sie sich auf einen Stuhl und legen Sie einen Ball unter den Fuß. Rollen Sie den Ball langsam unter dem Fuß entlang, von der Ferse bis zu den Zehen. Üben Sie dabei leichten Druck aus, ohne Schmerzen zu provozieren.

Wechseln Sie nach 2 bis 3 Minuten die Seite.

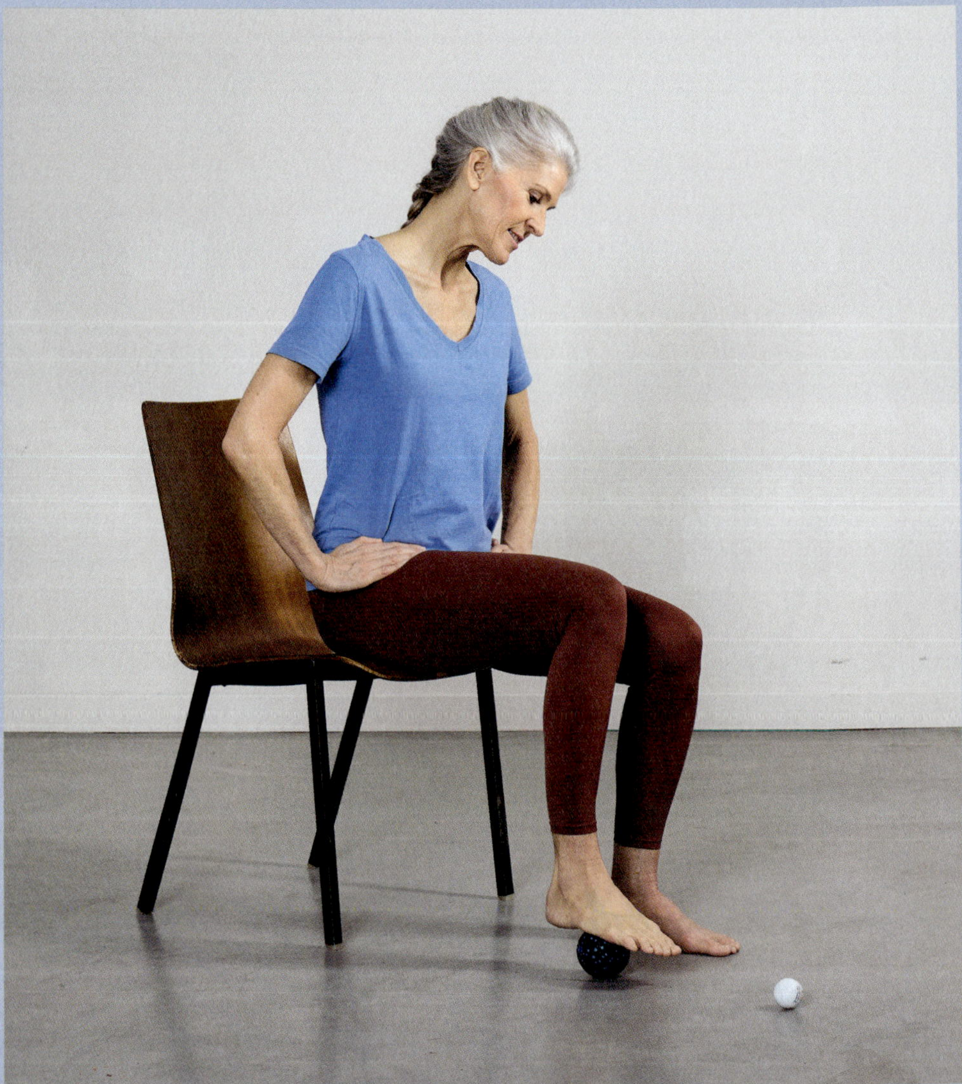

Progressive Muskelentspannung (PMR)

Material: Matte • **Dauer:** 3 bis 5 Minuten

1. Legen Sie sich bequem hin und spannen Sie gezielt die Muskeln eines Gelenkbereichs an (zum Beispiel Handgelenke, Arme, Oberschenkel). Halten Sie die Spannung für 5 bis 10 Sekunden.
2. Lösen Sie die Spannung langsam und entspannen Sie den Muskel für 10 Sekunden.

Wiederholen Sie diese Übung bei Bedarf noch mal für bestimmte Muskelgruppen.

1

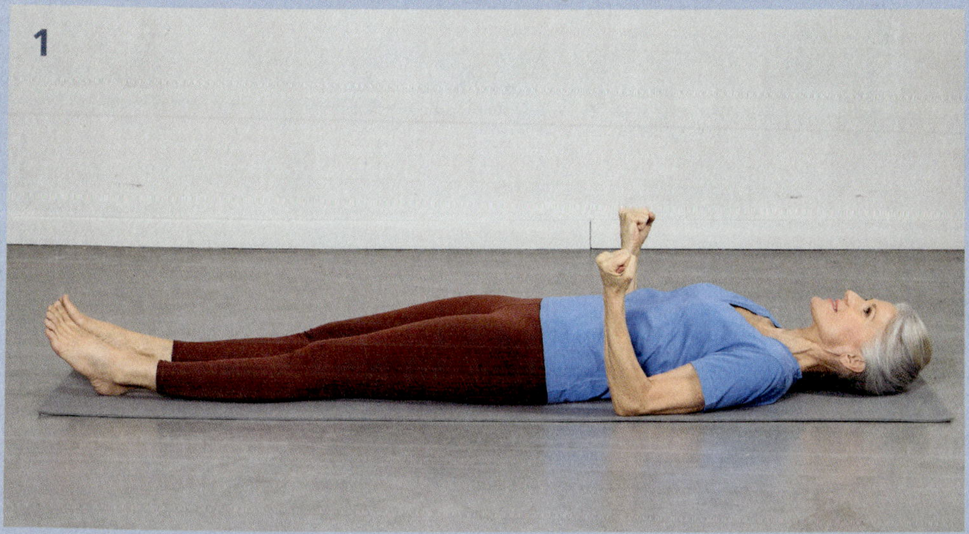

2

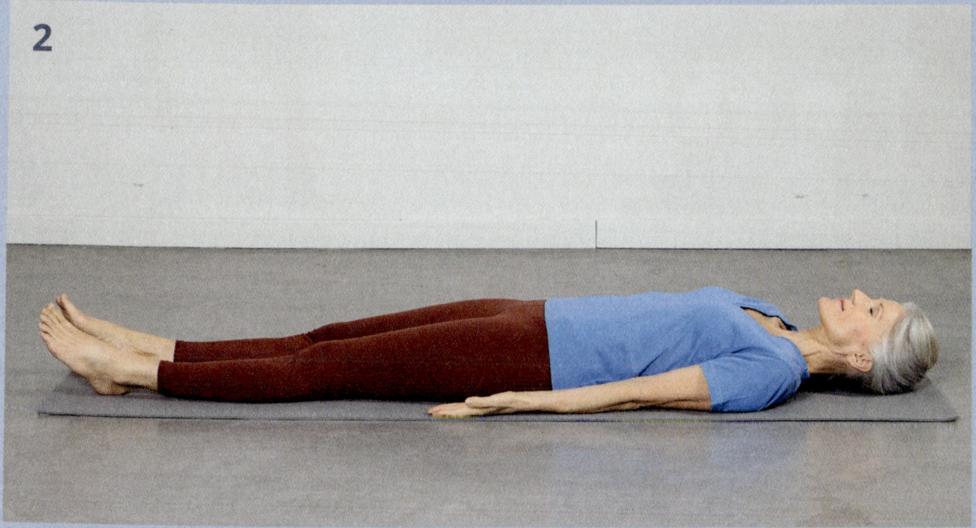

NATURHEILKUNDE

Entzündungshemmende Ernährung

- **Wichtig:** Rheuma ist eine entzündliche Erkrankung. Durch die richtige Ernährung können Entzündungsprozesse im Körper gehemmt werden.
- **Omega-3-Fettsäuren:** sind zum Beispiel in fettem Fisch wie Lachs oder Makrele, Leinöl und Walnüssen enthalten.
- **Antioxidantienreiche Lebensmittel:** sind Beeren, grünes Gemüse und Kurkuma.
- **Reduzieren Sie:** entzündungsfördernde Nahrungsmittel wie Zucker, rotes Fleisch und verarbeitete Produkte.

Heilkräuter und pflanzliche Wirkstoffe

- **Wichtig:** Alle Kräuter sollten bei regelmäßiger Einnahme mit einem Arzt oder Heilpraktiker besprochen werden, um Wechselwirkungen mit Medikamenten zu vermeiden.
- **Teufelskralle:** ist entzündungshemmend und schmerzlindernd, besonders bei Gelenkschmerzen.
- **Brennnessel:** fördert die Entwässerung und wirkt entzündungshemmend. Als Tee oder Extrakt einnehmen.
- **Weidenrinde:** Der natürliche Vorläufer von Aspirin kann Schmerzen lindern und Entzündungen hemmen.
- **Ingwer:** wirkt entzündungshemmend und fördert die Durchblutung.

Homöopathie

- **Arnika D2 bis D3:** 3- bis 5-mal täglich 3 bis 10 Tropfen einnehmen. Als Salbe zum Einreiben verwenden oder 1 Teelöffel in ¼ Liter Wasser geben und damit gurgeln und spülen.
- **Bohnenschalen D3 bis D6:** täglich 5 bis 10 Tropfen einnehmen.
- **Brennessel *(Urtika urens)*:** 2 gehäufte Löffel in ¼ Liter kochendes Wasser geben.
- **Haferstrohbad:** für ein Vollbad etwa 100 Gramm gehäckseltes Haferstroh in 3 Liter Wasser geben, etwa 20 Minuten kochen, abseihen und dem Bad zusetzen.

Wärmeanwendungen

- **Wichtig:** Wärme entspannt die Muskulatur, verbessert die Durchblutung und kann Gelenkschmerzen lindern.
- **Moorpackungen:** fördern die Durchblutung und können so tief liegende Verspannungen lindern.
- **Wärmflasche oder Kirschkernkissen:** eignen sich für den gezielten Einsatz bei schmerzenden Gelenken.

Kälteanwendungen bei akuten Entzündungen

- **Wichtig:** Kälte kann akute Entzündungen hemmen und Schmerzen lindern.
- **Kühlpad:** Wickeln Sie das Pad in ein Tuch und legen Sie es für 10 bis 15 Minuten auf das betroffene Gelenk. Vermeiden Sie direkten Hautkontakt, um Erfrierungen zu verhindern.

Basenbäder

- **Wichtig:** Rheuma kann mit einer Übersäuerung des Körpers einhergehen. Basenbäder helfen, die Säure-Basen-Balance zu regulieren.
- **Basisches Badesalz:** in warmem Wasser auflösen. Baden Sie 20 bis 30 Minuten, um den Stoffwechsel anzuregen und Spannungen zu lösen.

Goldtherapie

- **Goldrutentee:** 1 bis 2 Teelöffel mit ¼ kaltem Wasser übergießen, zum Sieden erhitzen, 2 Minuten ziehen lassen, oder mit kochendem Wasser übergießen und 10 Minuten lang ausziehen lassen. Maximal 3 Tassen am Tag trinken.
- **Goldsalze:** werden in der Naturheilkunde verwendet, um Entzündungen zu regulieren. Dies ist ein Spezialgebiet und sollte nur unter fachkundiger Anleitung angewendet werden.

Akupressur

- **Wichtig:** Akupressurpunkte können Schmerzen lindern und die Entspannung fördern.

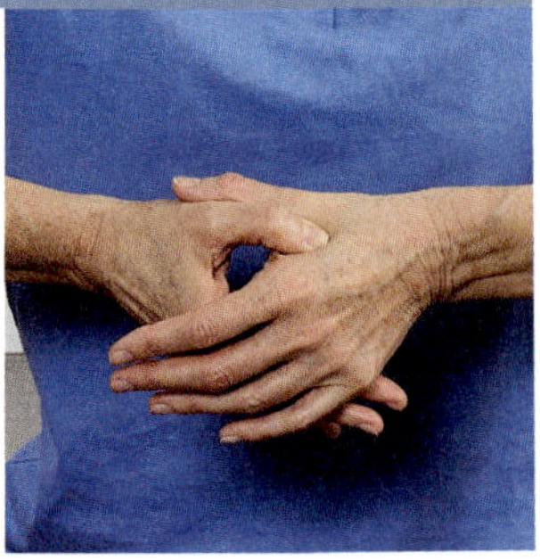

Massieren Sie den Punkt (Hegu), der sich zwischen Daumen und Zeigefinger befindet, sanft für 1 bis 2 Minuten.

Entgiftung und Leberunterstützung

- **Wichtig:** Die Entgiftung des Körpers kann die Belastung durch entzündungsfördernde Stoffe verringern.
- **Mariendistel:** unterstützt die Leberfunktion.
- **Löwenzahn:** wirkt entgiftend und stoffwechselfördernd.

Bewegungstherapie

- **Wichtig:** Schonende Bewegungen fördern sowohl die Durchblutung als auch die Gelenkbeweglichkeit.
- **Yoga oder Qi Gong:** Hierbei sollten sanfte Mobilisation und Stressabbau fokussiert werden.

Natürliche Schmerzmittel

- **Capsaicin-Salben:** enthalten Wirkstoffe aus Chilischoten und können lokal Schmerzen lindern.
- **Arnikagel:** wirkt abschwellend und entzündungshemmend.

Stressreduktion

- **Wichtig:** Stress kann Rheumaschübe auslösen.
- **Atemübungen, Meditation und progressive Muskelentspannung:** beruhigen das Nervensystem.

Programm 6

Richtig durchatmen

OSTEOPATHISCHE TECHNIKEN

Tippeln für die Nasennebenhöhlen

Material: nicht notwendig • **Dauer:** 3 bis 5 Minuten

1. Nutzen Sie Ihre Fingerspitzen und tippen Sie leicht auf drei Bereiche: Ihre Stirn, die Nebenhöhlen neben der Nase und den Bereich unter Ihrem Kinn.
2. Wiederholen Sie das Tippeln abwechselnd an allen drei Stellen, gern für 30 bis 60 Sekunden pro Bereich.
3. Diese Übung regt die Durchblutung an, löst Verspannungen und fördert den Abfluss von Sekreten aus den Nebenhöhlen.

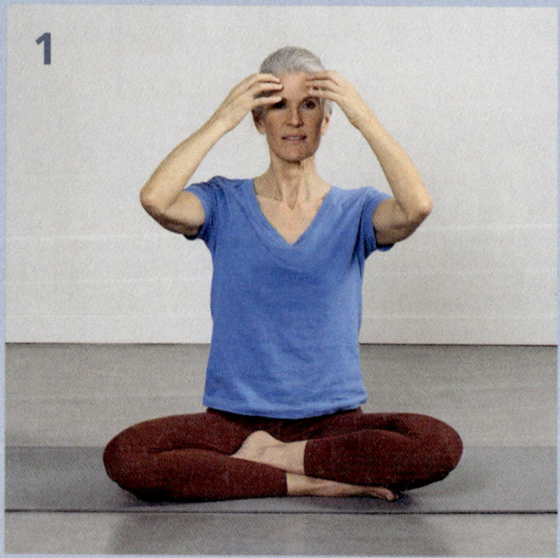

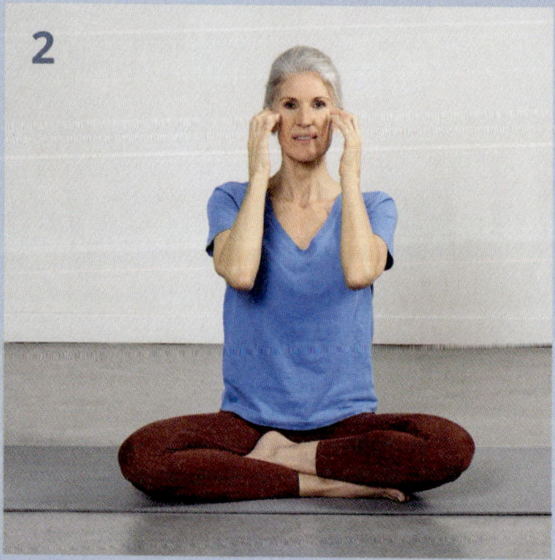

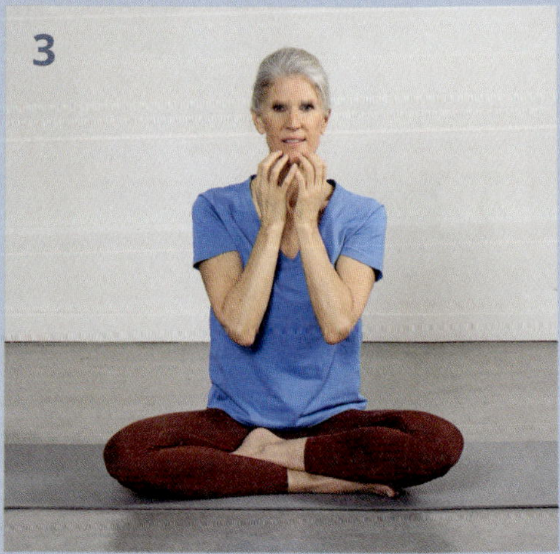

Druck auf Nervenaustrittspunkte

Material: nicht notwendig • **Dauer:** 2 bis 3 Minuten

1. Finden Sie die Austrittspunkte des 5. Hirnnervs (Gesichtsnerv):
   - in der Mitte der Augenbrauen
   - neben den Nasenflügeln
   - rechts und links am Kinn
2. Üben Sie mit Ihren Fingern mäßigen Druck aus, bis Sie eine leichte Druckempfindlichkeit spüren – das ist ein Zeichen, dass Sie den richtigen Punkt gefunden haben. Halten Sie den Druck für 5 bis 10 Sekunden, bevor Sie zum nächsten Punkt wechseln.
3. Diese Übung löst Spannungen und unterstützt den freien Fluss der Gesichtsnerven.

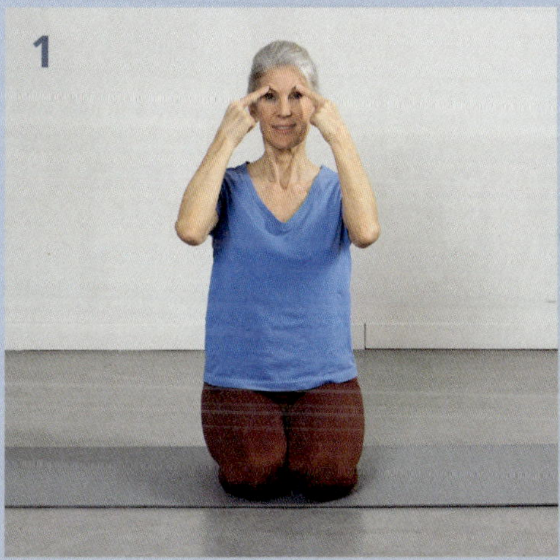

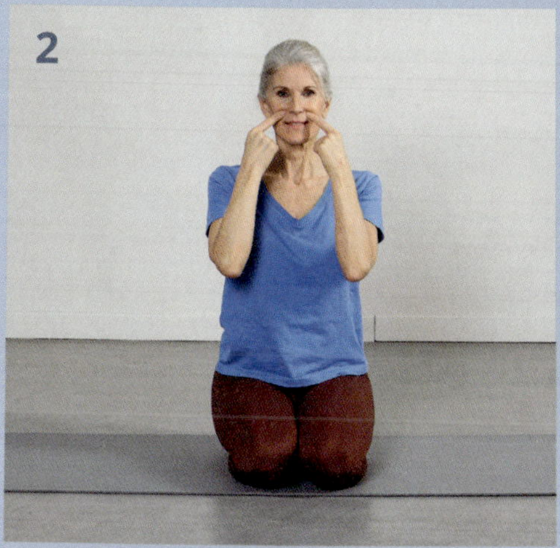

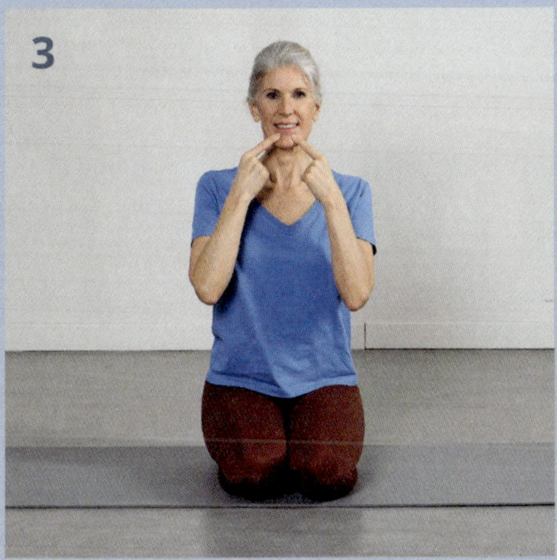

Aktivierung der Ohrspeicheldrüse

Material: nicht notwendig • **Dauer:** 2 bis 3 Minuten

Nehmen Sie beide Ohren zwischen Zeigefinger und Mittelfinger und bewegen Sie die Hand vor und zurück. Wiederholen Sie die Übung 2- bis 3-mal für einige Sekunden.

Diese Aktivierung fördert die Durchblutung und die Infektionsabwehr und hilft so auch gegen Bakterien und andere Krankheitserreger.

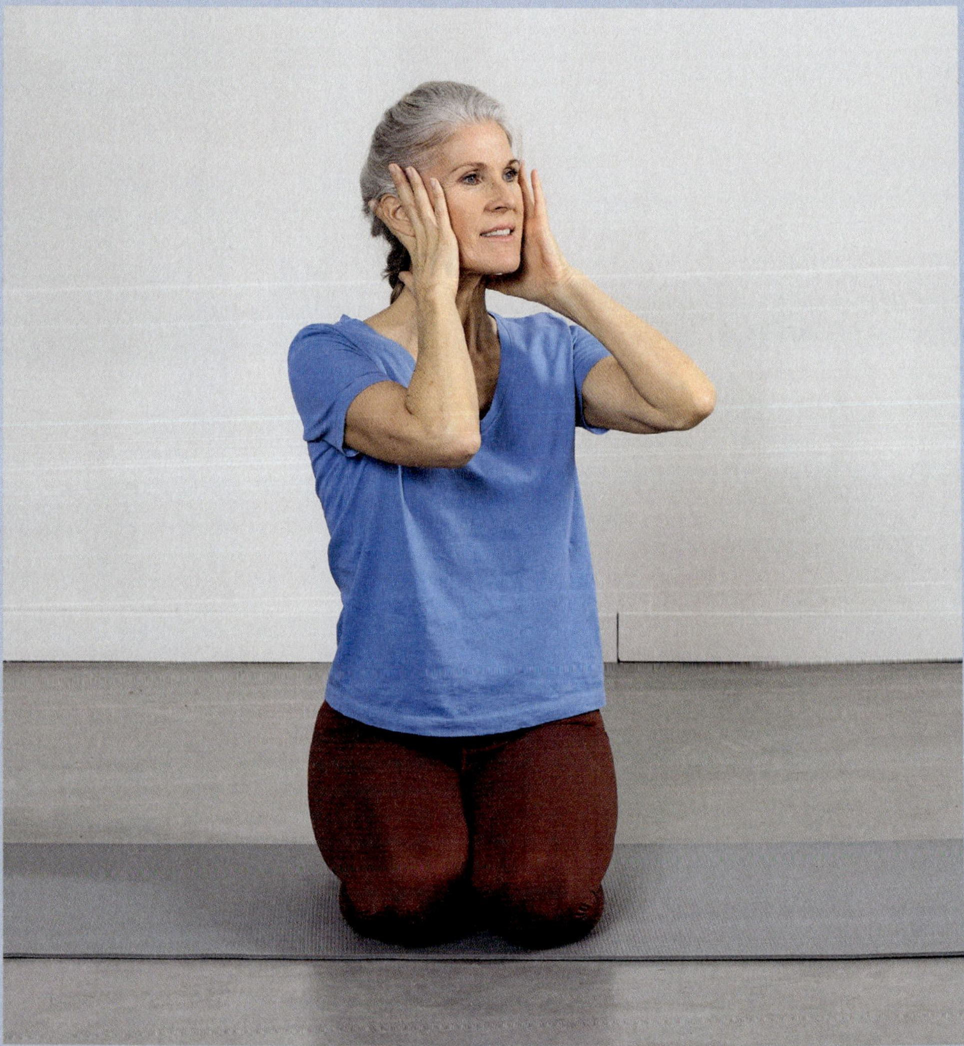

Bronchien in Bewegung bringen

Material: nicht notwendig • **Dauer:** 3 bis 5 Minuten

Klopfen Sie sanft mit der flachen Hand auf Ihre Brust, direkt über den Bronchien (der Bereich, wo das Brustbein liegt). Kombinieren Sie das Klopfen mit tiefem Ein- und Ausatmen: Atmen Sie tief durch die Nase ein, halten Sie den Atem für 2 bis 3 Sekunden und atmen Sie langsam durch den Mund aus.

Wiederholen Sie diese Kombination 5- bis 6-mal. Dieses Abklopfen lockert Schleim und unterstützt die freie Atmung.

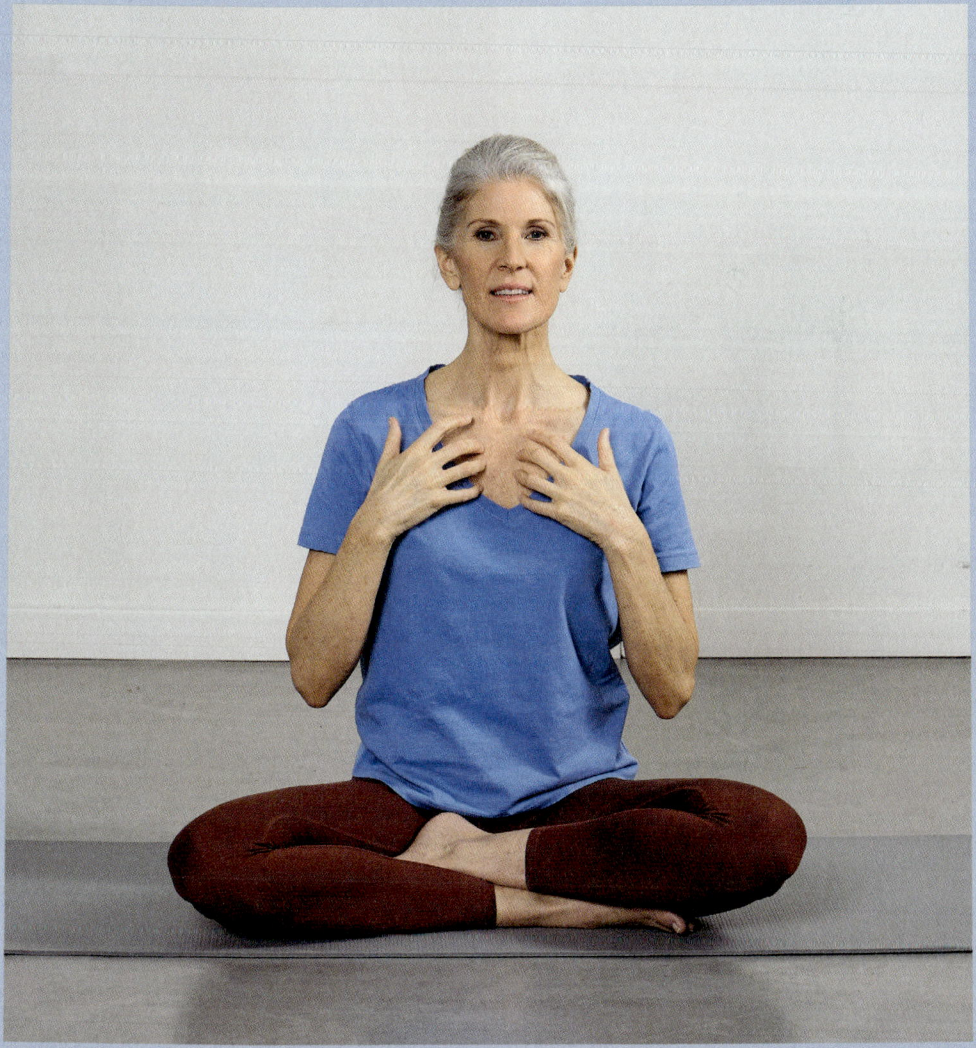

MUSKELÜBUNGEN

Zwerchfellaktivierung: die Vollatmung

Material: nicht notwendig • **Dauer:** 5 Minuten

1. Setzen Sie sich bequem hin oder legen Sie sich auf den Rücken. Platzieren Sie Ihre Hände zuerst auf der Brust.
2. Legen Sie Ihre Hände dann nacheinander auf den Bauch und die Flanken.
3. Atmen Sie langsam durch die Nase ein und spüren Sie, wie sich die jeweiligen Bereiche heben. Atmen Sie langsam durch den Mund aus und versuchen Sie, die Luft vollständig auszuatmen. Halten Sie Ihre Ausatmung etwas länger als Ihre Einatmung.

Nehmen Sie sich Zeit und wiederholen Sie die Übung gern noch einmal.

Tipp

Diese Übung ist besonders gut, um die Atmung zu vertiefen und Stress abzubauen.

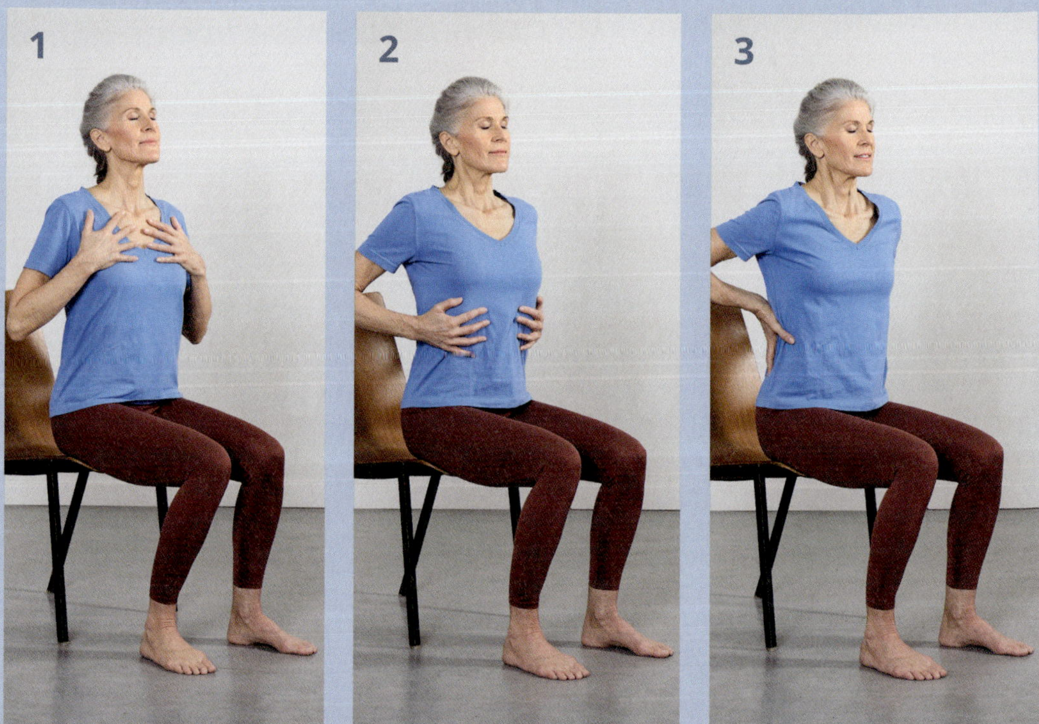

Atemhilfsmuskulatur stärken

Material: Wand • **Dauer:** 2 bis 5 Minuten

1. Setzen oder stellen Sie sich gerade hin und strecken Sie die Arme zu den Seiten waagerecht aus.
2. Ziehen Sie die Schulterblätter sanft nach hinten und unten, so als wollten Sie sie in Richtung Wirbelsäule führen. Halten Sie die Spannung für 5 Sekunden und lassen Sie dann wieder locker.
3. Stellen Sie sich nun vor eine Wand. Legen Sie den linken Arm waagerecht an die Wand und drehen Sie den Oberkörper sanft nach rechts, bis Sie ein angenehmes Dehnungsgefühl in der Brust spüren. Halten Sie die Position für 20 bis 30 Sekunden und wechseln Sie dann die Seite.

Wiederholen Sie die Übung immer abwechselnd, Rückenstärken und Brustdehnung je 4- bis 5-mal.

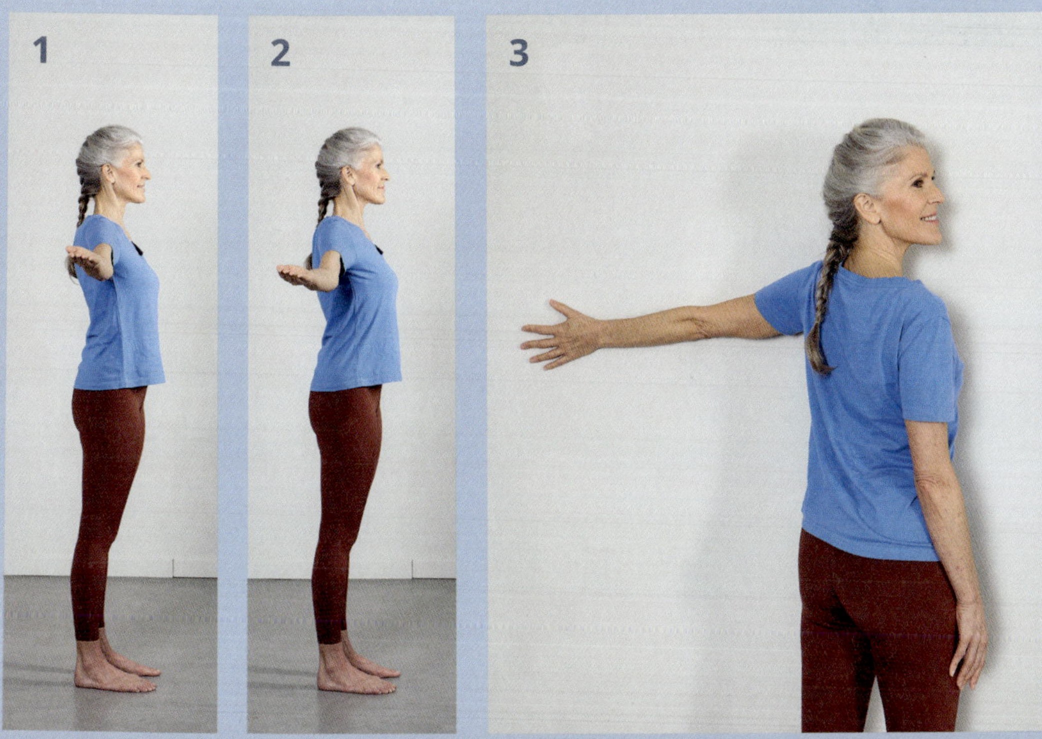

NATURHEILKUNDE

Inhalationen mit ätherischen Ölen

- **Wirkung:** Beruhigt gereizte Atemwege, löst Schleim und unterstützt die freie Atmung.
- **Heuschnupfen:** Kamillen- oder Lavendelöl haben eine entzündungshemmende und beruhigende Wirkung.
- **Erkältungen:** Eukalyptus-, Pfefferminz- oder Thymianöl helfen dabei, die Atemwege zu öffnen.
- **Anwendung:** Geben Sie 1–2 Tropfen des ätherischen Öls in eine Schüssel mit heißem Wasser, beugen Sie sich darüber, decken Sie den Kopf mit einem Handtuch ab und atmen Sie tief ein.

Kräuter und Tees

- **Wirkung:** Bestimmte Kräuter wirken schleimlösend, entzündungshemmend oder beruhigend.
- **Heuschnupfen:** Brennnesseltee hilft, die Histaminausschüttung zu reduzieren.
- **Asthma:** Süßholzwurzeltee hat eine beruhigende Wirkung auf die Bronchien.
- **COPD:** Thymian- und Efeublättertee unterstützen die Schleimlösung.
- **Erkältung:** Holunderblütentee wirkt schweißtreibend und löst Verschleimungen.

Atemübungen mit Salzinhalation

- **Wirkung:** Salz wirkt antibakteriell und hilft, die Atemwege zu reinigen.
- **Isotonische Kochsalzlösung:** als Nasendusche hilft bei Heuschnupfen oder Erkältungen.
- **Salzgrotte:** Mit einem Besuch unterstützen Sie die Atemwege bei Asthma und COPD.
- **Salzsole:** Lösen Sie 1 Teelöffel Salz in warmem Wasser auf und inhalieren Sie.

Homöopathie

- **Wirkung:** Unterstützt die Regulation der Symptome auf sanfte Weise.
- **Heuschnupfen:** *Allium cepa* (bei laufender Nase) oder *Arsenicum album* (bei Brennen und Jucken).

- **Asthma:** Ipecacuanha (bei Husten mit Atemnot) oder *Antimonium tartaricum* (bei rasselndem Schleim).
- **Erkältung:** *Aconitum napellus* (bei plötzlichem Beginn) oder Belladonna (bei Fieber).
- **Chronische Bronchitis:** 2 Teelöffel Schlüsselblume, gern im Gemisch mit Fenchel und Anis, mit ¼ Liter kochendem Wasser übergießen und 10 Minuten ziehen lassen.

Wickel und Kompressen

- **Wirkung:** Fördern die Durchblutung und lösen Schleim.
- **Heuschnupfen:** Ein kühlender Quarkwickel auf der Stirn lindert den Druck in den Nebenhöhlen.
- **Asthma und Erkältung:** Ein Brustwickel mit Thymianöl hilft bei Husten und erleichtert die Atmung.
- **COPD:** Ein warmer Kartoffelwickel auf der Brust fördert die Schleimlösung.

Akupressur

- **Wirkung:** Löst Blockaden und stärkt die Atmung.
- **Punkt Lunge 7 (Lieque):** Ein sanfter Druck auf dem Punkt direkt unterhalb des Handgelenks, seitlich des Unterarms (daumenwärts), unterstützt die Atemwege.
- **Punkt Dickdarm 20 (Yingxiang):** befindet sich neben den Nasenflügeln; Akupressur hilft bei verstopfter Nase.

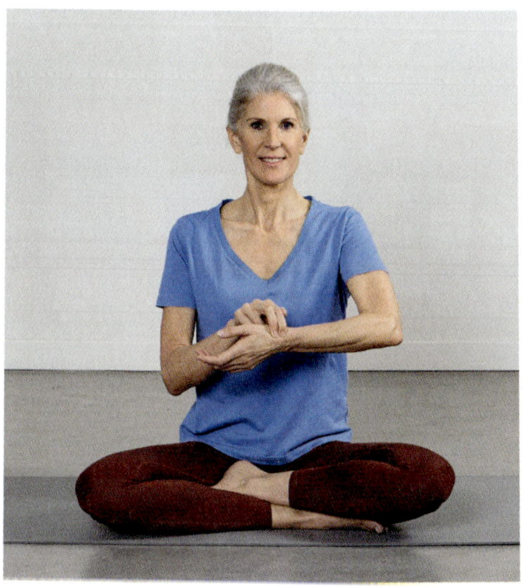

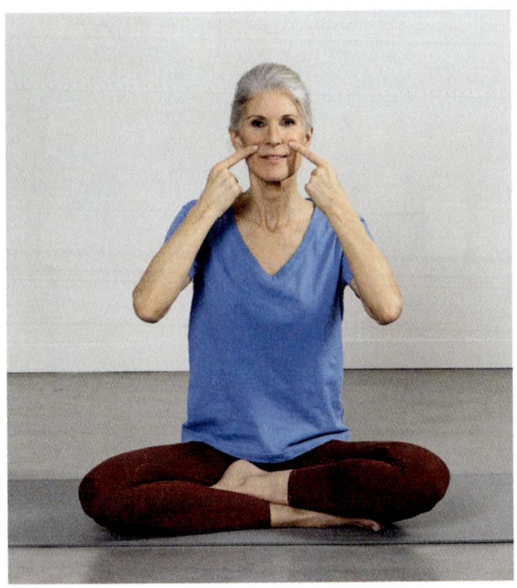

Ernährung als Unterstützung

- **Wirkung:** Reduziert Entzündungen und stärkt das Immunsystem.
- **Heuschnupfen:** Lebensmittel mit Quercetin (zum Beispiel Äpfel, Zwiebeln, Beeren) wirken antiallergisch.
- **Asthma:** Omega-3-Fettsäuren aus Fisch oder Leinöl reduzieren Entzündungen.
- **COPD:** Antioxidantienreiche Kost (zum Beispiel Brokkoli, Spinat) schützt das Gewebe der Atemwege.
- **Erkältung:** Ingwer, Zitrone und Honig stärken die Abwehrkräfte.

Atemreinigung mit Heilpflanzenextrakt

- **Heuschnupfen:** Nasensprays mit Salzlösung oder Euphorbium (homöopathisch) reinigen und stärken.
- **Erkältungen:** Eukalyptus- oder Mentholsprays für die Nase wirken lindernd.

Bewegung an der frischen Luft

- **Wirkung:** Fördert die Lungenkapazität und die Schleimlösung.
- **Spaziergänge im Wald:** vor allem im Nadelwald, verbessern die Atemqualität dank der natürlichen ätherischen Öle in der Luft.

Programm 7

Verdauung leicht gemacht

OSTEOPATHISCHE TECHNIKEN

Sanfte Mobilisation des Bauchfells

Material: Matte oder Stuhl • **Dauer:** 2 bis 5 Minuten

1. Setzen oder legen Sie sich bequem hin, sodass Ihr Bauch entspannt ist. Achten Sie auf einen langen Rücken, sowohl wenn Sie sitzen als auch wenn Sie flach auf dem Rücken liegen. Legen Sie beide Hände um den Bereich Ihres Bauchnabels.
2. Greifen Sie sanft das Gewebe Ihrer Bauchdecke mit den Fingerspitzen, sodass Sie es leicht anheben können.
3. Ziehen Sie das Gewebe langsam und sanft von sich weg, bis Sie eine leichte Spannungsgrenze spüren. Halten Sie diese Position. Während der Einatmung ziehen Sie die Bauchdecke ein wenig weiter nach oben oder von sich weg. Mit der Ausatmung halten Sie die erreichte Spannungsgrenze, ohne den Zug zu verstärken. Am Ende einer Ausatmung lassen Sie das Gewebe plötzlich los, sodass es entspannt in seine Ausgangsposition zurückkehrt.

Führen Sie diesen Vorgang insgesamt 3-mal durch. Zwischen den Wiederholungen kurz entspannen.

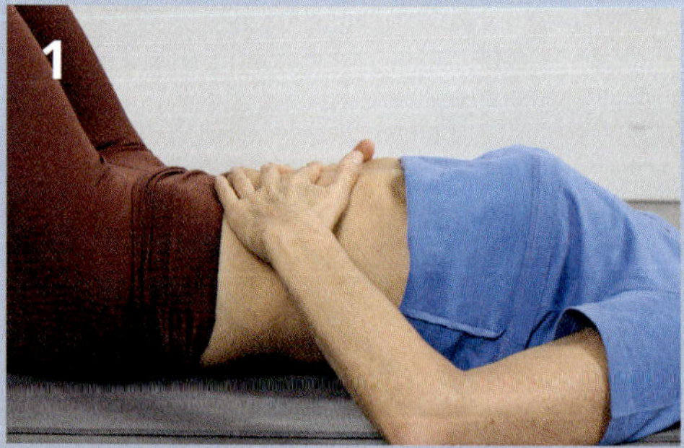

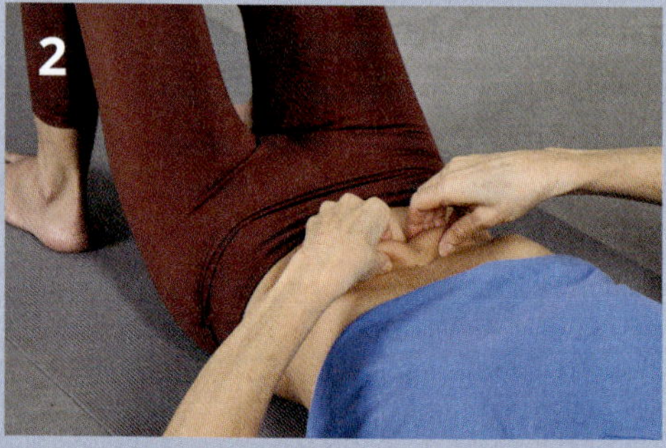

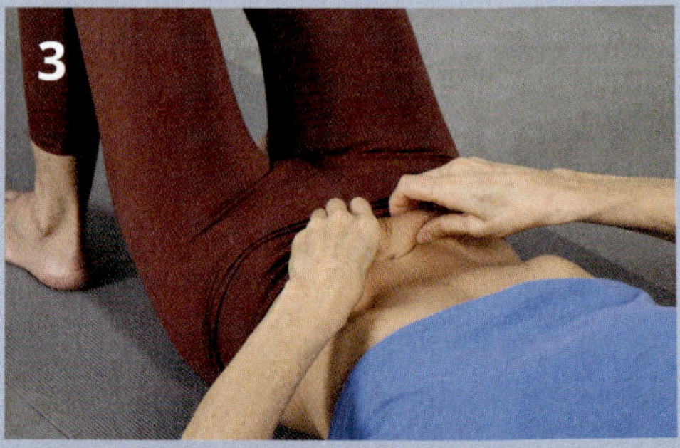

Sanfte Unterstützung des Dünndarms

Material: Matte • **Dauer:** 3 bis 5 Minuten

1. Legen Sie sich in Rückenlage flach auf eine Matte. Greifen Sie mit beiden Händen den tiefsten Punkt Ihres Unterbauchs, etwa 2 bis 3 Fingerbreit unterhalb Ihres Bauchnabels.
2. Legen Sie die Fingerspitzen sanft ins Gewebe, ohne Druck auszuüben.
3. Atmen Sie tief in den Bauchraum ein. Spüren Sie, wie sich die Bauchdecke hebt, und schieben Sie das Gewebe sanft nach oben. Halten Sie die erreichte Position, während Sie langsam und vollständig ausatmen.

Führen Sie die Übung für 10 bis 15 Atemzyklen durch. Während der Einatmung heben Sie das Gewebe weiter an, bei der Ausatmung stabilisieren Sie die Position. Nach der letzten Ausatmung legen Sie Ihre Hände entspannt auf den Bauch und verweilen kurz.

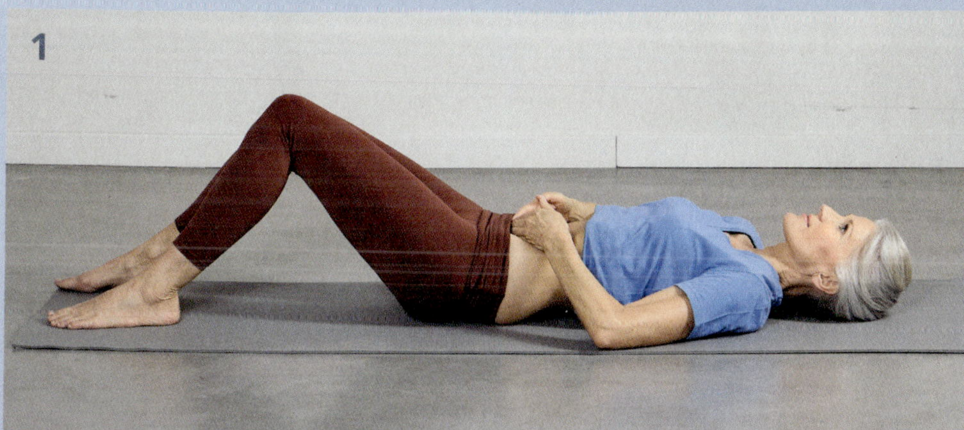

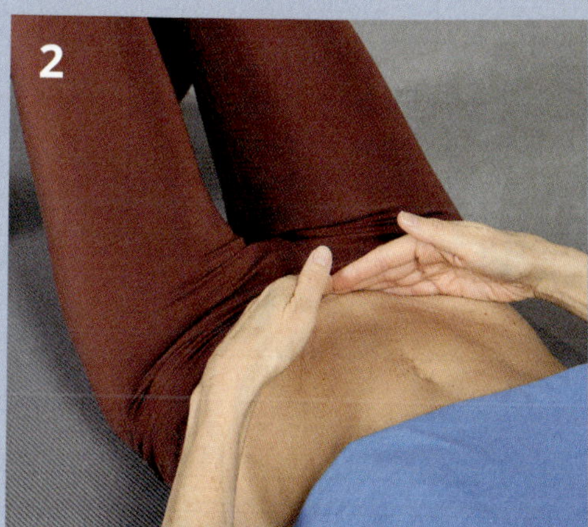

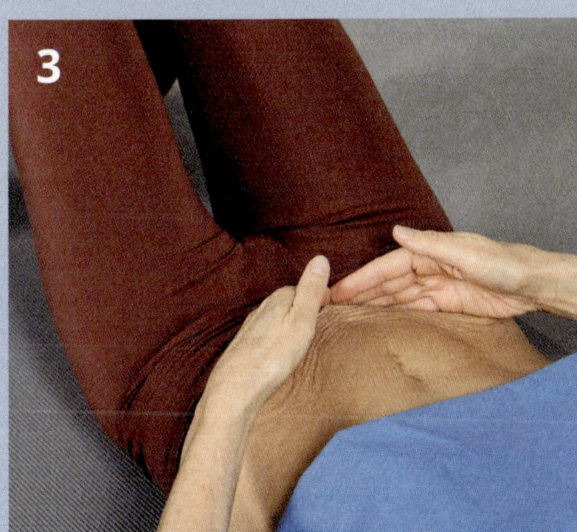

Aktivierung der Darmbewegung durch Beckenrollen

Material: Matte • **Dauer:** 2 bis 5 Minuten

1. Legen Sie sich auf den Rücken, die Beine sind angewinkelt, die Füße stehen hüftbreit auf dem Boden.
2. Halten Sie Ihr Becken beim Einatmen in einer neutralen Position, sodass Ihr unterer Rücken den Boden nicht berührt. Beim Ausatmen kippen Sie das Becken nach hinten, sodass Ihr unterer Rücken den Boden berührt. Führen Sie die Bewegung langsam und kontrolliert 10- bis 15-mal durch. Legen Sie sich entspannt hin und atmen Sie tief durch, um die Wirkung nachzuspüren.

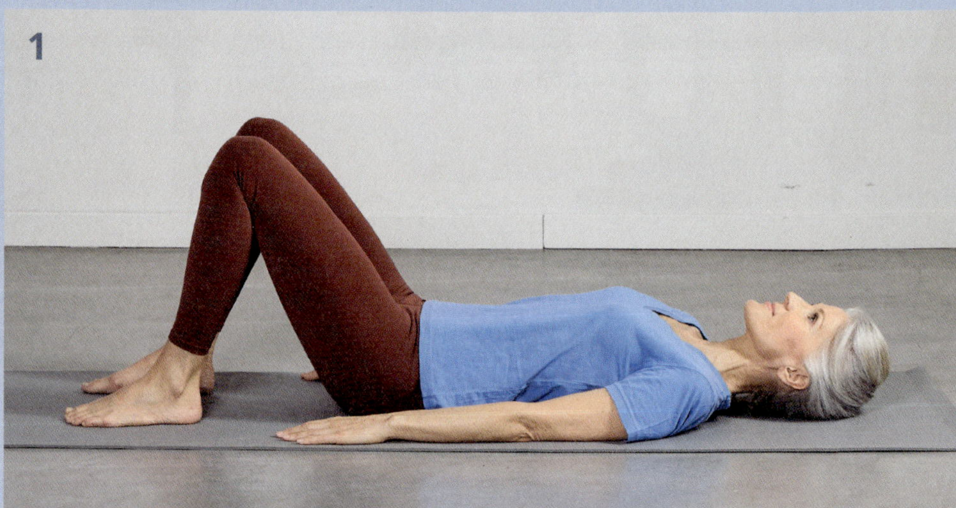

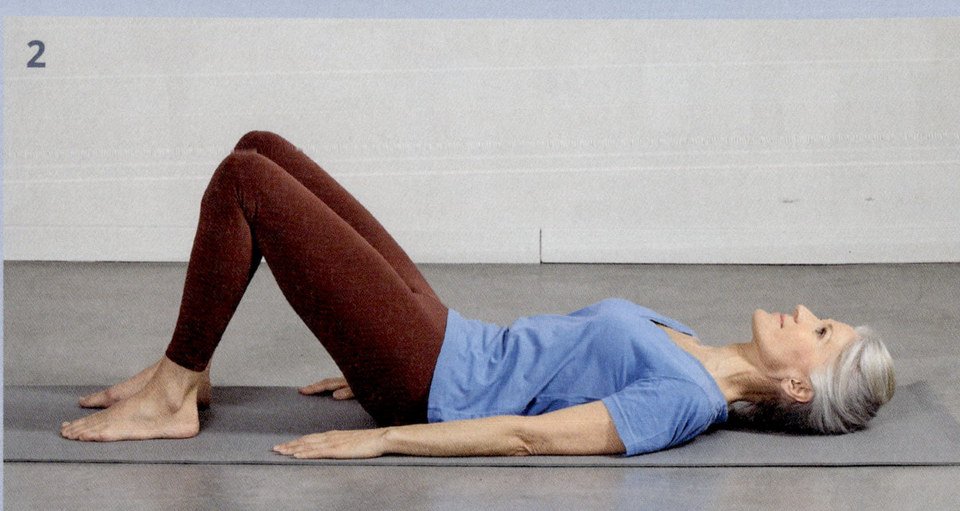

Bauchmassage zur Förderung der Verdauung

Material: Matte • **Dauer:** 3 bis 5 Minuten

1. Legen Sie sich bequem auf den Rücken, die Beine sind angewinkelt, die Füße stehen flach auf dem Boden. Alternativ können Sie sich auf eine weiche Unterlage setzen, wobei Ihr Oberkörper leicht nach hinten geneigt ist. Legen Sie eine Hand flach auf Ihren Bauch, knapp unterhalb des Bauchnabels.
2. Beginnen Sie mit sanftem Druck kreisförmige Bewegungen im Uhrzeigersinn auszuführen.
3. Atmen Sie tief ein, während Ihre Hand nach oben über den Bauch gleitet.
4. Führen Sie die kreisende Massage für etwa 3 bis 5 Minuten durch. Achten Sie darauf, gleichmäßig zu atmen und entspannt zu bleiben.
5. Spüren Sie den Druck, der Ihnen guttut, und verweilen Sie anschließend einen Moment in Stille.

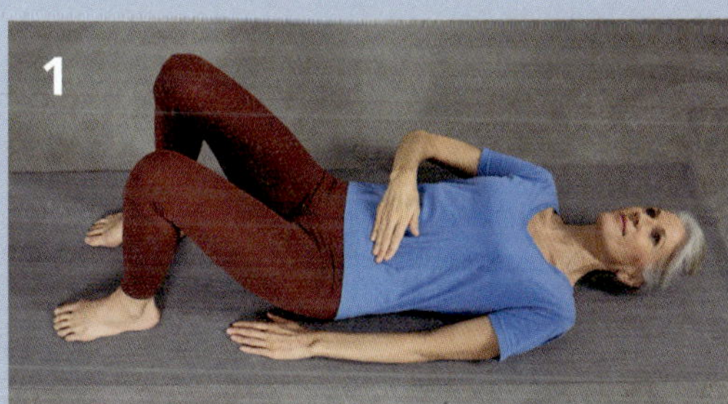

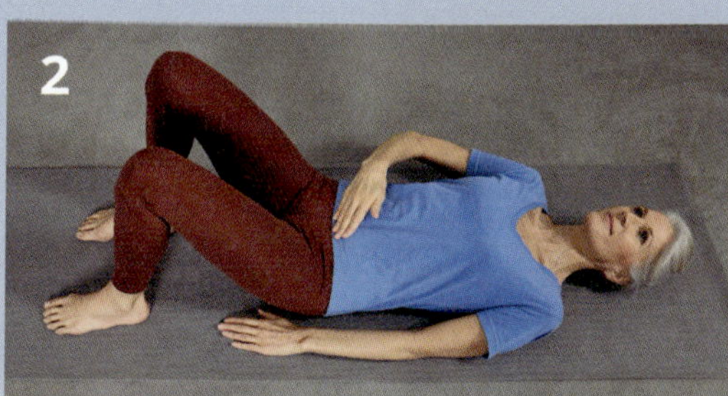

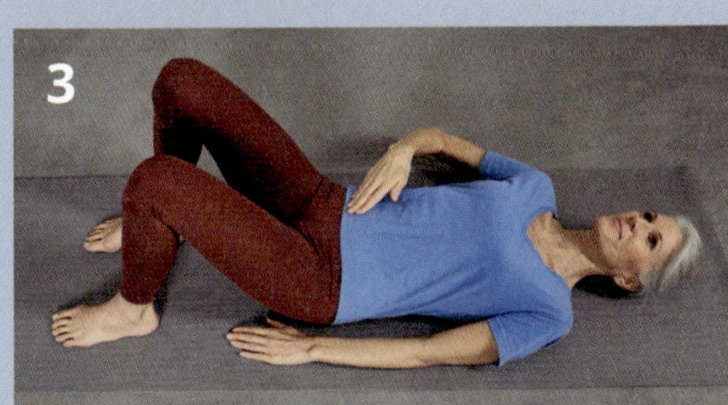

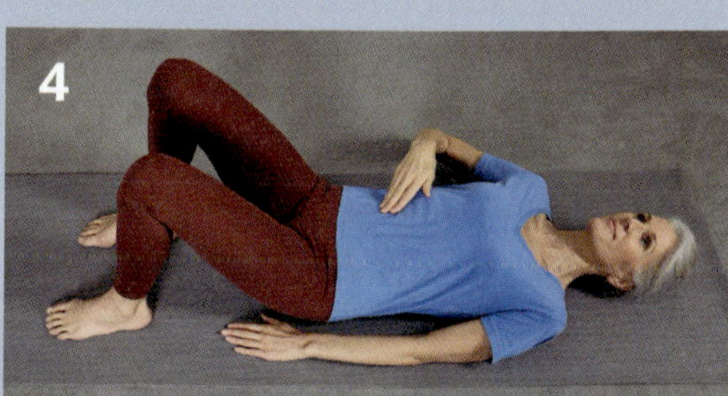

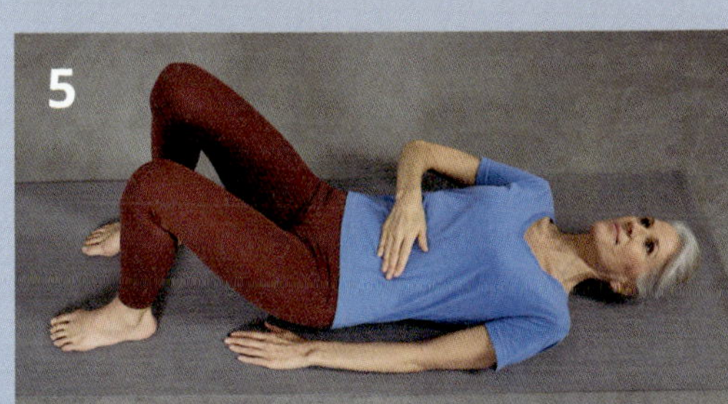

MUSKELÜBUNGEN

Beckenmobilisation mit Aktivierung des queren Bauchmuskels

Material: Matte • **Dauer:** 2 bis 5 Minuten

1. Legen Sie sich entspannt auf den Rücken auf eine weiche, stabile Unterlage. Stellen Sie Ihre Beine an, sodass Ihre Füße flach auf dem Boden stehen. Dies entspannt die Bauchdecke und erleichtert die Übung. Visualisieren Sie ein Zifferblatt auf Ihrem Unterbauch. Der Bauchnabel ist die Mitte des Ziffernblatts.
2. Bewegen Sie Ihr Becken unter leichter Anspannung des Bauchmuskels sanft in die Richtung der 3, dann der 6, der 9 und schließlich der 12 auf der imaginären Uhr. Achten Sie darauf, dass das Becken am Boden bleibt und sich nur minimal hebt.
3. Wenn Sie die Viertelstunden-Bewegungen flüssig beherrschen, reduzieren Sie die Bewegungen auf stündliche Abstände (zum Beispiel von »12 Uhr« zu »1 Uhr« und so weiter). Üben Sie die Bewegung sowohl im Uhrzeigersinn als auch umgekehrt.
4. Beenden Sie die Übung wieder in einer entspannten neutralen Position.

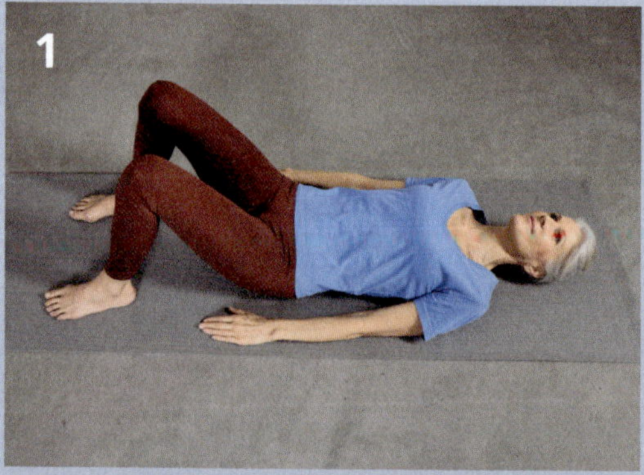

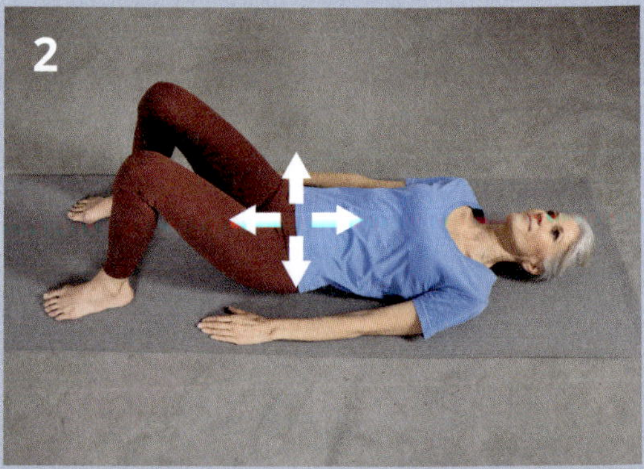

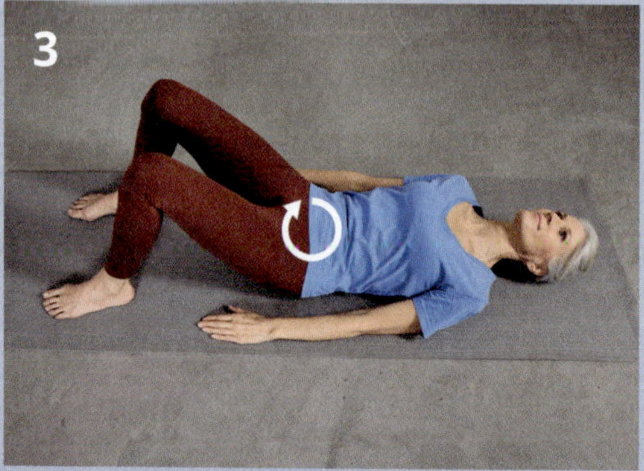

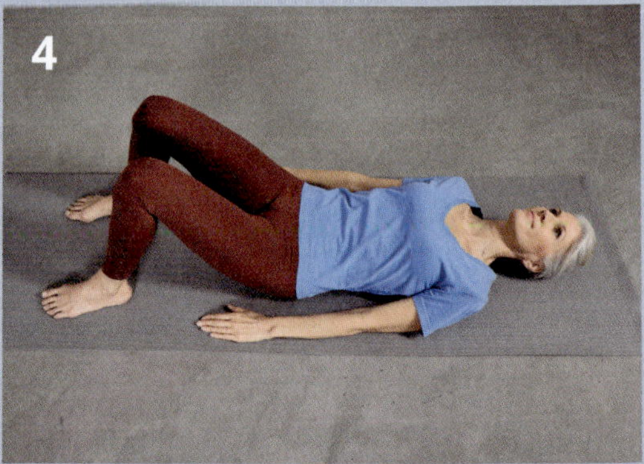

Aktivierung der Bauchmuskulatur im Unterarmstütz

Material: Matte • **Dauer:** 2 bis 3 Minuten

1. Gehen Sie in den Unterarmstütz, setzen Sie dabei Ihre Knie auf die Matte. Bringen Sie das Becken leicht nach vorn, ähnlich wie im Vierfüßlerstand, aber mit einer sanften Beckenneigung. Halten Sie Arme, Schultern und Beine entspannt. Vermeiden Sie eine übermäßige Anspannung in diesen Bereichen.
2. Stellen Sie sich vor, Sie würden Ihre Knie und Ellbogen zueinanderziehen, ohne dabei eine sichtbare Bewegung auszuführen. Spüren Sie die Aktivierung der Bauchmuskulatur, insbesondere des tiefen queren Bauchmuskels.

Halten Sie diese Spannung für etwa 5 Sekunden, während Sie ruhig und gleichmäßig weiteratmen. Lassen Sie die Spannung langsam los, bleiben Sie dabei in der Ausgangsposition. Führen Sie diesen Vorgang 5- bis 6-mal durch.

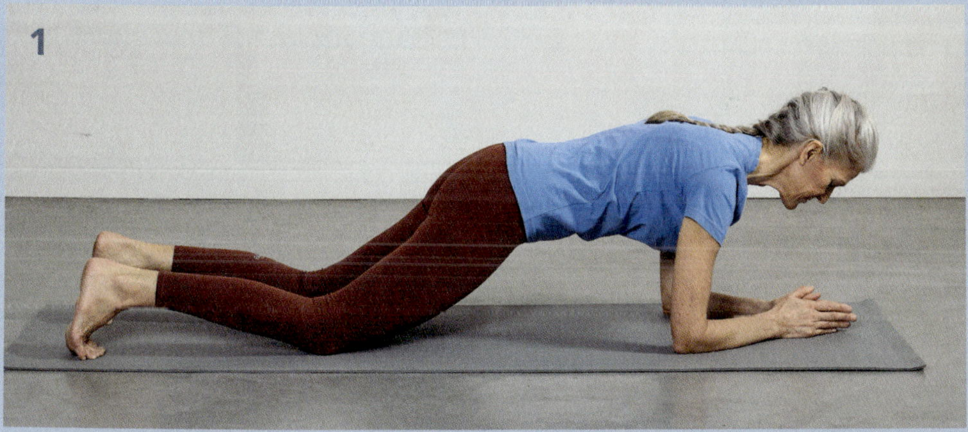

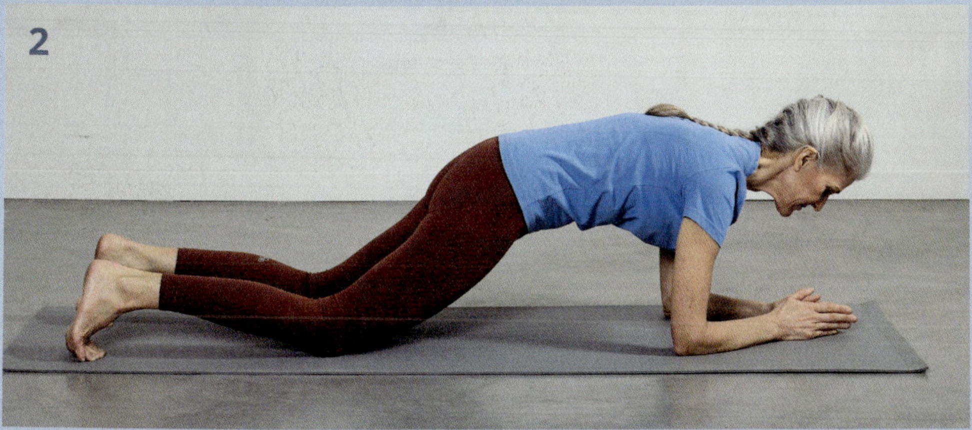

Beinheben mit aktiviertem Bauchmuskel

Material: Matte • **Dauer:** 3 bis 5 Minuten

1. Legen Sie sich entspannt flach auf den Rücken und stellen Sie die Beine an, sodass die Füße flach auf der Matte stehen. Die Arme liegen entspannt neben dem Körper. Spannen Sie den Bauch an, indem Sie den Bauchnabel leicht in Richtung Wirbelsäule ziehen, ohne den Bauch herauszudrücken. Achten Sie darauf, dass der untere Rücken während der gesamten Übung fest auf der Matte bleibt. Heben Sie langsam ein Bein in einem Winkel von etwa 45 Grad an. Achten Sie darauf, dass das Bein nicht zu weit nach oben geht. Halten Sie das Bein kurz oben, während Sie weiterhin den Bauch aktiviert halten.
2. Senken Sie das Bein kontrolliert wieder ab, bis es fast den Boden berührt, aber ohne den Rücken zu entlasten. Wiederholen Sie die Bewegung mit dem anderen Bein.

Führen Sie die Übung für 8 bis 15 Wiederholungen pro Bein durch.

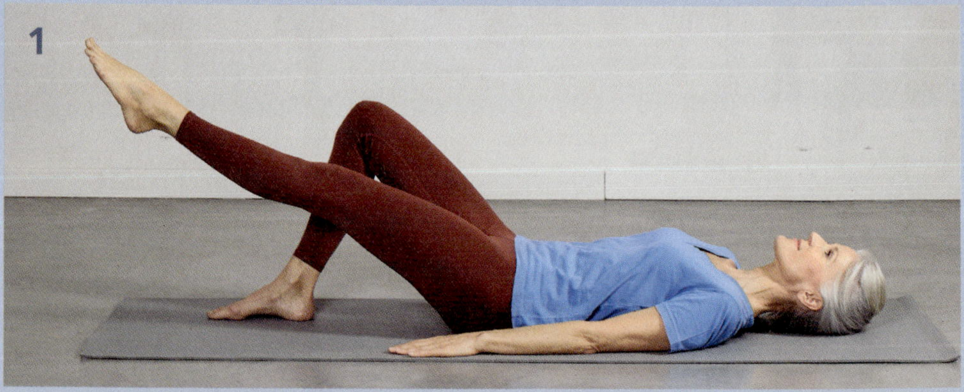

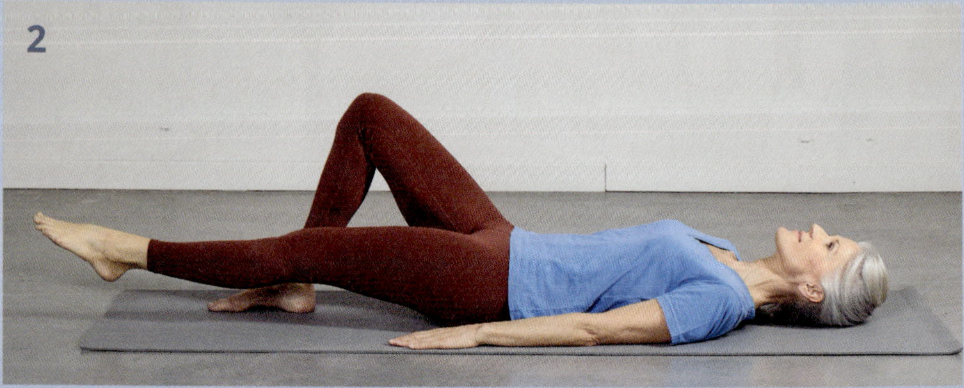

NATURHEILKUNDE

Kräuter für die Verdauung

- **Fenchel:** Fenchel hat beruhigende Wirkungen auf den Magen-Darm-Trakt. Ein Fencheltee kann bei Blähungen, Völlegefühl und leichten Verdauungsstörungen helfen.
- **Pfefferminze:** Pfefferminztee oder Pfefferminzöl ist besonders bei Magenkrämpfen und Blähungen hilfreich. Beides entspannt die Muskulatur des Magen-Darm-Trakts und lindert so Schmerzen.
- **Ingwer:** Ingwer ist entzündungshemmend und fördert die Verdauung, indem er die Produktion von Verdauungssäften anregt. Ein Ingwertee oder frisch geriebener Ingwer in warmem Wasser kann sehr wohltuend sein.
- **Kamille:** Kamillentee wirkt entzündungshemmend und krampflösend und kann bei Magen-Darm-Beschwerden, wie zum Beispiel bei Übelkeit oder leichten Magenschmerzen, helfen.

Bauchmassage mit ätherischen Ölen

- **Sanfte Bauchmassagen:** können helfen, die Verdauung zu fördern und das Wohlbefinden zu steigern. Nutzen Sie dazu ätherische Öle wie Kräuter- oder Lavendelöl, die entspannend und wohltuend für den Magen-Darm-Trakt sind. Massieren Sie in sanften, kreisenden Bewegungen im Uhrzeigersinn, da dies die natürliche Verdauungsrichtung unterstützt.

Die Bedeutung von Pro- und Präbiotika

- **Probiotika:** Diese lebenden Mikroorganismen (zum Beispiel aus Joghurt, Kefir oder fermentierten Lebensmitteln wie Sauerkraut) können helfen, die Darmflora zu regulieren und die Verdauung zu verbessern.
- **Präbiotika:** Diese fördern das Wachstum der guten Bakterien im Darm. Ballaststoffe aus Vollkornprodukten, Obst und Gemüse sind wichtige Präbiotika, die die Verdauung unterstützen.

Entspannungstechniken zur Unterstützung der Verdauung

- **Entspannungsübungen:** Stress ist ein bekannter Verdauungsfeind. Techniken wie Autogenes Training, Progressive Muskelentspannung oder Meditation können das Stresslevel senken und die Verdauung entlasten. Tiefes Atmen und regelmäßige Pausen helfen, den Verdauungstrakt zu entspannen und seine Funktion zu unterstützen.

Ernährung

- **Langsam essen:** Achten Sie auch darauf, gut zu kauen. Dies unterstützt die Verdauung, da die Speisen bereits im Mund zerkleinert und mit Speichel vermischt werden, was die Verdauungsprozesse im Magen erleichtert.
- **Kleine, häufige Mahlzeiten:** Regelmäßig über den Tag verteilt entlasten sie das Verdauungssystem und helfen, Blähungen und Völlegefühl zu vermeiden.
- **Warm essen:** Insbesondere bei Verdauungsstörungen kann eine warme Mahlzeit leichter verdaulich sein als eine kalte.

Tees und Wasser

- **Warmes Wasser:** Trinken Sie über den Tag verteilt warmes Wasser, um die Verdauung zu fördern und den Darm zu aktivieren.
- **Magenfreundliche Tees:** Tees aus Melisse, Schafgarbe oder Löwenzahn können unterstützend wirken und den Magen beruhigen.
- **Wenig Kaffee:** Dieser kann, besonders auf nüchternen Magen, auf Dauer zu einem Säure-Basen-Ungleichgewicht im Magen führen und so zu Sodbrennen (Reflux) oder Magenschleimhautreizungen sowie Verdauungsstörungen führen.

Homöopathie

- **Löwenzahntee:** 1 bis 2 Teelöffel mit ¼ Liter kaltem Wasser übergießen, zum Sieden erhitzen und nach 10 Minuten abseihen.
- **Wacholderbeerentee:** 1 Teelöffel zerdrückte Wacholderbeeren mit ¼ Liter siedendem Wasser übergießen und 10 Minuten lang ziehen lassen.
- **Ingwer D1 bis D6:** 2- bis 3-mal täglich 5 bis 15 Tropfen.

Heilfasten oder Intervallfasten

- **Fasten:** kann, wenn richtig durchgeführt, dazu beitragen, den Verdauungstrakt zu entlasten und die natürliche Regeneration zu fördern. Intervallfasten (zum Beispiel 16 Stunden fasten, 8 Stunden essen) hat sich in Studien als vorteilhaft für die Verdauung und die allgemeine Gesundheit erwiesen. Hierbei ist es jedoch wichtig, auf den eigenen Körper zu hören und bei gesundheitlichen Problemen Rücksprache mit einem Arzt zu halten.

Bewegung

- **Leichte Bewegung:** wie zum Beispiel Spaziergänge nach dem Essen oder Yoga-Übungen, die den Bauchraum aktivieren, kann die Verdauung fördern und helfen, Blähungen und Völlegefühl zu lindern.

Hydration

- **Wasser:** Ausreichend zu trinken ist essenziell, um die Verdauung zu unterstützen. Ein guter Richtwert wären 1 Liter pro 25 Kilogramm Körpergewicht. Wichtig sind allerdings mindestens 1,5 bis 2 Liter Wasser pro Tag. Eine gute Hydration hilft dabei, den Stuhl weicher zu machen und Verstopfungen zu vermeiden.

Testen, Wissen, Handeln

- **Tests:** Sollten Sie unsicher sein, ob Sie eine Lebensmittelunverträglichkeit haben, machen Sie einen Test oder lassen Sie Ihre Darmbakterien bestimmen, ganz einfach und bequem von zu Hause aus. Kontaktieren Sie mich hierfür gern über Social Media. Auf übermäßigen Zuckerkonsum zu verzichten, macht auf jeden Fall Sinn, da Zucker die Verdauung negativ beeinflusst und Blähungen oder Völlegefühl verstärken kann.

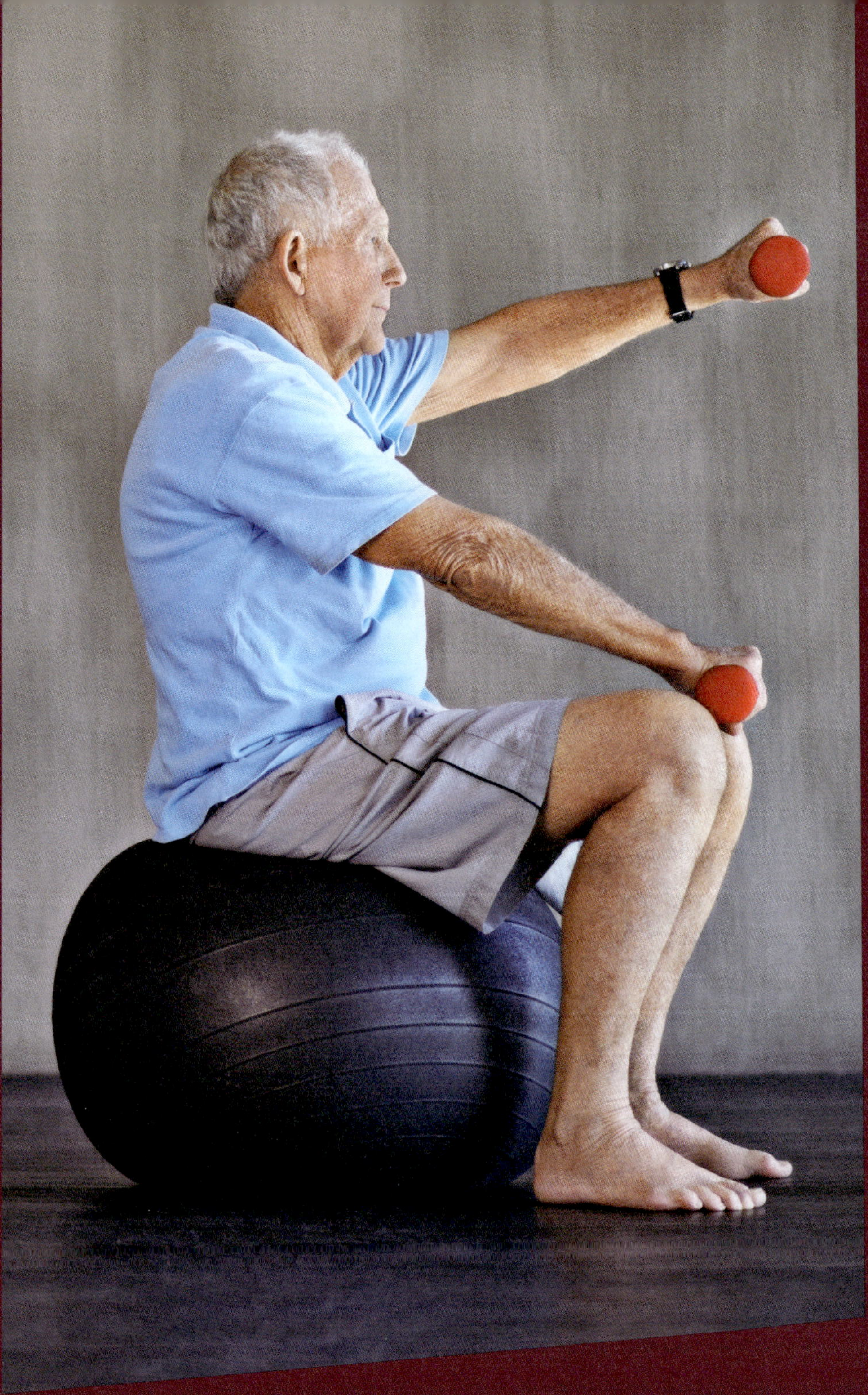

Kapitel 6

Fit im Kopf, stark im Körper: Kreative Übungen für zwischendurch

GEMEINSAM STARK DURCH PARTNERÜBUNGEN

Zum Schluss dieses Buchs gebe ich Ihnen noch eine Reihe Partnerübungen an die Hand, die Sie auf Ihrem Weg zu mehr Wohlbefinden gemeinsam mit einer Freundin oder einem Freund genießen können. Ob bei Ballspiel, Tanzen oder den Gedächtnisaufgaben, Sie trainieren dabei spielerisch Koordinationsfähigkeit, Gleichgewicht, Schnelligkeit und Geschicklichkeit – haben Sie Spaß an der Bewegung!

Diese Übungen fördern nicht nur Ihre körperliche Fitness, sondern stärken zugleich Ihre sozialen Bindungen. Denn gemeinsam zu trainieren, bringt nicht nur mehr Motivation, sondern auch deutlich mehr Freude. Der Austausch mit einem Partner regt Geist und Sinne an, und oft entstehen dabei kleine, spielerische Wettkämpfe, die zusätzlich anspornen. Sie trainieren dabei Beweglichkeit, Reaktionsfähigkeit und Konzentration – ganz ohne Leistungsdruck, aber mit einer großen Portion Spaß. Und auch das Lachen bleibt dabei selten aus.

Nutzen Sie diese gemeinsame Zeit nicht nur für Bewegung, sondern auch für Nähe, Gespräche und gegenseitige Unterstützung. So fördern Sie nicht nur Ihre Gesundheit, sondern auch das Miteinander. Denn gemeinsam ist man nicht nur weniger allein – man fühlt sich auch ein kleines Stück stärker.

Würfeln und Üben

Material: großer Würfel • **Dauer:** 10 Minuten

1. Nehmen Sie Sie einen großen Würfel und kleben Sie auf jede Seite den Namen einer sportlichen Übung. Die Übungen können zum Beispiel Kniebeugen, Liegestütze, Planks oder kleine Sprünge sein. Partner A und Partner B würfeln abwechselnd.
2. Die Übung, die geworfen wird, muss dann zusammen erledigt werden. Beide Partner führen die jeweilige Übung aus – entweder gemeinsam oder abwechselnd.
3. Wiederholen Sie das Würfeln und Üben für insgesamt 10 Minuten oder bis der Würfel alle Übungen durchlaufen hat.

Variieren Sie die Übungen oder die Intensität, je nachdem, wie die Partner sich fühlen.

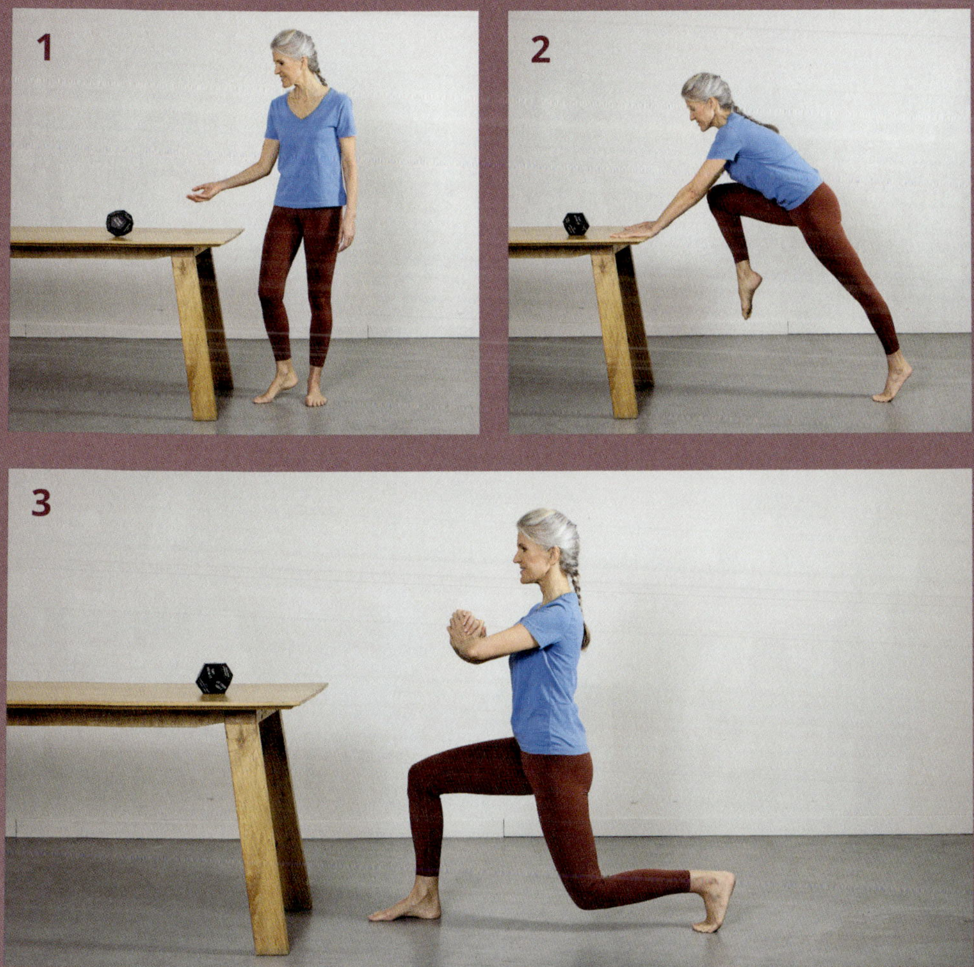

Partnerballwurf mit Aufgabe

Material: leichter Ball • **Dauer:** 10 Minuten

1. Beide Partner stehen sich in einem Abstand von etwa 2 Metern gegenüber und werfen sich einen leichten Ball zu. Nach jedem Wurf gibt der Werfende eine Bewegungsaufgabe vor, zum Beispiel »Mache 5 Kniebeugen« oder »Gehe 5 Schritte rückwärts«.
2. Partner B führt die Aufgabe aus, bevor er den Ball zurückwirft.

Wiederholen Sie die Übung für 10 Minuten und variieren Sie die Aufgaben, um die körperliche Aktivität zu steigern.

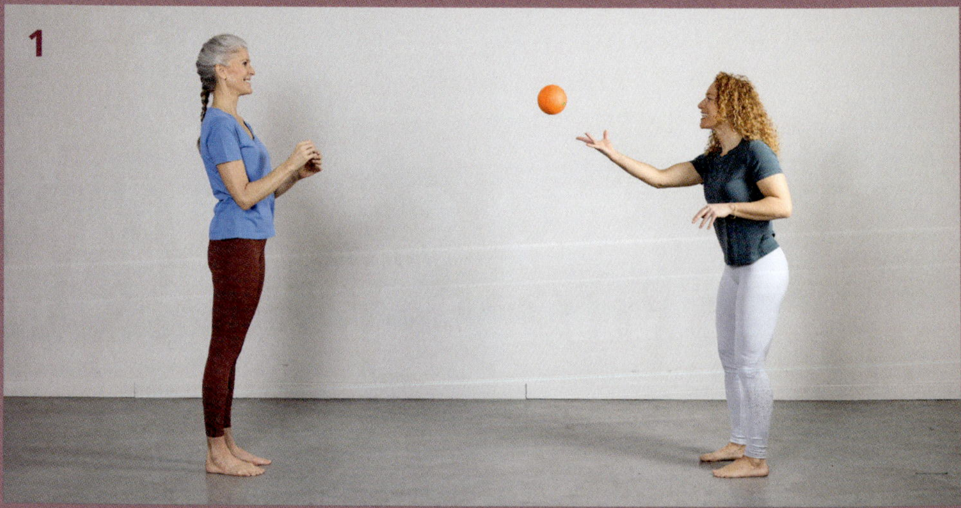

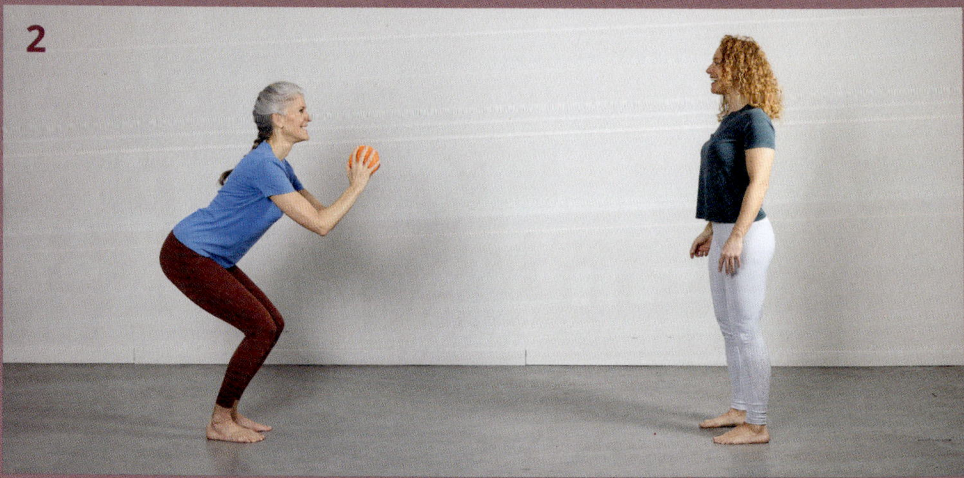

Partnerballwurf mit Gewichtsscheiben

Material: 2 Gewichtsscheiben (leicht bis mittelgewichtig, individuell angepasst), 1 Ball • **Dauer:** 5 bis 10 Minuten

1. Stellen Sie sich mit Ihrem Partner gegenüber auf, etwa 2 bis 3 Meter voneinander entfernt. Partner A hält die Gewichtsscheiben mit beiden Händen auf Brusthöhe vor den Körper. Partner B beginnt den Ball Partner A zuzuwerfen. Partner A versucht den Ball mit der Gewichtsscheibe zu fangen und wieder zurückzustoßen. Während Sie den Ball fangen oder wegstoßen, bewegen Sie sich bewusst und natürlich. Verändern Sie Ihre Position leicht, zum Beispiel mit kleinen Seitwärtsschritten, um Ihre Koordination zu fördern.
2. Halten Sie während der gesamten Übung die Arme leicht gebeugt und die Schultern entspannt. Aktivieren Sie Ihre Rumpfmuskulatur, um Stabilität zu gewährleisten. Stoßen Sie den Ball in unterschiedlichen Hohen und Richtungen (zum Beispiel links, rechts, etwas niedriger), um die Beweglichkeit und das Zusammenspiel zu fördern. Achten Sie dabei auf eine kontrollierte Bewegung.

Spielen Sie den Ball hin und her für etwa 10 bis 15 Würfe. Machen Sie anschließend eine kurze Pause, bevor Sie weitere Runden beginnen.

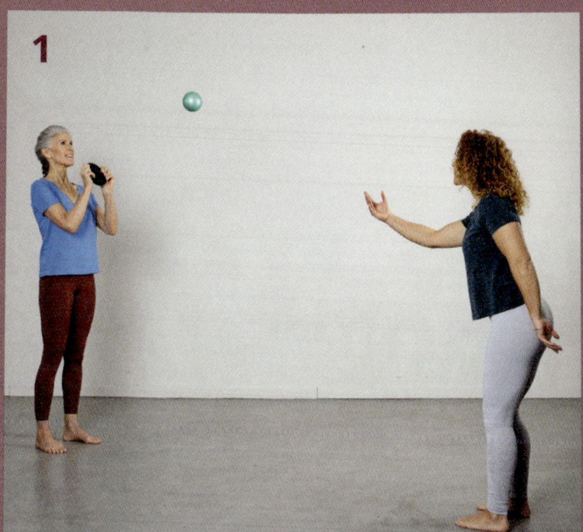

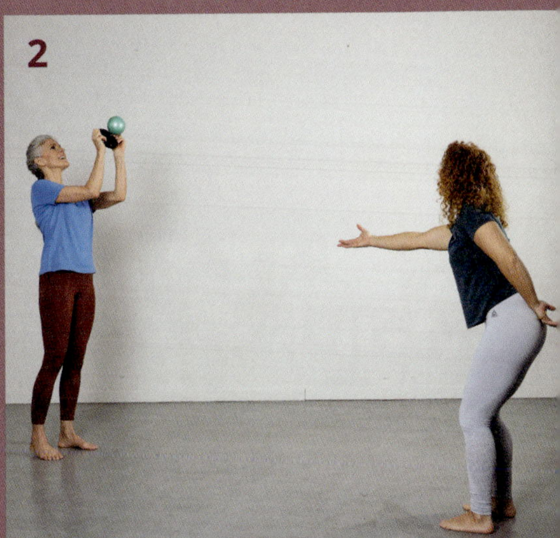

Ballspiel im Vierfüßlerstand

Material: Matte, Ball • **Dauer:** 3 bis 5 Minuten

1. Gehen Sie beide gegenüber voneinander in den Vierfüßlerstand (Handgelenke unter den Schultern, Knie unter den Hüften). Heben Sie die Knie vom Boden ab und halten Sie Ihren Rücken gerade. Aktivieren Sie Ihre Rumpfmuskulatur.
2. Rollen Sie den Ball mit der rechten Hand diagonal zur rechten Hand Ihres Partners. Der Partner fängt den Ball und rollt ihn diagonal zu Ihnen zurück.

Rollen Sie den Ball 10- bis 15-mal hin und her, machen Sie eine kurze Pause und wiederholen Sie die Übung mit der anderen Hand.

Tipp

Sollte die Übung nach häufigem Rollen zu schwer werden, senken Sie die Knie leicht zurück zum Boden und vereinfachen Sie die Übung.

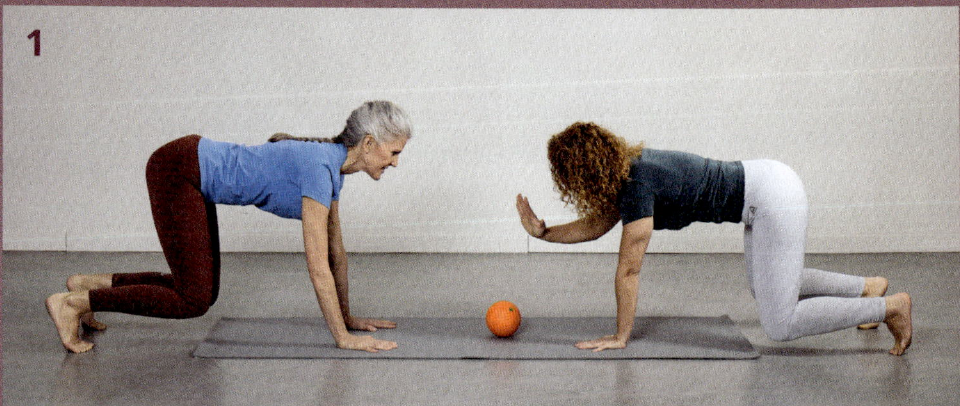

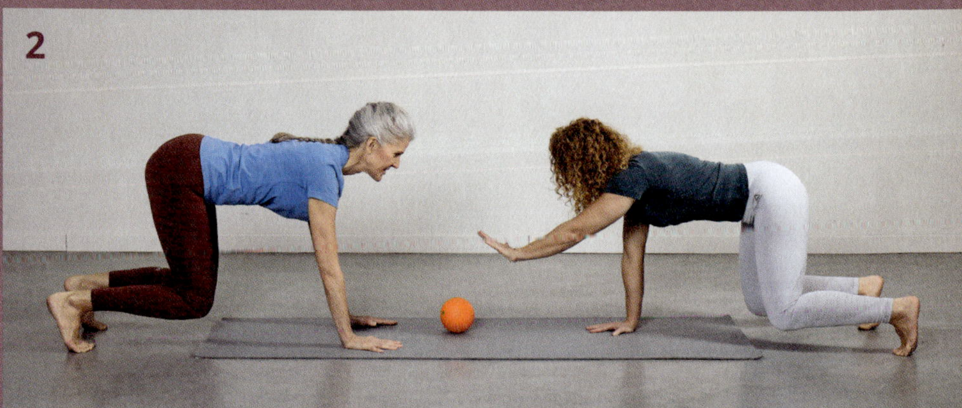

Ballspiel im Dreifüßlerstand

Material: Matte, Ball • **Dauer:** 3 bis 5 Minuten

1. Gehen Sie in den Dreifüßlerstand, indem Sie das rechte Bein gestreckt nach hinten ausrichten. Die linke Hand bleibt am Boden, um Stabilität zu gewährleisten. Nehmen Sie den Ball in die rechte Hand.
2. Werfen Sie den Ball kontrolliert Ihrem Partner zu. Ihr Partner fängt den Ball mit seiner freien Hand und wirft ihn Ihnen zurück.
3. **Variation:** Werfen Sie den Ball in einem langsamen Tempo und steigern Sie die Geschwindigkeit, wenn Sie sicherer werden. Achten Sie darauf, dass Ihre Hüfte stabil bleibt und Sie nicht ins Hohlkreuz fallen.

Spielen Sie den Ball 10- bis 15-mal hin und her. Wechseln Sie anschließend die Seiten und wiederholen Sie die Übung.

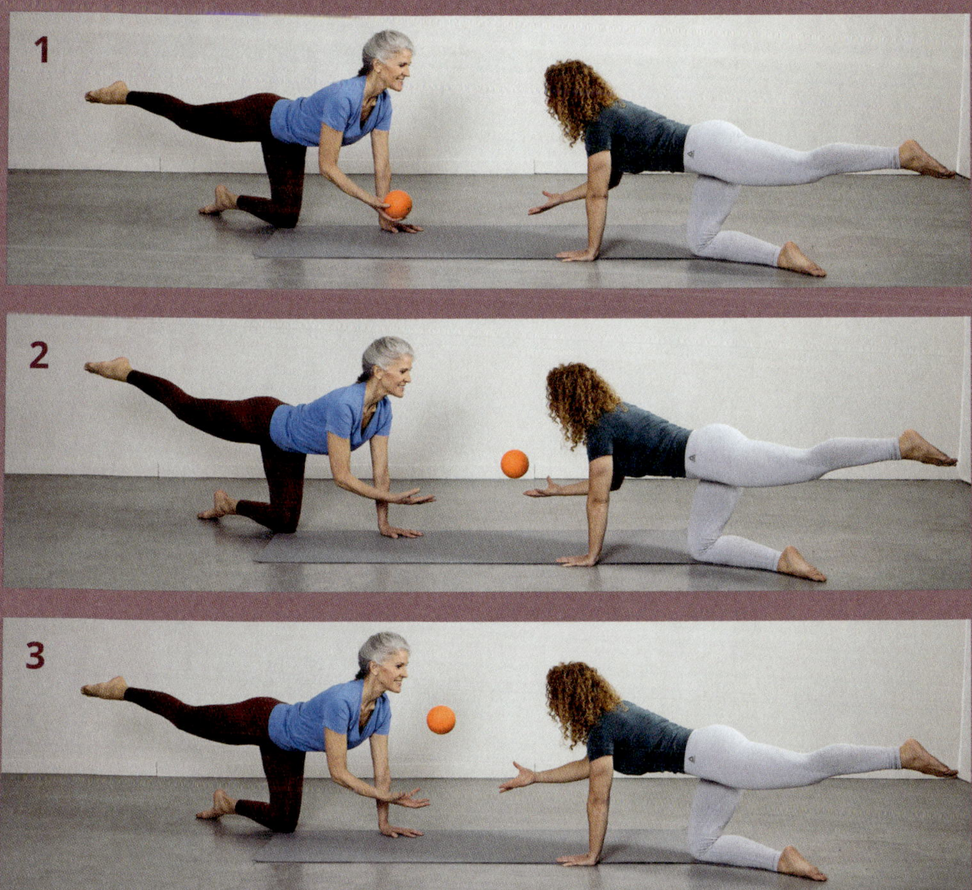

Wettkampf mit Gewichtsscheiben und Stäben

Material: 2 bis 4 Gewichtsscheiben, 2 Stäbe • **Dauer:** 5 bis 10 Minuten

1. Legen Sie eine Gewichtsscheibe vor sich auf den Boden. Stecken Sie den Stab in das Loch der Gewichtsscheibe, sodass Sie diese wie einen Hebel bewegen können. (Optional können Sie sich auf eine zweite Gewichtsscheibe stellen, die etwas weiter hinten liegt). Ziehen Sie den Stab samt der ersten Gewichtsscheibe um sich herum. Ihr Partner macht das Gleiche auf seiner Seite. Sie können auch eine Ziellinie festlegen. Gewonnen hat, wer diese als Erster überschreitet.
2. Achten Sie auf einen stabilen Stand und kontrollierte Bewegungen. Die Übung kombiniert Koordination, Kraft und Wettbewerb und sorgt für viel Spaß!

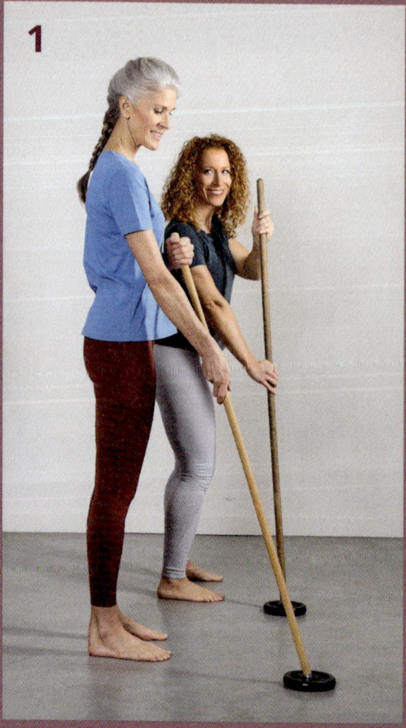

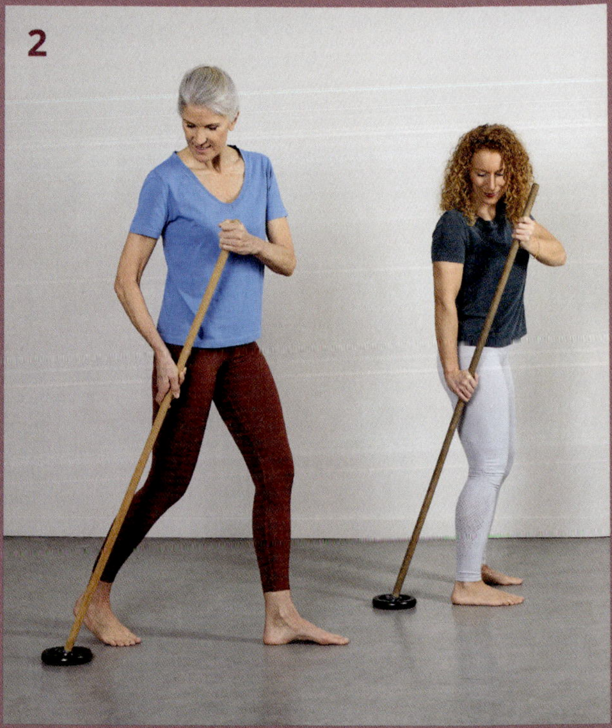

KOORDINATION UND REAKTIONSFÄHIGKEIT

Koordination und Reaktionsfähigkeit sind essenzielle Fähigkeiten, die unsere Bewegungen präzise und schnell machen. Koordination sorgt dafür, dass verschiedene Körperteile harmonisch zusammenarbeiten, während die Reaktionsfähigkeit bestimmt, wie schnell wir auf äußere Reize reagieren. Beide Fähigkeiten sind sowohl im Alltag als auch im Sport von großer Bedeutung.

Partnerpantomime

Material: nicht notwendig • **Dauer:** 10 Minuten

Partner A denkt sich eine einfache Handlung aus (zum Beispiel einen Ball werfen, ein Buch lesen, einen Apfel pflücken) und stellt diese Handlung pantomimisch dar. Partner B muss die dargestellte Handlung erraten. Nach der ersten Runde wechseln die Rollen und Partner B stellt eine neue Handlung dar.

Diese Übung fördert sowohl die geistige als auch die körperliche Fitness, da sie Kreativität und Bewegungskoordination erfordert.

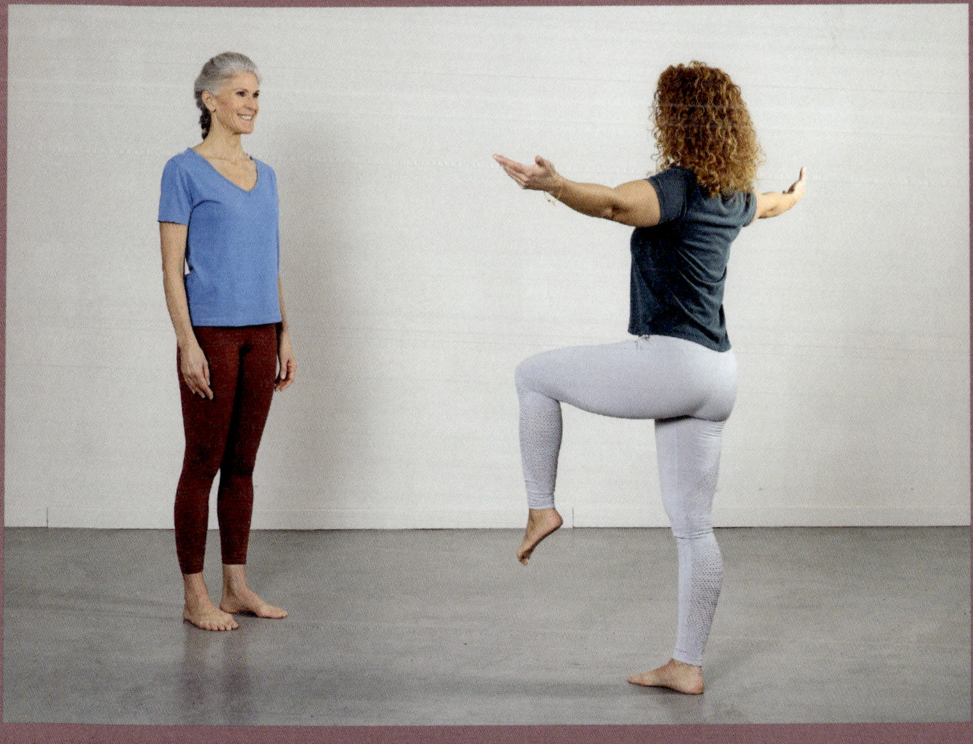

Partnertanz mit Bewegungsaufgaben

Material: Musik • **Dauer:** 10 bis 15 Minuten

1. Wählen Sie eine sanfte Musik aus und tanzen Sie mit Ihrem Partner im Takt.
2. Geben Sie sich gegenseitig einfache Bewegungsaufgaben während des Tanzens, wie »Dreh dich nach links«, »Heb die Arme«, »Mach einen kleinen Schritt rückwärts«.
3. Diese Übung fördert sowohl die körperliche Koordination als auch die geistige Wachsamkeit, da die Partner aufeinander reagieren und Bewegungsaufgaben in Echtzeit ausführen müssen.
4. Variieren Sie die Bewegungen, um die geistige Flexibilität zu fördern.

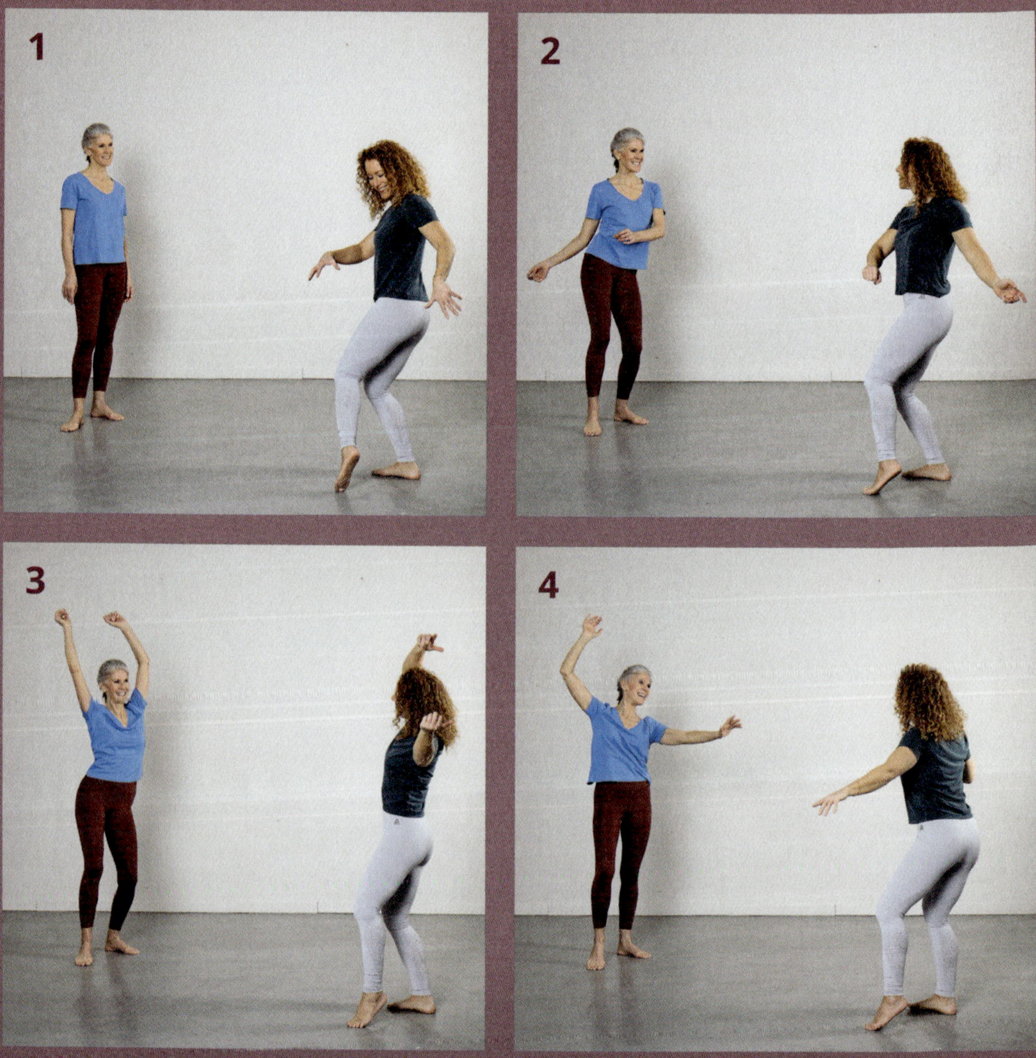

Partnerkoordination

Material: 2 Stühle • **Dauer:** 10 Minuten

1. Partner A und Partner B sitzen sich gegenüber auf einem Stuhl.
2. Beide strecken ihre Arme nach vorn und fassen sich an den Händen. Partner A hebt gleichzeitig wie auch Partner B das linke Bein.
3. Beide Partner verschränken ihre Beine miteinander und ziehen jeweils das eigene Bein zu sich.
4. Versuchen Sie, aus dieser Position heraus aufzustehen. Die Übung fördert die Beinkoordination und stärkt die Muskulatur der Beine.

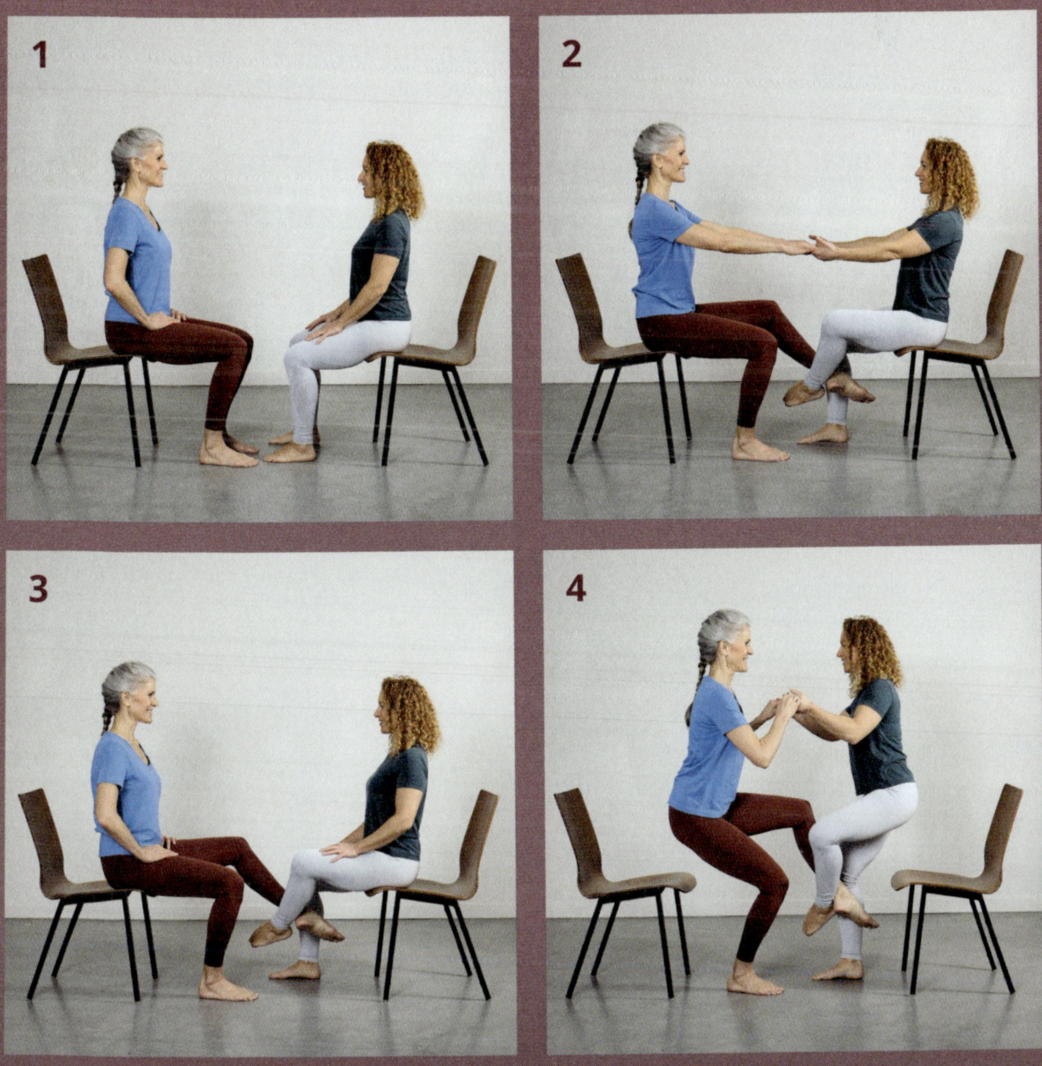

REAKTIONSSPIELE MIT KLEINEN BÄLLEN

Die Reaktionsfähigkeit ist eine Schlüsselkompetenz, die es erlaubt, rasch auf äußere Reize zu reagieren. Eine praktische Übung, um sie zu verbessern, ist das Training mit kleinen Bällen. Das unvorhersehbare Abprallen der Bälle fordert sowohl die Schnelligkeit Ihrer Reaktionen als auch die Präzision Ihrer Hand-Augen-Koordination heraus und stärkt diese nachhaltig.

Ball-Balance im Einbeinstand

Material: 2 kleine Bälle • **Dauer:** 3 bis 5 Minuten

1. Stellen Sie sich locker hüftbreit hin. Strecken Sie einen Arm aus und legen Sie einen kleinen Ball auf den Handrücken. Versuchen Sie, den Ball möglichst lange dort zu balancieren, ohne dass er herunterfällt. Gleichzeitig halten Sie die Balance auf Ihren Beinen.
2. Fangen Sie die Übung zunächst mit beiden Beinen an und steigern Sie sie dann, indem Sie sich auf nur ein Bein stellen. Achten Sie auf eine stabile Körperhaltung und vermeiden Sie ruckartige Bewegungen.

Für noch mehr Herausforderung schließen Sie die Augen oder bewegen den ausgestreckten Arm leicht vor und zurück.

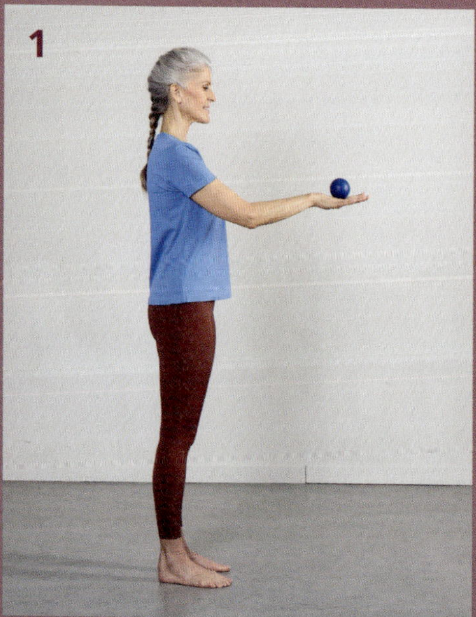

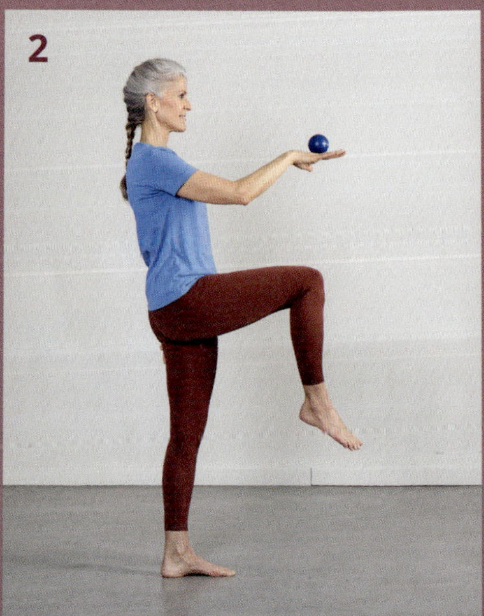

Ball auf dem Handrücken drehen und fangen

Material: 1 bis 2 kleine Bälle • **Dauer:** 3 bis 5 Minuten

1. Halten Sie eine Hand vor sich, mit dem Handrücken nach oben. Platzieren Sie einen Ball auf dem Handrücken.
2. Drehen Sie die Hand mit dem Ball so, dass die Handfläche nach oben zeigt. Während der Drehung versuchen Sie, den Ball zu fangen, bevor er herunterfällt.
3. Variationen:
   - Beschleunigen Sie den Bewegungsablauf für mehr Herausforderung.
   - Versuchen Sie es einmal mit 2 Tennisbällen und machen Sie die Übung mit beiden Händen gleichzeitig.
   - Führen Sie die Übung im Einbeinstand aus, um die Koordination zusätzlich zu fordern.

Üben Sie die Bewegungen langsam, bevor Sie das Tempo erhöhen. Halten Sie den Rumpf stabil und achten Sie auf saubere Ausführung.

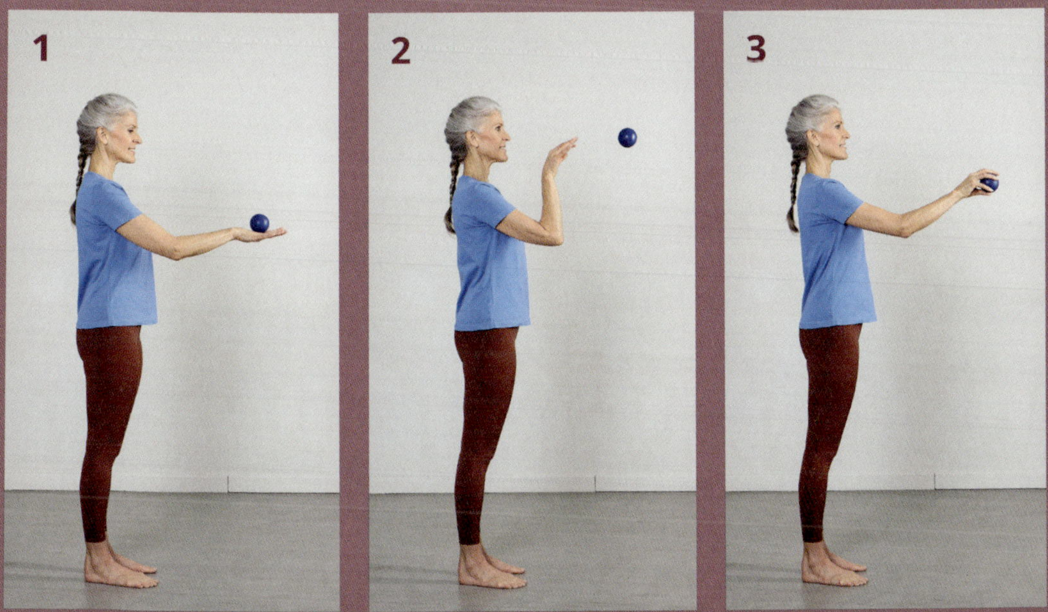

Bälle hin und her prellen

Material: 2 kleine Bälle • **Dauer:** 5 bis 10 Minuten

1. Stellen Sie sich Ihrem Partner gegenüber, mit einem Abstand von etwa 2 bis 3 Metern. Jeder hält einen Ball in der Hand. Prellen Sie den Ball gleichzeitig auf den Boden zum Partner, sodass dieser den Ball auffangen kann. Fangen Sie den Ball des Partners und prellen ihn zurück.
2. Erhöhen Sie das Tempo oder den Abstand, um die Reaktionsfähigkeit zu steigern.

Achten Sie auf eine gleichmäßige und kontrollierte Bewegung beim Prellen. Bleiben Sie in einer natürlichen Haltung und behalten Sie die Stabilität.

Tipp

Führen Sie die Übung im Einbeinstand aus, um Balance und Koordination zu trainieren. Wechseln Sie regelmäßig die Standbeine.

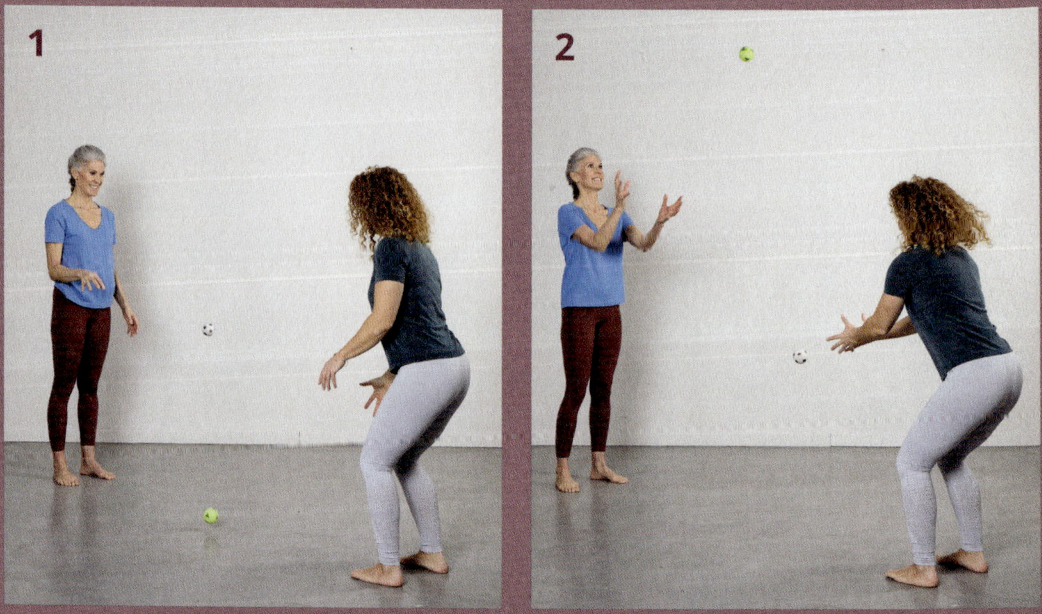

KOGNITIVE FÄHIGKEITEN – GEDÄCHTNISÜBUNG

Kognitive Fähigkeiten wie Denken, Lernen und Erinnern sind essenziell für unser tägliches Leben. Besonders das Gedächtnis hat eine zentrale Rolle, da es uns ermöglicht, Informationen zu speichern, abzurufen und sinnvoll zu nutzen. Ein gut trainiertes Gedächtnis steigert die geistige Flexibilität und verbessert die Lebensqualität.

Farben merken und umsetzen

Material: 2 kleine Bälle • **Dauer:** 5 bis 10 Minuten

Stellen Sie sich mit Ihrem Partner in einem Abstand von circa 2 Metern gegenüber. Jeder hält einen Ball in der Hand. Der erste Spieler wirft seinen Ball und sagt dabei eine ausgedachte Farbe des Balls, den der Partner als Nächstes werfen soll. Der Partner wirft den Ball in der genannten Farbe zurück und gibt dazu eine neue Farbe vor. Merken Sie sich die Farben und setzen Sie die Reihe wechselseitig fort. Fügen Sie eine Bewegung hinzu, zum Beispiel einen leichten Sprung, bevor der Ball geworfen wird.

Achten Sie darauf, dass die Bälle präzise geworfen werden, um den Spielfluss zu erhalten. Die Übung schult die Merkfähigkeit und die Reaktionszeit gleichzeitig. Solche Übungen fördern nicht nur das Gedächtnis, sondern verbessern auch Koordination und Konzentration. Sie sind ideal, um körperliche und geistige Fitness zu verbinden.

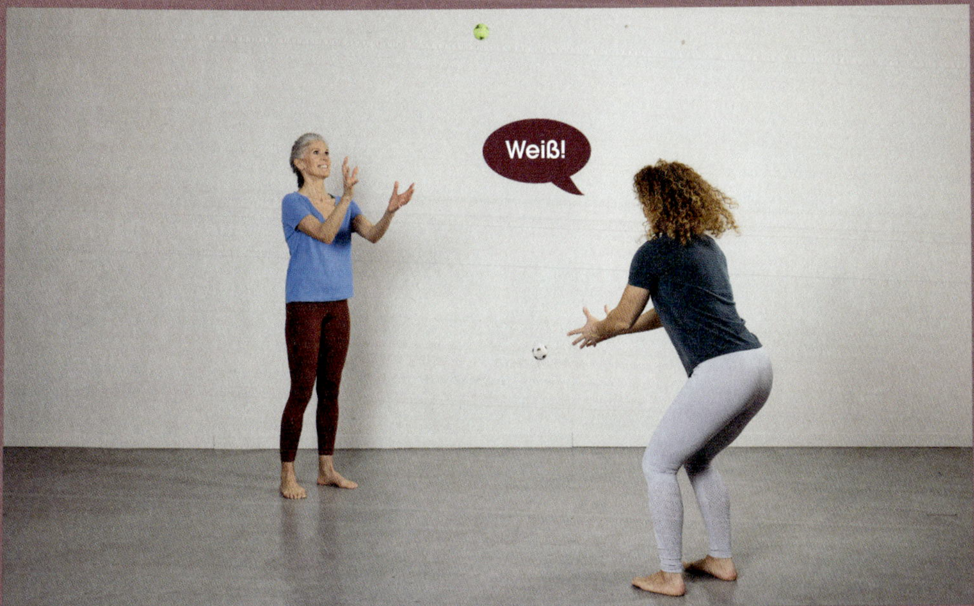

Bewegungsreihen merken und nachmachen

Material: nicht notwendig • **Dauer:** 10 Minuten

1. Stellen Sie sich einander gegenüber auf.
2. Der erste Partner beginnt mit einer einfachen Bewegung, zum Beispiel Kniebeuge, Fersen anheben, Ausfallschritt.
3. Der zweite Partner wiederholt die Bewegung und fügt eine eigene hinzu, zum Beispiel einen Schritt nach vorn. Wechseln Sie sich ab und verlängern Sie die Bewegungsreihe jedes Mal um eine neue Aktion.
4. Behalten Sie die Reihenfolge der Bewegungen im Blick, um die Gedächtnisleistung zu fordern. Steigern Sie die Schwierigkeit durch komplexere Bewegungen.

Tipp

Fügen Sie Lautäußerungen wie Klatschen oder Zählen hinzu. Arbeiten Sie mit verschiedenen Rhythmen beim Ausführen der Bewegungen.

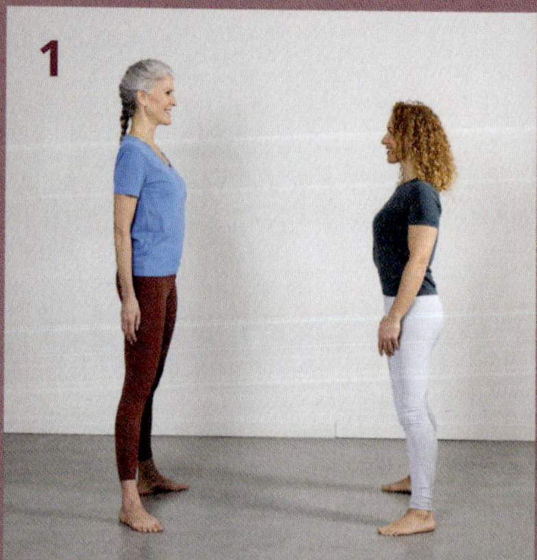

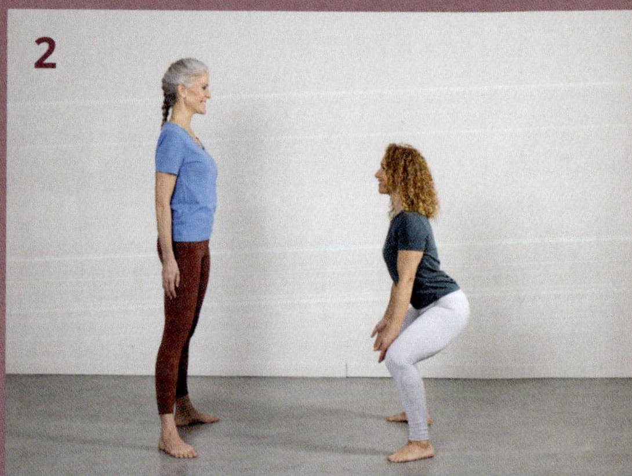

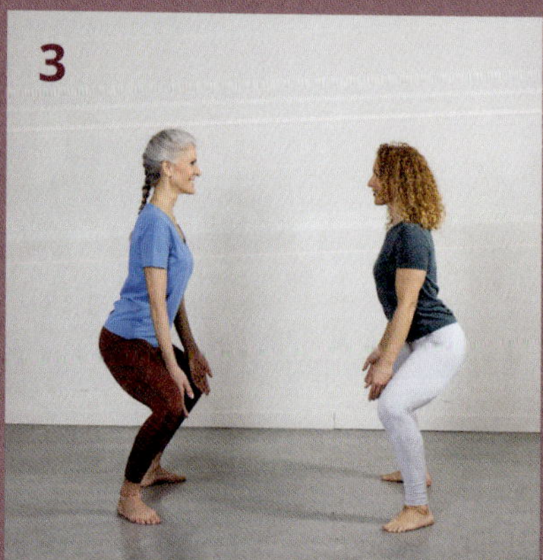

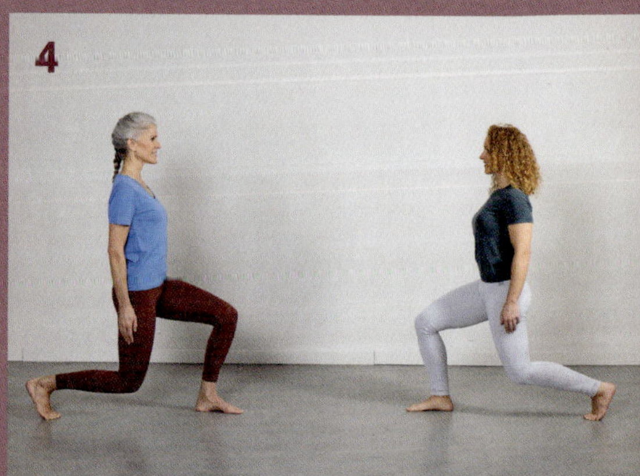

Laufwege mit Zahlen oder Buchstaben

Material: Markierungen auf dem Boden • **Dauer:** 5 bis 7 Minuten

1. Legen Sie einen festen Übungsbereich fest, in dem Sie agieren wollen. Der erste Partner nennt eine Zahlen- oder Buchstabenreihe, die der zweite Partner durch Trippeln oder Gehen im Übungsbereich nachstellt. Wechseln Sie die Rollen nach jedem Durchgang.
2. Sie können sich steigern, indem Sie die Reihenfolge verändern, um das Gedächtnis stärker zu beanspruchen. Oder fügen Sie Bewegungsaufgaben wie Drehungen oder Sprünge hinzu, bevor die Zahlen oder Buchstaben angesteuert werden.

Diese Übung fördert das Gedächtnis und die räumliche Orientierung.

Tipp

Halten Sie die Abstände der Markierungen moderat.

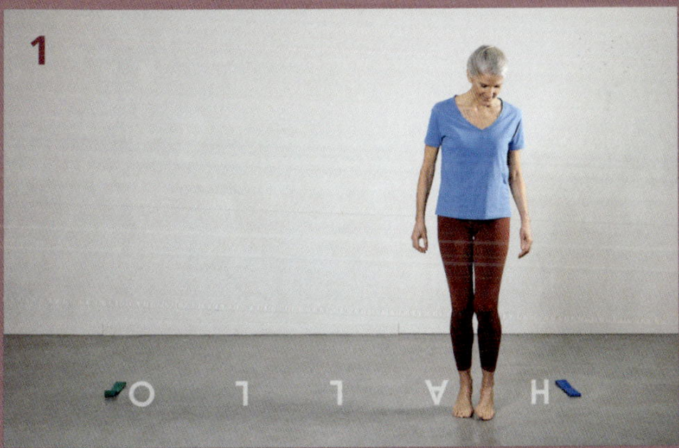

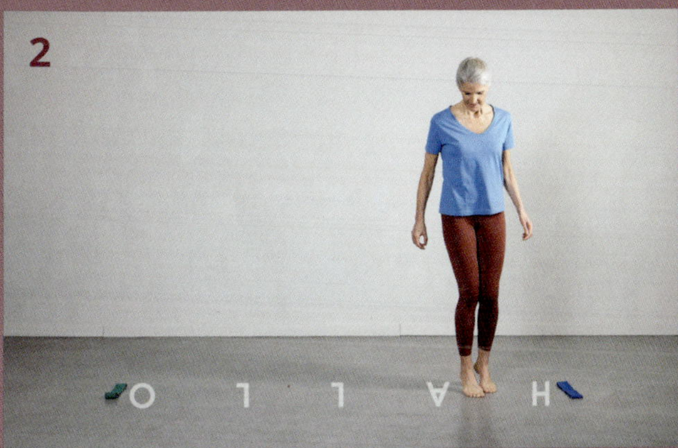

IHR WEG ZU MEHR LEICHTIGKEIT – TAG FÜR TAG

Wenn Sie bis hierher gelesen, Übungen ausprobiert, osteopathische Zusammenhänge verstanden und vielleicht sogar neue Routinen für sich entdeckt haben, dann haben Sie bereits viel für Ihre Gesundheit getan. Und das Beste daran: Dies ist nicht das Ende, sondern der Anfang. Denn Gesundheit ist keine Momentaufnahme, sondern ein lebendiger Prozess, der sich jeden Tag neu formen lässt – durch kleine Entscheidungen, bewusste Bewegungen und liebevolle Achtsamkeit dem eigenen Körper gegenüber.

Dieses Buch möchte Sie genau dabei unterstützen: in dem Vertrauen, dass Ihr Körper über erstaunliche Selbstheilungskräfte verfügt und dass Sie selbst viel dazu beitragen können, diese zu aktivieren. Geschmeidige Gelenke, eine gesunde Verdauung, ein starkes Immunsystem und mehr Energie im Alter sind keine utopischen Wünsche, sondern realistische Ziele – wenn Sie Ihren Körper ernst nehmen und ihn als Partner betrachten.

Vielleicht haben Sie beim Lesen gespürt, dass Osteopathie mehr ist als eine Technik, sie ist eine Haltung. Eine Haltung, die davon ausgeht, dass Körper, Geist und Seele untrennbar miteinander verbunden sind. Dass Heilung Zeit, Geduld und manchmal auch Umwege braucht. Und dass die größten Fortschritte oft dann entstehen, wenn wir ganz bewusst zu uns selbst finden.

Die effektivsten Maßnahmen sind oft die einfachsten: ein tiefer Atemzug, ein täglicher Spaziergang, ein Glas Wasser mehr, eine bewusste Bewegung der Wirbelsäule. Ich hoffe, ich konnte Ihnen zeigen, dass Sie nicht hilflos zusehen müssen, wenn Ihr Körper sich verändert, sondern dass Sie aktiv Einfluss nehmen können. Ich wünsche Ihnen, dass Sie viele Impulse mitnehmen konnten. Noch mehr wünsche ich Ihnen, dass Sie dranbleiben. Sanft, neugierig und voller Vertrauen in sich selbst. Bleiben Sie in Bewegung und vor allem: Bleiben Sie in Verbindung mit sich.

Ihre
Lina Bayer

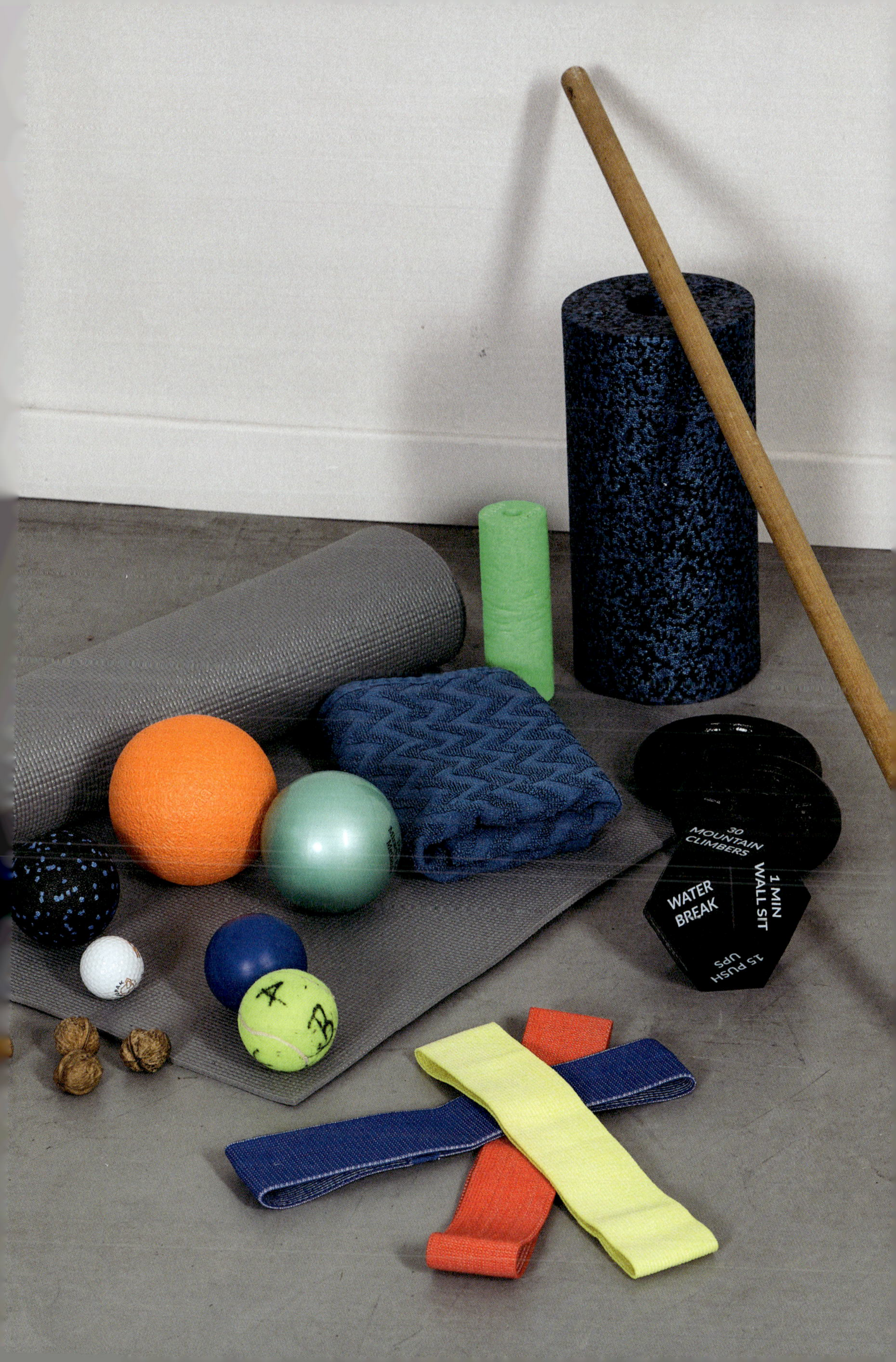
30 MOUNTAIN CLIMBERS
1 MIN WALL SIT
WATER BREAK
15 PUSH UPS

Anhang

QUELLEN

1 hkk (Hrsg.) DOCK – Onlinemagazin der hkk: »Anatomie der Gebeine«. https://dock.hkk.de/gesundheit/koerper-und-organe/knochen (abgerufen am 27.05.2025)

2 Busquet, L. (2012): *Posturale und phasische Muskeln, neuro-myofasziale Muskelfunktionsketten nach Sherrington, Busquet, Lewit und Janda*. Orthopädische Praxis 44(4), S. 161

3 Schleip, R.; Baker, A. (2016): *Faszien in Sport und Alltag*. München: riva Verlag. S. 37–49

4 Schleip, R.; Baker, A. (2016): *Faszien in Sport und Alltag*. München: riva Verlag. S. 16–23

5 Fröhlich, M.; Emrich, E.; Schmidtbleicher, D. (2008): Trainingshäufigkeit im Krafttraining – in metaanalytischer Zugang. Deutsche Zeitschrift für Sportmedizin, 59 (2), S. 34–42

Weitere verwendete Literatur

Myers, Thomas W. : *Anatomy Trains*. München, Jena: Urban & Fischer Verlag/Elsevier, 2001

Schleip, R.; Baker, A.: *Faszien in Sport und Alltag*. München: riva Verlag, 2016

Schleip, R. (Hrsg.): *Lehrbuch Faszien. Grundlagen, Forschung, Behandlung*. München, Jena: Urban & Fischer Verlag/Elsevier, 2020

SACHREGISTER

ÜBUNGSVERZEICHNIS

DANK

Dieses Buch ist nicht nur ein Werk meiner beruflichen Leidenschaft, sondern auch das Ergebnis der Unterstützung und Liebe, die mich ein Leben lang begleitet haben. Von ganzem Herzen danke ich meinen Großeltern, die in jeder Hinsicht ein Vorbild für mich waren – mit all ihren Stärken, aber auch mit ihren Schwächen. Sie haben mir gezeigt, dass wahre Größe im Menschsein liegt und dass es die kleinen, mutigen Schritte sind, die den Weg prägen. Mein tiefster Dank gilt meinen Eltern, die niemals aufgehört haben, an mich zu glauben – selbst in Momenten, in denen ich selbst daran zweifelte. Ihr Vertrauen in meine Fähigkeiten und ihre unerschütterliche Liebe haben mich getragen. Und schließlich danke ich der Liebe meines Lebens. Du bist mein Fels in der Brandung, meine Kraftquelle und mein größter Halt. Mit dir an meiner Seite kann ich jede Hürde meistern, und deine Liebe gibt mir den Mut, jeden Tag neu aufzustehen und meinen Weg weiterzugehen. Dieses Buch widme ich euch – denn ohne euch wäre ich heute nicht die, die ich bin.

ÜBER DIE AUTORIN

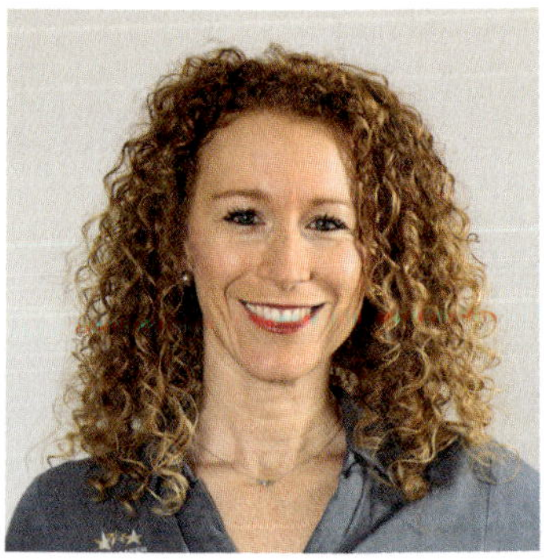

Lina Bayers Leben ist seit jeher von Bewegung geprägt, denn die gelernte Sport- und Gymnastiklehrerin begann bereits als Kind mit dem Kunstturnen – mit Begeisterung, Ehrgeiz und einem feinen Gespür für Körper und Rhythmus. Diese frühe Leidenschaft wurde zum Fundament einer vielseitigen Laufbahn: Heute arbeitet sie als Personal Trainerin, (Kinder-) Osteopathin und Heilpraktikerin mit eigener Praxis in Hamburg. Nach einem schweren Unfall im Erwachsenenalter, der ihre eigene Beweglichkeit stark einschränkte, entwickelte sie ein tiefes Verständnis für Schmerzen, Heilungsprozesse und den oft mühsamen Weg zurück in ein aktives Leben. Gerade deshalb liegt ihr Fokus heute auf der Arbeit mit Menschen, die unter chronischen Beschwerden oder Bewegungseinschränkungen leiden.

Mit viel Fachwissen, Empathie und einem ganzheitlichen Blick begleitet sie ihre Patientinnen und Patienten zurück zu mehr Lebensqualität – individuell, praxisnah und mit der Überzeugung, dass jeder Körper die Fähigkeit zur Veränderung in sich trägt.